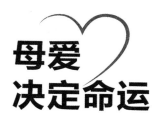

母爱
决定命运

（原书第二版）

爱如何塑型婴儿的大脑

［英］S·格哈特（Sue Gerhardt）/ 著　王燕 / 译

WHY LOVE MATTERS

How Affection Shapes a Baby's Brain

中国青年出版社

目 录

第一部分　基础：婴儿及其大脑

第二部分　不稳定的基础与其后果

当我们的孩子很小的时候，有一次，终于把孩子哄睡后，我们坐下来看一部叫《身为父母》的影片来消遣。在这部影片中，有个叫 Steve Martin 的角色，他是一个疲惫不堪，但又慈爱的父亲，在照料自己幼小的儿子时，他发生了两次快镜头式的幻觉片段。在第一次幻觉中，他已经长大成人的儿子作为明星学生在毕业感言里，感谢他优秀的父亲曾经给予他的所有帮助。他把手指向坐在观众席里的父亲，人群中响起了热烈的掌声！随后，父亲猛地惊醒回到了现实中，他的小儿子正淘气地做着坏事。于是，突然间，又一幅截然不同的幻觉画面出现在他眼前——校园里一片混乱，学生四处逃跑，一个人正站在高塔上进行枪击。

"这个家伙是 Martin！"他们尖叫着，"他的爸爸也不会是个好东西！"

我想，我们都曾有过这样的想法——对我们的孩子充满着期望，同时也存在着担心。但是，在近几十年当中，父母对孩子的担心已经达到前所未有的疯狂程度。父母似乎在体验着前所未有的丧失感，同时又被那些所谓的专家搞得不知所措。一切都变得越来越复杂，我们的自我怀疑也越来越重。

问题的部分原因，便是由于这些专家自身也处于困惑之中，虽然他们几乎从来没有承认过这一点。在科学界有时候会发生这种情况，当老的模式同数据不再匹配时，便需要一种新的途径来重新审视。一段时间的困惑之后，新的解决方式就会跃然而出，每一个人都会为之而欣然地长出一口气。幸运的是，我们刚刚到达这样的阶段。在过去的十年间，主要借助于科学技术，我们可以研究人类大脑的内部工作状态，神经科学已经改变了我们对婴儿大脑发育情况的认知。

你可能会想——可是，如果在儿童发展方面产生了革命性突破，为什么我没有听说过呢？

原因在于以下两点：首先，这个突破是由成千上万个关于儿童发展的零零碎碎的研究报告构成；其次，要理解这个突破确实不容易。譬如，在这个领域最好的一本书是 Allan Schore 所写的《情感调控和自我的起源》。从这个特别的书名里你就可以判断这本书会让人望而却步。我是一个心理学教授，但也仍然看得一知半解，甚至差点像 Frodo 那样在末日火山的斜坡上轰然崩溃。但是，Sue Gerhardt 是个非常厉害的人物，作为母婴关系领域的专家和心理治疗师，在本职工作之外，她还亲自阅读和透彻掌握了整个发展神经科学领域的研究文献，同相关研究者进行交流，从致力于"如何利用这些成果帮助真正的爸爸、妈妈、老师以及政策制定者等等"的角度对这些成果进行了整合。她之所以这样做，是因为她认识到这些知识将会改变一切。她是正确的。

简而言之，关于婴儿的问题、关于我们自身的问题都是由于我们完全忽略了爱的重要性。我们原来认为，爱只是父母为我们所做的一些美好的事情。但是事实上，对人类的心理健康、智力以及行为功能而言，爱，至关重要。如果某个人成为一个伟大的人物，这仅仅意味着，他们拥有爱。

那些发生在母亲和婴儿、丈夫和妻子、手拉手漫步的老人之间的抚慰、嬉戏、抚摸、逗笑、拥抱以及搀扶的瞬间，都会刺激大脑并且建立连接，而这正是智力、人的技能和成为一个体面且优秀的人的基础。所有的浓缩课程、教育、金钱、资源以及贵族学校都不能弥补由于父母草率、紧张，不能同年幼的孩子和谐互动，不能让孩子拥有充满爱意的有趣生活而造成的损失。

在这本书中介绍了不可思议的新发现……

孕期母亲的压力已经开始作用于胎儿的大脑——影响到海马体（一个同记忆相关的脑结构）或杏仁核（另一个主要负责情绪反应的大脑结构）的体积。

一种名为 MAOA-L 的基因能使孩子在控制情绪冲动方面出现问题的发生率提高两倍。（然而，有40%的人会携带这种基因，因此我们中的多数人已经学会使这种基因处于控制之中。）

母亲在孕期对金钱的担心或长时间的工作，都会影响到胎盘中的一种酶，导致压力荷尔蒙涌入胎儿体内，而在正常情况下，这种酶会阻止皮质醇从母体进入胎儿。结果当婴儿出生时已经承受了巨大压力，这种婴儿可能会非常难以照料。

不管对社会，还是我们自身的抚养行为，都有明确的补救措施。如果在成为父母的初始阶段，我们能够放慢脚步，尽力减少压力，重视慈爱和时间、乐趣、嬉笑，如果政府能够采取措施让年轻的爸爸妈妈认为身为父母是一项有价值和值得珍惜的工作，那么由此塑造的有韧性、有同情心、富有幽默以及人际交往良好的成年人所带来的益处将是巨大的。运用这本优秀著作所总结的知识，我们能够确保自己的孩子以及所有的孩子将人类的潜能发挥到极致。

我自身作为一名大众作家，一个认为如果不把研究者的成果传播给大众将是一种遗憾的解释者，非常羡慕 Sue 在这方面取得的成果。她已经涉足当今世界上最为复杂领域之一的研究，并且让这些成果服务于大众。

爱，很重要。我们有科学证据来证明此观点。

Steve Biddulph

心理学家，《快乐儿童的秘密》一书的作者

致　谢

　　这本书的写作是在许多人的参与过程中完成的，或许有些参与者还没有意识到这一点。我尤其要感谢我所有的来访者，在多年从业的过程中，我从他们身上学会了许多东西。

　　我在此要感谢这些朋友，感谢他们不惜精力，帮我阅读了整篇书稿，并提出了许多非常宝贵的意见。他们是 Jane Henriques、Paul Gerhardt、Diana Goodman、Paul Harris、Mollie Kenyon-Jones、John Miller、John Phibbs、Pascale Torracinta，以及 Andrew West。

　　我也要在此感谢 Fiona Duxbury、John Edginton、Morten Kringelbach 和 Allen Schore，感谢他们对本书中的某些章节所提出的有益建议。

　　在我的职业生涯中，我要感谢 Daphne Briggs，感谢她在婴儿观察方面所做的开拓性贡献。我也要感谢 Penny Jaques，在我对来访的父母和婴儿所进行的艰难治疗过程中，感谢她所提供的始终如一的支持。同时，我也要感谢我在牛津亲子计划（Oxford Parent Infant Project）工作站的所有同仁——尤其是 Joanna Tucker，在他们的帮助之下，我才能够得以坚持这项治疗工作。此外，我还要感谢 Jean Knox，以及其他在国际依恋网络处（International Attachment Network）工作的同事，感谢他们在丰富我对依恋问题的认识方面所给予的帮助。

我还要感谢那些幕后的人员。感谢所有朋友对我的鼓励，尤其是要感谢 Jane Henriques、Angie Kaye 和 Nigel Barlow，同他们之间展开的自由探讨，极大地冲击和丰富了我的头脑，激励我向前。也要感谢我的孩子们对我工作的支持。还要感谢 John Phibbs 在本书最后阶段所给予的帮助。

我最需要感谢的人则是 Paul Gerhardt，在我工作的每一阶段，他都在背后默默地支持我，没有这些支持，我也不可能完成本书的写作。

父母应该如何教育孩子？怎样才能保证孩子获得最好的发展？这是每个家长所关心的问题。在独生子女占据绝对优势的中国社会，每个家庭对孩子的早期教育可以说不遗余力。在 21 世纪的今天，年轻父母的观念已经逐渐偏离"学业成绩最重要"这一传统观点，从小塑造孩子健康的身心状态开始成为新一代父母培养孩子的首要目标。

如何塑造孩子健全的人格？如何培养孩子良好的情绪调控技能？本书从全新的视角，结合生动的案例，给出了答案：母爱，决定一切。

在以往的研究和著作中，人们往往沿着相对单一的路线，或者从生理结构，或者从心理状况，展开对儿童发展的探讨。Sue Gerhardt 的这本著作，则另辟蹊径，采用当今多学科领域中的最新成就，以个体发展过程中婴儿期的母婴互动经验为主线，从生理和心理两个层面入手，详尽地描述了早期经验对个体身心状况的影响，尤其是早期母婴关系对个体大脑结构、神经系统及免疫系统等生物结构的影响。本书在第一版的基础上，融合了生物基因等领域研究的新成果，内容翔实，论证全面，整本著作的观点具有很强的说服力。既适合于专业人士作为研究参考，也适合于普通大众作为育儿指导。

在第二版的翻译过程中，林镇超同学负责第一章的翻译，钱怡明同学对书中其余新增内容进行了初稿翻译，钱啸云、张晓静、李维亚同学参与了本书新增内容的整理校对。在此表示感谢！我对本书所有内容进行了最终的翻译校正以及文字整理。本书涵盖了不同专业领域的诸多概念，翻译如有不当之处，还请读者谅解。本书的翻译出版得到复旦大学社政学院 2016 年度文科科研基金支持。

王　燕

2015 年 4 月于复旦大学

第二版的介绍

一条理解人类情感领域的崭新途径

作为一名心理治疗师，多年以来，我一直致力于观察婴儿与母亲之间不良关系模式的成因，并对这种关系模式进行干预和治疗，这本书的出版正是建立在这些工作的基础之上。在从事这些工作的过程中，我深深体会到，早期的关系模式，可能会对个体以后的心理状况产生巨大影响。于是，我开始查阅大量有关婴幼儿大脑发育方面的研究文献。在翻阅资料的过程中，我注意到成人期的心理功能缺陷（从轻度抑郁到由心理、生理因素造成的精神病理症状）与婴儿期的脑发育之间存在着某种联系。

也正是在这个过程中，我发现一些令人耳目一新、为之振奋的东西，不禁暗自庆幸资料查阅的及时性。事实上，在今天的世界，各个学科研究结果的整合，正在为我们提供一条理解人类情感领域的崭新途径。在这本书中，我将引领你踏入这条崭新的途径，不管你是作为一名家长、临床工作者，还是配偶，我都会告诉你如何来运用这些崭新的思想。那些通常又厚又重、充斥着学术名词的医学、科学，以及学术类的著作，在看的过程中我会在里面勾画许多重要的知识点，虽然在出版时，著作者也希望这些书能够进入公众的视野，被大众接受，但是其结果却并非如此。当然，这些书中所提供的信息，强烈地改变了我对人类情感领域的理解。在这本书中，我会通过整合与翻译这些信息，为你提供一个亲身体验的机会。

这种新的观点并非来源于任何一个独立的突破性发现，而是源自神经科学、心理学、心理分析与生物化学领域中同时涌现的各种新发现。由于这些学科之间的相互交流和影响，他们正在深化着人们对某些问题的理解，譬如，如何成为发展完善的人（fully human），如何学会同他人建立情感联系等。因此，这就使得人们从生物学的角度，对人类社会行为进行全面解释成为可能——通过了解婴儿的世界、人类"社会脑"的发展，以及情绪调控过程中所涉及的生物系统。我们现在所面临的挑战，是如何运用这些有关婴儿方面的科学知识，来理解人类情感领域的活动。

对我而言，这是一个既令人兴奋又充满痛苦的过程。一方面，在寻求问题答案的过程中，我不得不得出这样一个结论：在育儿过程中，父母教养行为的不当或者照顾婴儿能力的低下，会对他们后代终生的发展产生障碍，并且，这种障碍会不可避免地蔓延到其他个体身上；另一方面，我也发现，那些通常被认为是"基因携带"、天生注定的行为特质、疾病以及犯罪行为，其实是可以避免的。很多时候，我的研究使我相信，只要有足够的意志和资源，上一代发展过程中所遭受的不良影响，也能够避免传递给下一代，或者说，一个幼年受到伤害的孩子，也可能会成为一名合格的家长。

事实上，政府也认识到了家庭生活的重要性，他们已经制定措施来提供适时的支持，如税收抵免（tax credits）以及父母课程的开设。政治家和政策制定者之所以采取这些行为，是因为他们注意到了整个社会为缺陷家庭所付出的代价，譬如，由于家庭环境不良而产生的犯罪、暴力以及毒品滥用等问题。虽然对于那些处于困境的家庭而言，这些支持显得非常重要，正如给饥饿的人群偶尔提供一些食物，或者其他的一些雪中送炭之举。但是，这些行为更类似把大笔的钞票投入房屋的维修中，而这些房屋在修筑之时，便存在着一系列问题。虽然有些问题，诸如长年潮湿、吸热、对噪音的不绝缘，以及由于地基不牢而导致的塌陷等，经过维修可以暂时得到缓解，但是，任何努力都无法改变这样一个事实：这所房子在搭建之时存在着问题，需要长期不断地进行费用高昂的维修。这正如人类的个体，幼年之时没有打下良好的基础，以后虽然进行了高额投入的训练和治疗，但已经错过了最好时机，只能是事倍功半。如果要进行有效的预防，则应从个体发展的奠基期开始，这样才能收到事半功倍的效果。

个体发展的奠基期，包括从怀孕到两岁之间这一阶段。在这一时期，个体的"社会脑"正在逐渐成形，个体的情感风格和情感资源也正在建立。在本书的第一部分，我将描述社会脑的发展，描述社会脑如何控制个体的感受，从而与他人保持一致，以及个体压力反应、免疫反应，还有神经传递系统的发展，这些都会影响到个体将来的情感生活。本书的第二版增加了一些有关在子宫内部胎儿最初发展阶段在个体情感生活中的重要性的内容，此时胎儿已经开始适应人类环境。本来设定为保持稳定的大脑系统已经开始被塑造，不仅会受到母亲饮食影响，也会受到母亲体内情绪流动所产生的生化物质的影响。一旦婴儿出生，当他或她开始适应外部环境的人生历程时，这些系统便会面临新的挑战。早期的抚养行为指引着这一过程，但是情绪系统也会被更为宽泛的社会和文化期望所塑造。

当这些影响存在不良因素时，在以后的生活中，个体就会遭遇社交和情感方面的困扰。在本书的第二部分，将介绍早期所受到的某种影响，可能会以何种途径导致个体以后出现某种症状，如厌食症、精神障碍、成瘾、反社会行为、人格变态，以及抑郁。

科学能提供什么

现代科学为我们提供了治疗各种疾病的途径，如用一粒药丸来帮助瘾君子克服毒瘾，用抗抑郁剂来救助抑郁症患者，诸如此类。但是，直至今天，在理解人类的情感生活方面，仍是少有人问津。这些开始于启蒙运动年代的科学产业，以其特有的科学方式而建立，这种方式不适用于情感领域。这些科学产业所强调的是一种线性的、可以预测的关系模式：如某种原因会导致何种结果，某种刺激会引起何种反应。而人类情感既难以预测，又难以测量，它们的介入只会使这些科学产业的运行模式变得混乱不堪。对于科学所能提供的技术进步而言，人类情感则与其毫无关联。

上述的思维逻辑非常巧妙地打破了中世纪迷信的世界观。

在 17 世纪，人们所面临的最为迫切和首要的任务，是通过提高生活的物质条件，来帮助人类摆脱饥饿、疾病以及短寿的威胁。大批的科学家和发明者最终非常成功地解决了这些问题。但是，我们却把这些革新和进步看作理所当然。今天，至少在一些物质充裕的社会里，人们通常认定自己会有充足的食物供给，会颐养天年。但是，在这些充裕的物质生活背后，其实是经历了一个选择和奋斗的过程而获得的。

具有讽刺意义的是，当今人类在技术上的进步，却掠去了公众对情感领域的热情。现代科学最终已经发展到能够对人类情感进行测量和量化——在一定程度上。在 20 世纪 90 年代，令人振奋的如 FMRI 之类的新型扫描技术开始出现。运用这些新的扫描技术，科学家们可以制作出正被体验的某种情绪脑部活动的视觉地图——从而首次使得运用技术手段对情感进行测量成为可能。

在同一个 10 年，诸如 Antonio Damasio 和 Jack Panksepp 这样的神经科学家们正引领着当时该领域的一批活跃研究者，从事着如今已被人们所知的"情感神经科学"的研究。在大致相同的年份，在生物化学领域，免疫学家 Candace Pert 开始鉴别出诸如内啡肽之类的重要情绪生化物质的受体，而诸如 Megan Gunnar 的心理生理学家们深化了我们对于压力的生物化学过程的理解。因此，在冷落 300 年之后，硬科学最终以新的面孔展示了对情绪研究的兴趣。

与上述相类似，发展心理学也重新改进研究工具拓深对早期情感领域的研究。在 20 世纪 70 年代早期，一名叫 Daniel Stern 的精神病学家运用录像手段，对母亲与婴儿的世界进行了研究。他把母亲和婴儿之间的交往互动拍成录像，然后再对每个镜头进行逐一分析——他的研究极大地扩展和完善了人们对于生命早期发展情况的了解，他的这些研究在"依恋理论"体系中被加以介绍。依恋理论首次由心理分析学家 John Bowlby 和心理学家 Mary Ainsworth 在 20 世纪 60 年代所提出。这一理论的提出，开创了把近期的科学发展同精神分析思维相互整合的尝试——依据个体的生物特性来理解其情感世界。Mary Ainworth 设计了一种叫作"陌生情境"测试的实验程序，用来测量父母和婴儿之间的安全与非安全型的情感依恋（Ainworth et al. 1978）。在实验中，实验者设计两种情境，一种是婴儿与母亲的暂时分离，用来测试婴儿对母亲突然离开，以及重聚时的反应；另一种情境是母亲离开之后，一个陌生人走进婴儿独自所在的房间，待了一会儿后离开，用来测试婴儿对陌生人突然闯入和离去时的反应。结果发现，这是一种非常可靠的测量亲子之间关系质量的方法，自此之后，这种方法便被大量探讨亲子关系的研究所采用。

自 Stern 之后，另外的一个领军人物是 Allan Schore，他曾致力于整合来自不同学科的大量研究成果，本书将重点介绍他对不同学科所做的细致且深入的综合分析。正是由于他的这些工作，才使得从生物和社会的角度来理解人类的情感成为可能。

情感研究中不同学科之间的相互整合

在所有的研究中，最让我感到振奋的地方，便是不同学科之间的相互整合，各种学科之间多年以来壁垒森严的局面被一扫而去。在我还是一个少年时，对学科之间界限分明的局面便有所体验。那时，我对文学和生物学都充满兴趣，但是却被告知我不能同时学习文科和理科，只能在两者之间选择一个。最后我选择了文学，于是便成为一名精神治疗医师。但是，这种将不同学科强行分割的做法，却在我的心灵之上留下了深深的烙印，以至于看到今天不同学科日益交融的情形时，便会心生几分震惊。不过，这种趋势真是令人欣喜，各个学科的研究也将会从中迸发出新的曙光。

然而，具有讽刺意味的是，这些科学研究最近所得出的结论却是："感觉处于首位"——正如 e. e. cummings 诗歌中所说的那样。而理性，虽然从科学成立之初便一直被引以为豪，现在却被看作建立在情感之上，离开了情感就无所谓什么理性。正如 Damasio 所提倡的，认知依赖于情感，这一观点正日益深入人心。Damasio 指出，大脑的理性部分自身并不能独立工作，只有当大脑掌管基本调控和情感的部分也同时运行时，理性成分才能行使功能，或者如其所言："大自然似乎并不仅仅把理性器官置于掌管自身调控的器官之上，前者同时也是源自后者，并且两者同时协同运行。"（Damasio，1994：128）。同样，大脑皮质的高级成分，也不能脱离内脏器官的初级反应而独立运行。认知加工过程确实可以使情感过程变得更为精确，但是，离开了情感过程，认知过程便不再存在。大脑会建构起人体内部状态的心理表征，并把这些表征同脑内存储的其他表征相连接，然后，以内部反馈的方式，把这些信息传输到体内各处。从而以循环的方式，可能引发机体进一步的感觉反应。

对于启蒙时代的哲学家和科学家而言，这种观念无疑是迎头一击，因为他们致力于强调理性的力量和重要性，并极力主张将感性和理性相互分离。当然，他们之所以这样做，并不是因为对感性漠不关心，而在很大程度上，是由于在他们所处的年代，无法从科学的角度来理解和分析这些感性成分。当然，把精神和肉体相分离的做法，也有其社会的原因。只有认为两者是相互独立的，才能说服强势的教会首领容忍医学领域对肉体进行的解剖，Candace Pert 称之为"平民与教皇之争"（turf deal with the Pope，Pert 1998：18）。不管在医学界，还是宗教领域，对人类肉体敬畏感的消除都具有里程碑的意义，这一做法释放和催生了一种崇尚理性和思想自由的文化。在这种文化下，科学和技术得以自由发展，最终引发了十八九世纪工业革命的到来，从而使得科学技术开始渗透到人们生活的许多领域。然而，那时的科学技术，难以对人类的情感生活进行定位，因此，情感领域在这一时期受到了漠视，只有在虚构的小说中，人们才会探讨情感，在现实的科学研究领域，这一主题则无人问津。

在工业化国家，人们物质生活的极大改善和丰富，源于一种实用主义的动机，对于以创造尽可能多利润为目标的实用动机而言，在某种程度上，情感因素确实是种障碍。毫无疑问，在追求高水准的物质享受、熟练的读写能力、丰富多彩的娱乐生活、便捷的通信网络，以及延长寿命方面，工业化道路的生活方式确实取得了巨大成功。但是，另一方面，在追求资本无限扩张的道路上，人类的情感因素却被无情地抛在一隅，不予理会。这种对人类情感因素的无视，虽然使得地位最低的民众受到了最大的伤害，但是，这种伤害会蔓延开来，不管男女，不管处于哪个阶层，在情感生活上，都会或多或少地受到这种伤害的冲击。具体而言，在追求资本最大利润的驱使下，企业主往往把工人看作他们的劳动机器，无视他们的感情需要。在厂房中，这些工人通常长时间站在织布机旁边，甚至相互之间不能随便交谈。当然，也许这是比较极端的例子，实际情况并不如我们预期得这么糟糕。现在，资本主义初期所谓"血汗工厂"的工作条件被传到了第三世界国家，在那里，有许多工厂在为西方消费者加工商品。同时，在那些发达国家，在一天绝大多数的时间里，人们也无暇顾及他们的心情感受，即使没在工厂劳作时，他们也通常如此。

20世纪初期，弗洛伊德（Sigmund Freud）已经意识到，我们正在为这种新文明付出沉重的代价，其表现形式便是我们对许多强烈情感的压抑。然而，作为生活在那个时代的人，他认为这种代价是值得的，并致力于寻找一条更为理性的途径，来应对这些来势凶猛的情感。他所指的情感，包括性驱力和攻击他人的冲动，他的目标便是为这些被压抑的情感提供其他的宣泄途径。他所采用的"谈话疗法"，通过让个体以自言自语的方式表达出这些情感，可以使人们更为深层地了解这些情感。早期的心理分析学家相信，采用这种方法可以治愈神经衰弱症、歇斯底里症，以及其他的异常行为。

然而，等到这些精神分析的治疗方法成为一种时尚，并且人们也更敢于表达自己在性方面的感受时，经济体系前进的步伐已经启动。随着大规模生产新技术的出现，开拓市场、挖掘消费群体变得日益重要。原先人们那种强调自我克制和为将来存储，被严格约束的消费模式，也被新兴的大规模消费社会所替代，在这种社会里，人的需求也是无限膨胀的。精神分析对人类处于无意识层面的，无处不在、汹涌难抑的感受和欲望的洞察，也催发了这些新产品销售市场的出现。具体而言，产品生产商所推出的各式广告，不仅可以唤起消费者的性驱力，并且可以激发他们被爱、被欣赏、被他人接纳的需求。在广告中，生产商往往指出，他们会满足消费者的这些需求，通过穿戴他们制作精良的服饰、驾驶他们考究实用的车、食用他们美味健康的食品，或者购买他们品位高雅的家具。由此可见，在这样的社会里，如果个体要通过购买商品来满足自己的各种欲望，那么首先便得学会，不太压抑自己的各种冲动，这一点非常重要。

近几十年来，性行为所受到的压抑不断减少。原先对于体内欲望所进行的伪装与严格控制，已经转化为对性行为和性体验的日益重视。从这个角度看的话，情感领域似乎正在当今的文化中复兴。然而，在科学领域，对于精神和肉体的严格划分依然存在。早期那种把情感完全排除在医学之外，只对身体的具体构成部分，如血液循环系统或传染过程，进行分析的做法，在今天仍然大量存在，医生和药剂公司仍然致力于寻找对发病器官进行快速修补的途径，却很少把整个人体组织看成一个统一的有机体，也很少关心这个有机体是如何调动不同器官，协同工作的。

一种新的研究范式——系统的观点

不过，一种新的研究视角，或者说一种新的研究范式已经成形了一段时间，正在跃跃欲试，等候有慧眼的研究者加以采用。这种研究范式曾被冠以各种称呼，如"社会生态学的""系统的""控制论的""整体的"。虽然在许多学科中，这种范式已经在不同的程度上开始崭露头角，但是，在看待整个世界的观点上，这种范式还没占据主流。在很多方面，建立这种系统研究范式的努力，都是一场新科学同旧科学之间力量的角逐。这种新旧科学之间的竞争，首次出现于20世纪的二三十年代，那时，伴随着精神分析的出现，个体对自己情感的控制已经开始松懈。在当时的物理学界，也涌现出一些革命性的发现，这些发现对人类生活中通常认为理所当然的一些观念，提出了全新挑战。Max Planck 的量子理论指出，物质并不如我们所知觉的那样，处于固体和静止的状态，而是由在一定周期内有节律运动的微小粒子构成。另一个具有划时代意义的发现是爱因斯坦（Albert Einstein）的相对论，认为时间和空间都是一个围绕自身构成的连续体。这些激进的观念，远远超越了人类感官所能触及的范围，正如 Bryan Appleyard 所言："眼光有多远，看到的世界就有多大。"（1992）

既然人类的感知觉存在着局限性，显而易见，建立在旧科学基础上的许多假设都需要重新修正，正如 Werner Heinsenberg 所宣称的，"客观的现实就这样蒸发了"。事实上，你看到的现实取决于你所处的高度。像电子到底是一种波，还是一种微粒，这由你所持的观点决定。即使当我们观察客观现实时，观察结果也有赖于当时所处的情境。因此，"由于 X，所以导致 Y"，这种老科学对事物间关系的线性解释，不能代表事实的全部真相。

与老科学相对，一种新的、更加重视事物间交互作用的观点，在计算机科学领域首先被提了出来。一位名叫 Norbert Wiener 的数学家，首次指出了反馈在系统维护中的重要性。虽然这一理论是在研制火箭和导弹的过程中所提出，但很快被以富有独立精神的人类学家 Gregory Bateson 为代表的一帮学者广泛传播开来，用来解释人类系统，包括家庭系统，甚至人类自身有机体系的运行。他们的研究发现，只有通过不断适应变化的环境，系统才能得以维持自身平衡。系统实现这一功能的途径，是通过反馈的作用，来识别自身内部哪些组织运行正常，哪些成分出了故障。这就意味着，如果采取整体的观点来看系统，就可以认识到系统是一个循环往复的体系，而不是一个线性的过程。因此，我们应该具有这样的观念，各个系统之间都是相互联系、相互影响的，而不能把系统分割成不同的成分，并且认为这些成分各自独立运行。人际间的交往也是如此，比如 A、B 两人，A 的行为会影响 B 的行为，反过来，B 的行为又再次影响 A 的行为，如此循环往复。所谓因果关系，也是如此，孰因孰果，取决于你的选择偏向，取决于你开始所站的立场，以及你所选择和排除的信息数量。因此，没有唯一的事实，只有几个可能的事实。

这种系统的观点已经渗透在许多学科之中。在生物学领域，有生态学和动物行为学。在心理学界，John Bowlby 提出，要了解一个人，首先需要了解他所处的环境，这就类似于，从事苗圃工作的人首先要分析植物所处环境的土壤和空气。随着时间的推移，他的上述观点在心理治疗领域逐渐推生出一种更加重视互动的治疗途径，导致人们更深地认识到患者和治疗师在治疗过程中处于相同位置，处于一个相互影响的系统之中，而不是以前所认为的单一方向的作用模式。

对于人类情感领域我也持有系统的观点。我认为，人类是一个开放的系统，在这个系统中，包括其他个体，同时也包括植物、空气和水。我们的发展会受到我们所呼吸的空气、所摄取的食物的影响，同样也会受到我们同其他个体间互动的影响。我们生活在一个社会群体的世界里，依赖社会互动这种复杂的关系链，我们才能够享受餐桌上的食品、身上的衣服、头顶的天花板以及彼此聚集在一种拥有共同意义感的文化之中。我们无法独自生存。但是，不仅仅如此，我们的生理系统和心理系统也在与他人的互动中得以发展。

父母是我们生命早期最为重要的人。他们创造了我们，并且赋予我们独特的基因系统。但是，即使拥有世界上最好的基因，也并不能够决定我们的人生轨迹，甚至也不能够决定我们的优势和弱点。人类的每一个细胞大约拥有 3 万个基因，但是，在任何一个时间段，只有一部分处于活动状态。进一步讲，这些基因自身并不能启动或关闭，而是通过受外界环境刺激才开始活动，这时他们才能发挥效用。因此，一套基因拥有许多种可能的表现形式。最终呈现出哪一种形式有赖于所处的环境。尤其是，基因会受到体内生化活动的激发和引导。充足的营养物质会激活一套基因程序，而营养匮乏则会激活其他的基因程序。我们的情绪和社交经验也会释放诸如细胞活素、荷尔蒙以及神经递质之类的生化物质——这些生化物质在激活基因和决定我们发展方面扮演着重要的角色，或许这些并不显而易见。

我们同父母之间的关系之所以不同于同其他人的关系的原因之一，在于幼年时期父母对孩子的影响最大。从出生至两岁这一阶段——大体而言，出生后的 1000 天——非常重要，因为此时神经系统本身正在被经验建立和塑造。这一阶段，在对孩子情绪调控的塑造上，父母的行为反应与孩子的内在遗传基因同等重要。他们对婴儿的反应会让孩子知道自己的情绪怎么样以及如何控制自己的情绪。这就意味着我们作为婴儿（甚至作为胎儿）的最早期经验同成年后的行为表现之间存在着比我们所意识到的更为密切的联系。正是在婴儿阶段，我们初次体验到并且学会如何处理自己的感受，正是从那个时候起，我们开始以某种特定方式组织自己的各种体验，这种经验的组织方式会直接影响到个体成年之后的行为和思维能力。

基础：婴儿及其大脑

未曾谋面的TA

爱的来临是否悄无预告，

如同挖鼻子那样吗？

它是否会在清晨敲响我的门，

还是会被我一脚踩到公共汽车里？

它的到来会不会像季候的变化？

它的问候是谦恭的抑或是粗鲁的？

它会让我的生活天翻地覆吗？

哦，告诉我爱的真相吧。

奥登（1938）

最初的几周

新生命往往在我们的惊讶中到来。它不总是随着可预测的故事脉络展开，事实往往并非是男孩遇上了女孩，定居下来，盖上房子，组建家庭。一些怀孕会出乎意料地发生在一个和陌生路人醉酒的夜晚，这个人甚至会是一个你完全不爱的人。就像爱情，它会在你最不希望它发生的时候到来，或者此刻的你已经尝试着要一个小孩而努力了很久，就当怀孕的想法已经变成一种重复的痛苦的失望时，新生命突然降临。尽管怀孕在营养充足和幸福感满满的情境下更容易实现，但它可能发生的种种场合，就如人本身各式各样。

不管怎么说，它就是开始了，一个生物事件由此触发。卵子和精子融合的瞬间，一切都被改变。受精卵着床于女性的子宫壁，那是孕育的沃土。于是它迅速地成长为细胞群，每个细胞开始商量着自己将占据所要打造的新的躯体的哪些结构。这些新的组织会成为一只手，抑或是一只肾脏，还是大脑的某个区域？这取决于它是在哪里和其他细胞组织发生联系的。这个非凡的过程始于构成一个新人类的要素的组合。

在接下来的几周里，发育的胚胎与母亲协作，共同完成一项互相建构的工程。他们在他们之间打造了一个胎盘，它的作用是成为交换营养物质、氧气和生物化学分泌物（例如荷尔蒙）的轴心，并作为保护性屏障用以过滤母亲体内所有有毒的物质从而避免伤害胚胎。（胎盘本身会释放一种物质叫 HCG，它会使母亲对有毒物质更敏感、更作呕。）如果这个母亲的生活方式相当健康，那么这个保护性系统就会工作得很好，但如果这个母亲正在服用酒精或尼古丁等麻药，那么胎盘在保护胎儿方面就会面临挑战。

在怀孕的任何时间过度摄入酒精都会引起伤害，不幸的是，相比器官已经开始工作的成形胎儿而言，尚处怀孕初期的未成形的胚胎更加脆弱，酒精对它的影响更加严重。在这最初的几周里，身体结构包括人脸就已现雏形。在这个时候摄入酒精"堆"（定义为一次性摄入的量超过 6 个单位或 3 ~ 4 杯葡萄酒），尤其是经常如此的话，对胚胎的伤害就会非常大，极有可能导致面部结构的怪异，例如变小的眼睛和扁平的上嘴唇，发展成酒精胎儿综合征（Foetal Alcohol Syndrome，FAS）。在理想状况下，任何一名正打算怀孕或有怀孕风险的母亲，都应该小心翼翼地防止摄入过量的酒精，那么这种早期的伤害就能避免了。不过，在怀孕的整个期间，这种风险依然存在。即使在怀孕的后期，酒精对胎儿的大脑仍有非常严重的影响（RCOG 2006; Cockburn 2013）。负面的影响有很多，最主要的是导致大脑变小和左右脑功能不协调，从而导致婴儿出生后在学习和集中注意力方面产生困难，也包括在移情和与他人交流方面的问题（Maier and West 2001; Cockburn 2013）。

取决于母亲的世界

处在有毒化学物质的环境下，没有胎儿能够健康发育。然而，对来自母亲的其他生物化学信号，胎儿也同样做出应答。他已经能够主动适应这些信号所告诉他的这个"取决于母亲的世界"。激素、神经递质和营养成分都有对应的故事可以讲述。

在怀孕的最初3个月，母亲的饮食对胎儿有最大的影响（Gluckman and Hanson 2004; Roseboom et al. 2006）。婴儿的健康发育需要多种营养，特别是充足的蛋白质、维生素和矿物质。但是胎儿并不只是依赖母亲的营养供给来实现他自己的迅速发育。胎儿也会建立关于生命发育的假设，如同天气预报，他需要为将来做储备。有足够多的营养物质而成为一个新生命，抑或是累积足够多的卡路里以备将来不时之需？如果这位母亲在怀孕初期营养不良或吃了不少垃圾食品，那么胎儿就会断定将来也不会有足够多的营养供给，他只好发育成所谓的"节俭表现型"以实现资源利用的最优化（Barker 1992）。

压力对胎儿正在发育的营养系统同样也有出人意料的深远影响。高水平的压力激素会促使瘦蛋白分泌的增加，后者负责管理食欲和食物的摄入。压力激素和瘦蛋白都会影响胎儿在胃的周边储存脂肪的偏好，这部分恰好位于肠和腹壁之间，从而增加了他中年发胖或长啤酒肚的可能性，同样作为一个有效的脂肪存储系统，这和骆驼的驼峰有着异曲同工之妙。存储腹部脂肪倾向形成的关键期处于怀孕中期，大约为 14 ～ 23 周（Pilgaard 2011）。

读到这些研究的时候，公众对这些研究的应用的讨论之少，让我备感诧异。怀孕时的营养贫瘠可能就是我们这个时代肥胖盛行的主要原因。这个问题的产生至少部分是因为我们没有预期到营养不良的胎儿会倾向于储存脂肪，这些胎儿在成为婴儿时对这个充斥着廉价的高糖高脂快餐食品和麦当劳泛滥的世界猝不及防，于是体重迅速增加，尤其是中年阶段（Maiorana 2007; Entringer et al. 2012）。令人惊讶的是，这在印度等发展中国家越发成为一个问题，将近30%的婴儿出生时体重都不达标，但那些国家的肥胖率却戏剧性地飙升（Yajnik 2004; Paul 2010）。

思想创造现实，现实创生思想

母亲的生活质量决定了她的胎儿的生活质量。然而，这不仅和她的身体状态有关，还和她的精神状态有关。

一旦怀孕，女人就成了极度焦虑和极度兴奋的猎物。生命中的一个新角色正在等待着她，就和任何一次新的挑战一样，有对孕育成人的机会的乐观，也有对这种转变的怀疑。希望和恐惧在这位新母亲的脑海里碰撞。她的伴侣可以应付这个婴儿吗？婴儿的出生会伴随着危险吗？她有能力满足她的婴儿的需求吗？她也许会对她的身体感到陌生，乳房的胀大、肚子的凸起，孩子就像寄生虫一样存在。又或许，她会觉得她的负面体验都是错的。

或许，她更倾向于理想化她的孩子和自己。她希望胎儿会成为最完美的婴儿，而她则无论是在怀孕期间还是分娩后都是一名神采奕奕的母亲，因而，她模仿杂志上的名流保持着她的身材。当她发现自己带着作呕而呻吟时，或者不由自主地吃着布丁（或者，根据我的经验，鸡蛋和炸薯条）时，她会对自己感到失望。然而，所有的这一切思想，无论积极的抑或是消极的，都是精神调整和为新的、已经开始的关系而做准备的一部分。

情绪的过山车跌宕起伏于理想化和拒绝排斥之间。对于一些女性而言，在两者间达到平衡和对怀孕充满信心都是很困难的。对于那些不得不处理生活中的其他压力的女性而言，情况的确如此，这些压力可能是来自一份高要求的工作、家庭与工作的冲突，或者资源的匮乏。

有益的和有害的产前压力

处于压力下的女人会把她们的压力传递给她们的孩子。然而，在我们的讨论中，"压力"并不是一个简单的定义。职业女性会把工作要求比较高的职业视为一种激励而非压力，充满挑战的或处于紧张状态的亲密关系也有可能非常牢固和安全，甚至是力量的源泉。根据珍妮特的一项研究，在任何一个案例里面，中等水平的压力对胎儿而言都是一件好事。她和她的同事在巴尔的摩（美国马里兰州的一座城市）发现，安稳健康的怀孕加上温和的压力或者焦虑有利于神经系统成熟得更快，同时可以促进胎儿在肌肉运动和认知上的发展，这种效果可以一直持续到其出生后的两周岁。

然而，也有不利于胎儿成长的压力。特别地，即使相对普通的低水平的压力也有可能会影响情绪系统的发展。

珍妮特认为，量化压力的大小是困难的，特别是女人对压力并不总是有一个比较精准的知觉。一些报告有压力的个体并没有压力的生物学表现，对于另外一些人，尽管他们已经习惯如此有压力的生活（例如生活得贫苦或工作压力大），但是他们依然认为他们非常健康，虽然事实并非如此。对大多数女人而言，她们并不会对工作时长很长的工作产生压力感，而在怀孕最初的几个月里，这倒有可能会影响胎儿神经系统的发育，并最终阻碍了胎儿的成长，导致婴儿出生体重的下降（Vrijkotte et al. 2009）。这非常令人讨厌，当婴儿出生的体重低于 5.5 磅（2.5 千克）时，他们会在以后的人生中承受一些严重的健康风险，极有可能患上各种疾病，例如糖尿病、高血压或者心脏病。

简而言之，有点压力总是好的，甚至在某些方面是有益的，但是更高强度的和慢性的压力对婴儿而言就可能有不良的后果了。特别地，任何让母亲感觉失控的情境，例如家庭暴力、财务焦虑或者被迫长时间工作，久而久之，都会导致胎盘里面一种特定的酶活性降低，而这种酶在正常情况下是用以限制压力激素皮质醇传递到胎儿的（Di Pietro 2006）。当这种酶失效时，皮质醇就可以通过胎盘到达胎儿，极有可能影响胎儿正在发育的应激反应（该系统我会在后续的章节中详述）。暴露在母亲压力激素中的婴儿出生后相较于正常的婴儿更加易怒，更加容易哭闹（van der Wal et al. 2007），伴随着表现得更加容易烦恼的"行为性应激反应（Behavioral stress responses）"（Davis & Sandman, 2007）。当然，这种应激反应本身最后还是可以被重新调整和转变的（Glover et al. 2010; Glover, 2011; Oberlander et al. 2008a; Garcia Segura 2009; Sandman et al. 2011）。

这或许部分是因为压力激素作用于婴儿的杏仁核。杏仁核是大脑情绪反应的核心，并参与应激反应的触发。杏仁核就是大脑的歌剧女主角，对一般的疼痛、愉悦、恐惧、愤怒、悲伤和欢乐体验反应强烈。它与其他重要的大脑结构密切相关，例如下丘脑、海马和额叶皮质。事实上，它是人类生命的核心要素，杏仁核的所有主要结构都是在怀孕 15 周内就成形了（Buss et al. 2012）。

当发育的杏仁核暴露在高水平的压力激素皮质醇中时，特别是在怀孕初期，它会变得更加活跃并形成额外的神经通路。实际上，产前压力下发育的婴儿，杏仁核的体积增加了差不多 6%（奇怪的是，这似乎只与女性婴儿有关，Viltart and Vanbesien-Maillot 2007; Sandman and Davis 2012; Buss et al. 2012）。

产前压力对大脑也有很多其他的影响。它可以减少海马的体积（涉及记忆的大脑结构），并改变胼胝体的尺寸，后者是位于大脑中心连接左右半球的区域（Glover 2011）。对老鼠的研究表明，产前压力同样可以减少前额叶皮质的神经通路（Braun et al. 2006; Murmu et al. 2006; Garcia-Segura 2009; Murgatroyd and Spengler 2011)。

怀孕后期和大脑

怀孕的最后几个月对婴儿迅速发育的大脑同样也有非常特殊的强作用。在准备出生的最后冲刺阶段，胎儿会经常睡眠和做梦，这正是因为神经元开始连接并形成通路。这些通路开始形成髓鞘，即神经元被一层光滑的油脂类的鞘覆盖，后者能促进神经信号的传递，使得信息快速传递。在怀孕后期，大脑后部最先有鞘的形成，并逐渐沿着皮质扩展至前部。

当母亲在怀孕的最后阶段非常紧张时，她的婴儿自身的应激反应也会变得更加活跃（Oberlander et al. 2008a）。母亲的高水平焦虑或者沮丧会反过来导致母亲的孩子也不能很好地处理压力或新的刺激，以至于需要更长的时间来克服压力（Sandman and Davis 2012）。即使在出生后，她的婴儿也会表现得更为胆怯，在 4 个月大的时候比同龄孩子的皮质醇水平更高（Kaplan et al. 2008）。更糟糕的是，高焦虑水平的母亲中的前 15% 所生的婴儿更加有可能发生行为问题和情绪问题或者患上注意力缺陷多动障碍（O'Connor et al. 2002, 2003）。

尽管母亲的饮食在怀孕后期的重要性不比怀孕初期，但是依然有很多例外。摄入常见于含油多的鱼类体内的 ω-3 脂肪酸，对孕妇有非常重要的免疫作用。它似乎可以减少压力和焦虑对胎儿的影响（Hennebelle et al. 2012; Buydens-Branchey et al. 2008）。在母亲分娩时，其体内血液中 ω-3 脂肪酸的数量也能很好地预测婴儿两周岁前的注意力持续时间（Colombo et al. 2004）。最近的研究表明，胆碱（发现于鸡蛋卵黄、菜花和螺母，包括花生酱）对于大脑的优化可能具有最基础的作用，特别是作用于海马体的发育，后者同样参与到压力的应对中，并负责部分记忆功能（Yan et al. 2013; Mehedint et al. 2010）。

现代文明下的孕妇

在现代社会，女性在工作上可以获得与男性同等的权利，这种平等的文化氛围使得人们对怀孕的态度发生了转变。男性对脆弱女性的殷勤已不再。不过，人们的确需要对妊娠给予特殊的考虑。怀孕的妇女不是患病的妇女，但她却是一名需要面对较大的情感转变和为了用自己的身体哺育一个新生命而面对要求颇高的生理挑战的新母亲。她需要额外的休息，她也需要知道她在情感上和经济上是得到支持的。这说起来很容易，但却与大多数女性的生活现实不符。处于分娩期的女性通常还需要全职地工作，她们和她们的伴侣都不得不屈从于强调长时间工作或许还得不到应有报酬和社会地位的文化压力之下。

这与理想明显不相符的现实会引起一些愤世嫉俗的反抗，例如新闻工作者凯瑟琳嘲讽英国皇家妇产科学院提醒孕妇需要做好的预防措施的建议涉及面非常广泛。她相信这些建议企图让女性变得幼稚无知。正如她所说的那样，这些建议暗示对待怀孕的妈妈就如同对待叛变的傻瓜，因为即使研究很早之前就已经证明胎儿的健康会要求母亲休息和心情平和，但是她们依然会继续工作。如果不是出于认知失调，这还能如何被解释

（Bennett 2013）？

很明显，生活就是对现实的适应。这几乎是条崎岖不平的道路，进进退退，有得有失。就在刚过去的不久，女性的社会地位就经历了多次重大的改变。这是非常有益的。通过充分利用重工业的衰退和服务业的兴起，女性可以创造一个和男性相比更加平等的人生。但这些正面的成就也带来了不可预期的负面的影响。一个例子就是快餐食品工业膨胀的方式，它导致了更多的女性开始了全职工作。持续良久的工作日结束后，享用一份现成的大餐会是一个巨大的宽慰，这几乎不需要任何努力就能实现。然而，这也对我们对新鲜食物的消费造成了不可预估的影响，削弱了健康的饮食习惯。相似于，拥有两份收入会使得许多境况较好的家庭可以实现拥有自己的房子的梦想。然而，对房屋不动产的持续增长的需求最终导致房价的通货膨胀和大规模的抵押债务。结果，很多女性被迫有偿就业，仅仅是因为她们想支付房屋的成本（尽管只有小部分小康家庭可以追赶市场的价格）。反过来，这种经济的新态势很好地支持了当前假设，即它推动了女性的就业，即使是在她们怀孕初期和在婴儿出生后还需要母亲持续地给予情感调节和身体照料的期间。相应地，许多父母现在甚至在婴儿刚生下来时就寻求替代性照料，可是事实上，降低成本的需求就意味着它的质量很少能媲美父母亲自的照料。这个正在进展的过程影响了成千上万的幼小儿童。然而，我们还将在后面讲到另外一个意外的结果。

尽管市场可以也的确会对社会转变做出反应，但当它敞开可盈利的商业机会时，它会过度活跃并很少能促进人们对有益照料和高质量营养品的需求，除非社会有很强的压力去推动这件事情。当前，雇主没有动力为孕妇提供更多的支持，关乎公众健康的信息也并没有得到妇女本身的捍卫，实际上，还很有可能被女权新闻记者嘲讽。

可是，抱着居高临下态度的母亲和心态如婴儿般的母亲之间会有很大的区别，为了完成作为母亲的任务而提供给她们的支持也会有所区别。然而，在艰苦的商业经济环境中，支持本身似乎并不可以被选择。工作生活的节奏不可能如此明显地被挑战，包括为一名孕妇提供一个允许她在此间消失一段时间的工作机会，这或许是为了保护她而减轻她额外的工作要求，又或许是允许她因为晨吐而请假，或在怀孕的最不舒服的最后几个月里为了减轻她情绪上的压力而休岗一段时间。

有时，不同的文明会采取不同的视角。在 18 世纪，诗人拜伦的祖父是一艘轮船的船长，它航行在南美一块不知名的土地上。就在那里，他遇到了身材高大、体格健硕的巴塔哥尼亚人。他被巴塔哥尼亚人身体的强健和生活的美好所震惊，这与他在伦敦所体验到的荒淫无度和骄奢淫逸完全不同。特别是，他对巴塔哥尼亚人关于怀孕的态度触动很深：

　　当一名女性巴塔哥尼亚人有了孩子的时候，所有不宜人的物件都会被人们放置于远离她的地方；她只能被音乐唤醒；人们学习着如何用符合她口味的娱乐来转移她的注意力；她的身心都洋溢着愉悦，但是人们也不会让她休养成懒惰的人，她也有锻炼，例如对她非常有益的散步或者家务管理工作。母亲对儿童的身心发展都有影响，关于这一点，巴塔哥尼亚人毫不怀疑，如同壮实的大树才能长出

丰硕的果实。（*Journal of a Voyage Round the World* 1767）

向他们的文明和他们呵护孕妇的能力学习，是一件多么令人愉悦的事情啊，这需要我们意识到它对于全社会而言的深远意义。

母亲传递的不幸

因怀孕而得到骄纵的情境与许多怀孕女性的现实大相径庭。对很多人而言，怀孕是一种充满压力和不安稳的体验，特别是对于那些童年早期就缺乏强大情感支撑的人而言更是如此，这其中也包括那些内心感觉缺乏后盾的个体。但归根结底，怀孕不会改变人格或者使先前的问题消失。事物在怀孕前的状态在怀孕间也依旧如此。孕妇无法控制自己，她还是曾经的样子，她也无法改变自己已经形成的情感反应。

但是这却会影响她们的孩子，他们在出生前和出生后都分享了他们母亲的情感生活。如果没有意识到这一点，她的思维状态和她与他人关系的方式都有可能传递给她自己的孩子。一个研究发现，对一位母亲在怀孕期间的依恋状态的评估可以预测母亲本身的依恋风格，也包括她未出生的孩子的依恋风格（Eteele et al. 1996）。对于大多数对他们自己的父母就形成安全依恋的父母而言，这是一件好事，他们毫无疑问有能力创造出良好的亲子关系。但是，如果父母有很多负面的早期经历，那么他们很有可能需要额外的帮助来创造与孩子之间的安全的情感纽带。例如，早期就与她们的父母有过分离经历的女性或者那些有负面早期经历的女性的催产素水平都倾向于偏低，而这正是母亲与孩子的生物化学纽带，这无疑会影响母亲的抚育（Mileva-Seitz et al. 2013）。

童年不幸的或在早期生活中就有过抑郁的女性在怀孕期间都更有可能抑郁。一般来说，怀孕期间抑郁的比例和产后抑郁的比例相当，患病的比例均是13%。当然，这和一般抑郁的发病率并无区别。

怀孕时患上抑郁是极有可能的，特别是当女性在她们自己早期的生活经历中就体验过某种情感性的拒绝，这耗尽了她们的自我价值观。因为童年期间并没有得到足够多的情感支持，所以她们在管理情绪的时候，学会了压抑内心的想法和感觉，或者不求助于人。研究发现了一个有趣的事实，在有丑闻的家庭中，对成为一名母亲的前景的抑郁性反应更加普遍（Plant et al. 2013; Dayan et al. 2010）。

继承性抑郁

不幸地，母亲在怀孕期间的抑郁可以预测未出生婴儿将来抑郁的可能性。两项前瞻性研究发现，那些婴儿成为少年后，他们患抑郁症的风险非常大。其中的小样本研究表明，其风险是同龄人的4倍（Pawlby et al. 2009），另一项仅仅聚焦于重度抑郁的大样本研究虽然发现此效应要小得多，但也达到了显著性水平（Pearson et al. 2013）。

这是怎么形成的呢？一种路径就是通过抑郁的母亲的皮质醇和它对杏仁核的影响。在最近的一项研究中，安妮和她的同事发现，产前抑郁会影响新生婴儿右杏仁核连接外部的方式：最终连接变少（Rifkin-Graboi et al. 2013）。

另外一条路径是通过母亲的压力对胎儿5-羟色胺系统的影响。5-羟色胺是一种重要的生化物，从妊娠初期开始，就在大脑和身体内循环。它在调节情绪方面扮演着重要角色，特别是在调塑冲动性和侵略性方面。低水平的5-羟色胺和焦虑及抑郁相关。

当母亲有压力时，它不仅影响她的5-羟色胺系统，而且还会影响她通过胎盘使得5-羟色胺作用于胎儿的能力。5-羟色胺会影响大脑一些区域的神经连接，这些区域包括大脑皮质和海马。它会降低大脑这些关键区域的5-羟色胺水平，甚至直至成年（Field et al. 2006; Goeden et al. 2013）。

实际上，全部的重要的情绪调节甚至开始于婴儿出生前。神经递质系统例如5-羟色胺系统和多巴胺系统此时已经开始系统地运作，在某种程度上可能可逆或不可逆。反过来讲，它们会影响其他系统，例如扁桃体的发育和应激反应，正如我们所见，其他系统在怀孕期也是迅速发育（Viltart and Vanbesien-Maillot 2007; Ansorge et al. 2008）。所有的这些早期发育都会有深远的影响，不仅是因为所有的这些系统是连接的，也因为大脑是一个"迭代的系统"：每一步骤都建立在先前的步骤上，自下而上。这使得早期的每一个小差异所带来的影响都无法消除，甚至可能使得器官的发育偏离特定的方向。如同幼儿园的押韵诗所表达的："为了得到一个指甲连鞋子都丢掉了；为了得到一只鞋子把马都丢掉了；为了得到一匹马把骑马的人丢掉了；为了得到骑马人，战斗输掉了；为了赢得一场战斗，把王国都丢掉了。"

爱重要吗

在子宫里所发生的神秘的发育过程对我们的生活竟有如此大的影响，这实在非比寻常。但是胎儿已经为即将到来的生活做好了准备，而在这之前它已经根据来自环境的线索做出了调整。这些线索包括文明的状况：这是一个充满爱的、允许母亲好好哺乳他们，并且能得到休息和享受生活的文明吗？抑或是胎儿需要绷紧自己以应对威胁和压力，鉴于环境缺乏营养供给和爱？胎儿需要得到精确的图景以便其适应于它所处的环境。

然而，如果孕期胎儿的生存环境不是很理想，也绝不意味着一切都无可挽回了。所有的这些问题都有待婴儿产后才能得到进一步的解释。因为人类的婴儿出生时大脑的体积只有成人最终状态的1/4——甚至比其他哺乳类动物更不完善——童年早期（或更晚期）的照料在大脑的塑造中发挥着更加重要的角色。许多调节系统仍在发育当中，根据实际环境做进一步的调整也正在进行。对一些早期就发育的系统而言，仍有很多可以康复的好机会，特别是产后的最近一段时间（Bergman et al. 2008）。例如，出生后第一年亲密的关系和安全的依恋会使得因压力变小的海马体恢复到正常水平（Buss et al. 2012）。对应于正面的社交体验，新的发育同样可以发生在前额叶皮层。后者为情绪的管理和调节提供了多种不同的途径。换言之，如果爱可以被建立，它仍有力量打造一个全新的现实。

2

回到人生伊始

对于一对老虎来说，无论你是将它们置于一个适合生存的野生环境中，还是将它们放在一个有一千对老虎的种群里，它们都不会有什么太大的不同。但是，人的发展却的确会受到周围人群的影响，他无法仅仅依靠自己来发展个人能力。因此，人类这个种群正在逐步迈向、并且可能会变成一体化，这并不是一个大胆的比喻，而是一个崇高的事实。

S.T.Coleridge, Letters, 1806

一个昏黑的冬夜，我被一通电话吵醒，电话那头告诉我，我计划拍摄的家庭接生过程马上开始了。我以前见过那个将要生产的妈妈，但是并不熟悉。到达她家后，我拖着录音设备和一盏照明灯，三步并作两步上了楼。在一间空荡荡、灯光暗淡的房间里，报纸铺了一地，即将做爸爸妈妈的两人正坐在一张单人床的边上。整个房间静悄悄的，充满了严阵以待的气氛，大家的焦点都集中在母亲的身体上。接生婆在房间里走来走去，我则站在房间的一个角落里。情况变化得很快，不久，在丈夫的搀扶下，那位母亲开始蹲坐在报纸上，同时我开始录下她所发出的夸张的时高时低的尖叫声，不久那些尖叫就变成了低沉的呻吟，似乎孩子马上就要出生了。我的女摄影师还没来得及赶过来拍摄，但是，我已经顾不上这些，因为我已经被眼前新生命降临的景象完全吸引。当孩子最终呱呱坠地时，我们都热泪盈眶，激动万分，对新生命的诞生心生敬畏，同时也被生命本身的神秘所折服。

当初那个新生命，现在应该已经离开父母，开始了他的成人生活，而这，仅仅是他生命历程的另一个开端。当人去世时，讣告中经常会对其一生进行回顾：譬如，此人生前有过四次或一次婚姻；此人的公众地位、公众形象是什么样，在平时的生活中又是什么样的人；此人在一生中遭遇过哪些不幸，对社会又做出过哪些贡献，诸如此类。但是，这些回顾会遗漏很多东西。它们不会讲述，当初的那个小婴儿，是如何成为今天的年轻小伙子，在这其中究竟又发生了什么？它们更不会指出，周围人群究竟对当初的小婴儿产生了何种重要影响，使得他身上所隐藏的气质和基因潜能得以充分表现？

要想揭示这个层面上所发生的事实，确实很困难。即使在自传里，也只能告诉我们那个孩子生于何日、生于何地、父母是谁、父母的背景如何？但是，书中的确无法呈现当时父母和孩子之间的动态关系。因此，通过直接询问，我们永远无法知道在自己的婴儿时期，到底发生了哪些事情，尽管有时候，从别人对自己幼年轶闻趣事的讲述里，可以发现一些蛛丝马迹。我的母亲说，我小时候很难伺候，因为疝气会连续数月每晚都哭闹不止，不过，倒是很早就学会了走路和说话。从这些讲述中，我可以知道，实际上，在儿时的岁月中，骄傲和被拒绝是自己当时的主要体验。但是，我们还可以通过其他的途径来发掘幼年的故事，因为，这些故事一直隐藏在我们的体内，并且展现在我们与他人的关系模式之中。

从本质上讲，早期经验塑造了个体与他人交往、应对情绪变化的特有风格，这种风格既有心理的成因，也包含了生理的成分。对于个体而言，这些经验就如同一张无形的网，支撑着个体的情感生活，构成了个体的内在意识和外在意识。弗洛伊德把自己看作一位考古学家，可以挖掘个体以往的生活经验，与他类似，我也在用同样的眼光扫视个体，希望从中扫描出个体内心的经历。但是，弗洛伊德所寻找的，是埋藏于人格表面之下的首要驱动力——性冲动和攻击冲动，他认为这是人类生命的内在动力，与他不同，我所寻找的是一种隐藏的关系模式，这种关系模式在婴儿时期已经溶入我们的身体和大脑，这些模式指引着我们的生活向着特定的方向行进。幼年时，母亲对他的特殊宠爱和称赞，使弗洛伊德形成一种强烈的优越感，这种优越感也体现在他以后的人际关系模式中——但同时，这也使他产生一种罪恶感，因为他曾企图通过消灭他的竞争对手（他曾经诅咒自己的一个弟弟死掉），来保留这种特殊优越感。后来，在弗洛伊德的职业生涯中，竞争对手扮演了一个重要的角色。

在我们生命的早期，存在着一种力量非常强大的东西，这一点可以通过混沌理论得以解释。混沌理论认为，在一个过程中，最初的细微差别，可以导致结果的巨大不同。但是，正如神经学家 Doug Watt 所认为，人类生命的早期阶段是一个"既无法回忆也不会忘记"（2001：18）的阶段。我们不能有意识地回忆当初的任何片段，但是，也无法忘记这些内容，因为这些记忆早已融入我们体内，指引着我们的思想和行为。

在我们的体内，确实隐藏着某种东西，有着某种驱使我们向前的力量存在，但是，它们与弗洛伊德所描述的不尽相同。弗洛伊德认为，这种力量是人类生物本性之下的一种身体冲动。他指出，这些冲动会同个体内部代表社会规范和文明压力的"超我"相冲突，从而造成个体心理和身体之间的紧张或冲突，这种紧张和冲突只能通过一个强有力的、处于控制地位的"自我"来调节。弗洛伊德的这种观点曾经颇具影响力，听起来也很有道理。尽管从弗洛伊德个人的经历来看，这种观点确实言之有据，但是，在当今的时代，人们的欲望和思想往往并没有受到社会压力的过多限制，因此，如果仍旧运用这种观点来解释今天人们的情感问题，其结果将难以令人满意。当然，这种理论也不符合我对心理、身体发展的理解，因为弗洛伊德的观点过于强调个体的自我发生（self-generated）和自我形成（self-made），而在我看来，事实并非如此。我认为，身体功能和情感行为的许多方面都是通过社会交互作用而形成的，关于这点，后文还会详细描述。例如，与那些受到精心抚养的婴儿相比，那些未受到好好照顾的婴儿通常会表现出更为强烈的应激反应，并且体内也具有不同的生物化学模式。按照 Peter Fonagy（早期依恋研究领域一位卓有成效的学者）的观点，大脑本身就是一个"社会器官"。只有通过与他人心灵的碰撞与结合，我们才能形成自己的思想，才能调整我们的情绪，在孤立的状态下，这一切都不可能产生。这就意味着，那些在整个生命过程中塑造我们情绪反应的无形力量，从根本上来讲，并非是生物的本能冲动，而是与他人之间的一种强烈的情绪体验模式，这种模式主要建立于婴儿时期。这些模式并非一成不变，但是，与其他的所有习惯一样，一旦形成，它们就很难被打破。

妇女的领域

为了理解每个人独特的反应模式，我们需要回到生命的开端，回到我们还依偎在母亲的怀中、不会言语的日子，甚至回到我们还处在子宫内部的日子。我们生命中的这段时期非常难以描述，这不仅仅是因为处于婴儿期时，我们没有言语、没有有意识的记忆，更是由于从发展的观点看，婴儿阶段是以母婴之间的关系为主线度过的。这是一个脱离公众视野的阶段，在整个过程中，只有身体和情感的交流，吃奶和喂奶的互动，在强大的荷尔蒙的推动下，母亲会不由自主地不断抚摸和凝视自己的孩子——这种感觉难以用理性的语言进行表达，就像性交和爱情一样，难以用言语加以描述。另外，因为这一过程往往只是女性的私人感受，与男性无关，所以很少进入人们的视线，也很少在文化的层面上加以展现，只是在极少数的情况下，才会走入作家的笔下，例如，女权主义作家 Adrienne Rich 曾这样描写这一过程：

> 在哺育小婴儿的过程中，既有身心俱疲的沮丧时刻，更伴随着浓浓的幸福和温馨之情。现在还记得，当初每个孩子嗷嗷待哺的情景。当我给孩子喂奶时，孩子总是睁着大大的眼睛望着我，每当这时，我便意识到，我们之间是

紧密相连的，不仅仅通过嘴巴和乳房，也是通过彼此的凝视：从深蓝色的眼中，发散出充满宁静却又饱含激情的深情凝望。现在还记得，当孩子在我饱胀的胸部开始吮吸母乳时，自己身体所感受到的深深惬意，在那段时间，除了从没有节制的饮食中获得充满罪恶感的惬意之外，我再也没有其他来自肉体上的愉悦……还记得，由于某种原因，当我能够独自抽身，前往浴室时所感受到的片刻宁静；还记得，在正要入睡之际，突然被孩子的梦魇彻底惊醒，赶快起身去安抚受到惊吓的孩子，为他盖好毯子，给孩子加热的牛奶喝，再带着睡意蒙眬的孩子去上厕所；还记得，再回到床上时，我几乎睡意全无，不由得懊恼起来，想着折腾了一个晚上，明天的情况肯定是一团糟，明晚孩子的噩梦会更多，也需要我更多的安慰，因为在身心疲惫的情况下，我往往会对孩子无端地发火，但是，孩子又怎能理解我的心情、懂得我发火的原因？我记得，那时我想，以后再也不要做梦了。（Rich 1977: 31）

在 20 世纪六七十年代的妇女运动浪潮之下，有人开始描述家庭内部生活中的个人感受，这就使得公众领域和私人领域之间的界线开始崩溃。现在，我们可以公开谈论性方面的问题，在公共场合，我们也不再刻意压制自己的情感，并且，我们可以公开表示自己对名人显贵感情生活的好奇。当发现那些社会名流其实和我们普通人一样，也常常难以坚守自己的道德防线时，我们也不会再深感震惊了。我们也开始认识到，孩子也会受到性虐待。在公共场合，感情也不再是难以启齿的事。那些关于心理与肉体相分离，理性与感性相分离的观点，越来越遭到质疑。正如我所指出的，这些改变，都激发了人们对情感领域的科学兴趣，从而开始突破科学中的最后一道疆界——对人类自身情感的探索。

但是，对成人情感活动中脑活动或脑化学成分的测量，只能帮助我们理解情感生活，并不能回答我们为何会以这种方式进行反应。这就好比通过解剖一只成年的动物，从而试图找出其行为背后的原因。成人是一部印刻在有机体之上的复杂历史，而这些有机体所形成的系统已经随着时间的推移演变成熟，它们过于特殊而独特。所以，我们需要追溯到情感生活的源头，回到那些决定着我们情感发展轨迹的早期历程——回到婴儿时期，回到婴儿所处的情感环境之中。

发展中的婴儿情感

婴儿就像最终形成自我的原材料。每个婴儿在出生时，都有一张自己的基因蓝图，以及独特的可能发展范围。在每个婴儿体内，都有一套程序，可以指引其身体按照某种特定的方式发展，但是，这种程序绝对不是自动化的。婴儿是一个与外界交互作用的个体，而不是一个自我决定的个体。在婴儿体内，有许多不同的系统都是蓄势待发，但是，还有更多的系统还没发育，只有通过与他人交互作用，才能得以发展。一些作家把婴儿称为"外界的胎儿"，意思是婴儿自身并不完整，需要通过成人为其设定程序，才能发展。这种观点非常具有革命性，因为它使人类的文化能够更为有效地在代际之间传承，每个婴儿都能被"订制成"或适应他们所处的环境。因此，一个在尼泊尔古山区原始部落出生的婴儿，和一个在曼哈顿市区出生的婴儿，他们对文化的需求自然不一样。

根据不同身体的节律和功能，每个婴儿的机体天生都具有各自的振动和搏动韵律，通过化学的电信号，这些韵律会进行自我调整。在机体内部，有许多相互之间连接松散的系统，这些系统经常互相交送工作。通过化学和电信号，这些系统互相联系，并通过适应不断变化的内部和外部环境，使得机体的唤起水平处于一个合适的范围内。在刚出生的几个月中，机体只会确定唤起水平的正常范围，并会设定一个体内系统试图维持的平衡点。当刺激低于或高于唤起水平的正常范围时，系统就会开始工作，并使机体恢复到平衡点或正常状态。

但是，机体首先必须建立一个常模，这是一个社会过程。婴儿不能单依靠自己来完成这一过程，而是要通过调动体内的系统，同周围环境中的人协调一致，共同完成。抑郁型母亲的婴儿会适应较弱的刺激，并会习惯于积极情感的缺乏。激动型母亲的婴儿通常维持在过度唤起的状态，这些孩子会认为，情感通常会突然爆发，自己以及任何人基本都对此无能为力（或许，这些孩子会采取关闭自己情感的方式来应付这种局面）。在那些发展良好的婴儿看来，周围的人会对自己的情感进行关注和回应，并且会帮助自己缓解内心的紧张状态，使自己恢复到一个舒适的唤起水平。通过别人帮助自己的经验，这些婴儿便能够逐渐学会，如何自己处理这些情绪问题。

在婴儿阶段，个体的生理系统既没有完全定型，又非常脆弱，因此，这时的早期经验会对婴儿的生理系统产生巨大影响。

尤其值得注意的是，如果早期的经验出现问题，某些特定的生化系统就会变得毫无用处：个体的应激反应以及情绪处理中的其他方面，都会因此而受到负面影响。甚至对于大脑本身的发展速度而言，在孩子1岁半之内其发展速度达到了最高峰，也会因婴儿所处环境的不适宜而无法正常发展。就好像树苗一样，稳固的根基和良好的生长取决于环境因素，人类婴儿的情感能力，这种在动物王国中最无法捉摸的能力，同样也会最容易受到环境和经验的巨大影响。

　　婴儿的心理极其简单，正如稚嫩的树苗一般，他们的情感也是从非常初始的水平开始发展。婴儿体验着各种基本情感，忧伤或满足、难受或舒适，但是，当他处理这些情感时，所采取的手段却是非常简单，几乎没有任何的细微差异。他甚至还没有足够的能力，来处理这些复杂的信息。但是，同时他们也依靠成人来帮助自己应对各种感受——减缓不舒适感和忧伤，增加舒适和满足感——从这些经验中，他们对世界的认识也不断增加。望着身边忙忙碌碌的人群，同时，又身处一个气味、声音、景物都在昼夜变幻的世界里，婴儿头脑中便逐渐产生了各种模式。慢慢地，婴儿开始能够识别出那些最常用的特征，并将它们储存为意象。这些意象可能是当婴儿在摇篮中哭闹时，妈妈从门后走来露出温馨甜蜜的微笑，也可能是妈妈那副充满敌意、一脸无奈的神情。当婴儿能够分辨，从门后过来的母亲会带来喜悦还是痛苦时，意象的含义便产生了。婴儿早期的情感反应只是排斥或亲近某人，不过，这些意象会变成婴儿对自己所生活的情感世界的一种期待，这种期待能够帮助婴儿预测，接下来将发生什么，以及如何才能做出最佳反应。

尽管从许多角度来看，婴儿只是一个简单的生物，但是，在他的细胞中，却已包含了有关复杂人生的一幅蓝图。每个婴儿都有一套独特的基因存贮，可以被经验激活。在刚刚出生的几周时间里，婴儿已经表现出明显的气质倾向差异。一些婴儿可能天生就比其他婴儿对刺激更为敏感，反应也更为强烈。不同的婴儿，其反应阈限也不相同，他们的典型反应方式也各不相同。这可能是由于他们在子宫中的经历或基因组成不同，或者是以上两者的结合。最近的研究已经识别出对社会环境敏感性更强的5-羟色胺基因变异。有这些基因的婴儿在口语中被称为兰花型，而绝大多数的婴儿是蒲公英型。兰花型的孩子对于严厉的教养方式或遭受忽视的婴儿室更加敏感，在上述不良环境下，他们最终变得容易抑郁或者具有反社会行为。反之，如果早期得到良好的照料，他们表现出抑郁或问题行为的概率最低，他们通常会发展成社交技能成熟的、事业成功的成人（Belsky and Pluess 2009；Pluess and Belsky 2013；Ellis and Boyce 2008）。

婴儿在气质类型或基因组成方面的差异，也会对不同性格的照料者产生不同的影响。例如，一位天性敏感的母亲，如果生下一个强壮、活泼，但不够敏感的婴儿，她可能会觉得自己难以与孩子和谐相处，并会觉得孩子极具攻击性；而如果这个婴儿和母亲一样，个性敏感且内向，那么，母亲可能就会感到很轻松，认为这个婴儿很好照顾，容易安置。因此，从婴儿期开始，母婴之间已经开始了由人格特征导致的某种人际互动。

但是，这里的问题在于，在成人与孩子的互动过程中，互动的结果往往取决于成人，而非婴儿。研究人员发现，即使对那些最难对付、情绪最反复无常的婴儿而言，只要父母能给予他们充分的回应和关注，这些孩子也会很好地适应。有些人甚至不承认，在刚出生几周时，存在所谓的"困难儿童"，认为这很大程度上，只是父母的主观感觉（Wolke and St. James-Robert 1987），在他们看来，在 1 岁之后，婴儿才会建立自己的反应方式。那些"困难儿童"之所以会难以对付，其实是他们对父母无法满足自己感情需要的一种反应（Egeland and Sroufe 1981）。事实上，无论上述哪种观点都承认这一点，即使婴儿天生属于难以对付的气质类型，他们将来也未必发展成为问题儿童（Belsky et al. 1998），同样，即使那些生来就属于敏感型气质的婴儿，如果父母不能满足他们的特有需要，那么，这些孩子将来的发展也非常有可能出现问题。

另一方面，从孩子的角度来看，的确存在"困难"父母。这些父母一般可分为两种类型：忽视型和干扰型。那些对孩子极度忽视的父母，往往属于抑郁型母亲，这类母亲会觉得，对自己孩子的需要进行回应是一件非常艰难的事情，她们通常感情冷漠，行为孤僻，除非要给孩子喂食或者洗澡，否则，她们是不愿与自己的孩子做眼神交流，或者抱起孩子。在这种照料方式下，她们的孩子自身也会发展出一种压抑的方式来与他人交往（Field et al. 1988）。这些孩子更少表现出积极的情感（他们的左脑也更不活跃）。在蹒跚学步阶段，这类孩子在认知任务上的表现更差，他们也通常属于非安全型依恋的个体。在之后的儿童期，这些孩子的情绪问题通常还会持续存在（Murray 1992；Cooper and Murray 1998；Dawson et al. 1992）。

与忽视型母亲相对应的，则是干扰型母亲，她们会对孩子表现出过多的干扰行为。这类母亲也同样属于抑郁，但是，她们更容易发怒，即便只是在暗地里发怒。这种母亲往往会直接表达自己的情绪，在某种程度上，她们会憎恨婴儿的需求，并会对孩子怀有敌意。她会通过猛地抱起孩子，或者手臂僵硬地抱着孩子，来表达自己对孩子的这种反感。在与孩子的交流中，这些母亲通常表现得非常主动，不过，她们却对孩子的需求毫不敏感，这种母亲通常会粗暴地干扰和打断孩子的积极主动性，也不能理解孩子所传达的信息。虐待型母亲就是这类母亲的极端表现（Lyons-Ruth et al. 1991），她们的孩子也通常会在发展上出现问题，并且基本属于非安全型依恋，如情感回避型或紊乱型。

不过，值得庆幸的是，出于本能，大部分父母都能对婴儿表现出足够的关注和敏感，从而确保孩子情感方面的安全感。但是，对于孩子来说，最为重要的是母亲或照料者在情感方面给予他们的支持和回应程度（Emde 1988），即能否注意到孩子所传达的信号，并调整孩子的情绪状态；对于孩子而言，除了用最初级的方式（比如，饿的时候就吮吸手指，看到讨厌的刺激时，就转过头去）进行自我调节之外，就没有其他途径帮助自己摆脱这种状态了。

早期的调控

在今天这个时代，我们已经很少听到有人高声宣扬，母亲的责任是多么伟大。因为对于当今的女性而言，她们往往要面临双重的压力。一方面，为了争取在职场上与男子的同等地位，她们需要竭尽全力进行拼搏；另一方面，她们又不愿为了事业或赚钱，而把小婴儿托给别人照管，这样会使她们产生负罪感。当我讲课时，经常有学生提出这样的问题：那些不够称职的母亲，是否应该遭到批评？那些日日奔波于事业和家庭之间的母亲，由于内心对孩子的歉疚，以及自身的焦虑，经常会对这一领域的研究者爆发出浓厚的敌意，正如伦敦大学的 Jay Belsky 所经历的。Jay 曾在这一领域开拓性地进行了一些非常重要的研究，用来证明不管是在家庭还是托儿所中，不称职的照料模式会对小婴儿产生的负面影响。

当然，单纯批评家长确实徒劳无益，纯粹的谴责不会培养出他们积极回应孩子的能力。不过，对家长的积极支持可能会减少他们的防御行为，这种防御行为会伤害他们的孩子，从而造成不安全感以及情绪失控在代际间的恶性循环。

从更广泛的社会水平来看，我认为，工作和家庭、公众与私人的分离，是导致抚育婴儿过程中许多困难的真正来源，这种分离会造成把照料者独自隔离在家中，与社会相脱节的状况，她们没有强大的成人支持网络，生活也变得单调乏味。这种状况本身，同样可以应用于待在家中照顾孩子的父亲身上，会让他们产生出沮丧和愤恨的情绪，这种情绪会对婴儿的发展产生负面影响。调查显示，工作和婴儿，当让父母进行选择时，他们会两者都要，然而，在现实中，他们却要面临在两者当中选其一的抉择。过去的研究很自然地聚焦于母亲，事实上，绝大多数全职母亲工作时间更少（Hawkin et al. 2008；Newell 1992）。通过对美国国家儿童保健和人类发育研究所数据库（NICHD）中有关儿童早期照料的大量数据的分析，研究者有了新发现：

那些在外兼职的婴幼儿母亲，与全职妈妈相比，她们的健康状况更好，更不可能抑郁，更少在工作和生活平衡中发生冲突，这些母亲对孩子也更加敏感（Buehler and O'Brien 2011）。然而，无论父母是迫于现实的无奈选择还是主动为之，在做决策时，她们都要能够准确地判断自己的选择将会对孩子产生何种影响。

就生理方面而言，在很大程度上，人类的婴儿仍然是母体的一部分。婴儿的生存主要依靠母亲的乳汁，乳汁可以给他们提供食物、调节他们的心率和血压、为他们提供免疫保护力。婴儿的肌肉活动以及成长荷尔蒙的分泌，都需要通过母亲的抚摸加以调节。母亲的身体可以给孩子带来温暖，母亲的抚摸和哺乳能够驱散孩子的压力荷尔蒙。母亲所提供的这些基本生理调节，可以使孩子保持活力。Rachel Cusk，一位作家，曾经记录下自己作为母亲的亲身感受，她是这样描述这些基本的调节过程：

> 可爱的女儿，在我的眼中，她是如此纯洁和珍贵，如此需要精心呵护。起初，我们之间的联系是通过她运行的肾脏，我要不断清理她的排泄物。每隔3小时，我喂她一次牛奶，这些牛奶在她体内的肠胃之间循环一通之后，又排泄出来，然后，我再收拾一通。每隔24小时，我就把她浸到水里，给她洗澡，给她换衣服。当她在室内待了一段时间之后，我就把她带到户外去；当她在户外待了一段时间之后，我再把她抱进房间；当她睡觉时，我把她放在床上；当她醒时，我又把她抱起来；当她哭闹时，我就在旁边哄她、逗她，直到她停止哭泣。气温变化时，我给她

添衣或减衣。我满怀疼爱地喂她喝水，唯恐喂得太多或是太少。照顾她，需要责任，就像在为气候或在为小草的生长负责（Cusk 2001:134）。

养育婴儿的麻烦之处，便在于他们需要这样的悉心照顾，并且在好几个月之内几乎不能间断。正如 Cusk 所说，抚养小婴儿的过程中，种种琐事"仿佛让我成为一个奴隶、一个仆人，日日被束缚在这些琐事之中，我几乎失去了行动的自由"。婴儿需要一位强烈认同他们的、与他们"同呼吸"的母亲，不管在生理上还是心理上，孩子都是母亲的延伸。如果当婴儿感觉不舒服时，母亲也感觉不舒服，她就会立刻想去做些什么来缓解婴儿的不适——这就是情感调控的本质。从理论上讲，任何人都可以做到这一点，尤其是在当今社会，我们有瓶装牛奶用来代替母乳。但是，母亲仍然是照顾孩子的最佳人选，因为在体内荷尔蒙的驱使下，她会产生对孩子感受的强烈认同感。

对婴儿的情感调控，也可以通过非言语的方式，对孩子的感受进行回应。对母亲而言，这些非言语的回应方式主要包括面部表情、声音语调以及抚摸行为。当孩子大声哭闹或烦躁不安时，母亲可以通过模仿孩子的感受，来安抚孩子，先以同样的喊叫来附和孩子，慢慢地，再把自己的嗓音降低，直至最终把孩子带入一种安静的状态；当婴儿过度紧张时，母亲可以抱紧孩子，轻轻地摇晃；当孩子情绪低落、无精打采时，母亲可以运用自己传神的微笑与孩子交流，从而让孩子重新快乐起来。总之，母亲可以通过各种非言语的方式，让孩子重新回到原先的预设水平，使孩子感觉舒适。

有些母亲因为自身在情绪体验方面比较迟钝，或者在情感调控中存在问题，因此无法在情感方面和孩子产生共鸣，从而往往导致孩子也在情绪调控方面产生同样的问题。对于这些婴儿来说，如果妈妈或爸爸没有首先在这方面做出行为表率，他们也无法学会如何有效地控制和调整自己的情绪。这些婴儿可能完全不知道，如何让自己的情绪保持平衡。甚至在他们长大之后，可能会认为自己不应该有什么真正的感情，因为在幼年的时候，父母似乎就对他们的情感无动于衷、漠然视之。事实上，婴儿对父母传达的这种内隐信息非常敏感，他们会主动地对父母的行为做出回应，而不是口头说说或心里想想父母做了什么。但是，如果父母确实能够很好地把握婴儿的情绪变化，并及时做出反应，让孩子的情绪回复到正常状态，那么，孩子的情绪就可以自由流动，并能被及时察觉。情绪可以上升到婴儿的意识层面，尤其是当母亲以一种可预期的模式对婴儿的情绪变化进行回应时，孩子的头脑中就会形成母亲的反应模式。婴儿可能会意识到，"我一哭，妈妈就会把我温柔地抱起来"，或是"当妈妈换下外套时，我就马上可以到外面呼吸新鲜空气了"。婴儿头脑中这些无意识获得的、非言语的心理模式和期望，曾被许多研究者以不同的形式加以表述。Daniel Stern（1985）把它们称作"被概化的互动表征"（RIGs, representation of interactions that have been generalised）。John Bowlby（1969）称它们为"内部工作模型"（internal working model）。Wilma Bucci（1997）称它们"情感图式"（emotional schemas）。Robert Clyman（1991）称其为"程序记忆"（procedural memory）。不管研究者用何种名称和理论来描述婴儿的这种心理表现，有一点是得到了大家的普遍认同：在婴儿阶段，大脑已经能够形成对他人的预期，能够判断他人可能会怎么做，这种信息以一种无意识的形式，被印刻在大脑之中，并会在今后整个一生中起决定性作用。虽然在通常情况下，我们无法意识到自己对他人的这些行为假设，但是，这些假设确实存在，并且是建立在生命最初的婴儿时期。在所有的假设中，最为重要的一点是，在我们出现情绪困扰时，相信他人可以为我们提供情感上的支持；可以帮助我们认识和处理这些不良情绪；可以让我们感到舒适——换句话说，就是期望他人可以帮助我们进行情绪调控，让我们从不良情绪中走出来。那些在成长过程中没有产生这种期望的孩子，被依恋研究者称为非安全型依恋。

　　家长确实需要成为一名情感方面的教练。他们需要留在孩子身边，需要不断地调整自己，让自己与孩子的情绪状态相协调，但是，他们同样也需要帮助孩子的发展水平得以提高。要想成为一个发展良好的个体，孩子的基本反应需要进一步精细，这样才能发展出更为精确和复杂的情感。在父母的指引之下，孩子那种感觉糟糕的初级状态会进一步细化，发展成一系列各自不同的情绪，如生气、失望、愤怒、烦躁或痛苦。当然，必须在成人的帮助下，婴儿或蹒跚学步的孩子才能学会区分这些情绪。父母必须帮助孩子意识到自身的这些情感，通过自己的行为，给孩子树立起一面认识自我的镜子。譬如，模仿婴儿的腔调与孩子交谈，并采用强调、夸张的腔调和动作，从而让孩子意识到，"这不只是妈妈或爸爸在表达他们的情感，这是他们在模仿、展示我自己的情绪"（Gergely and Watson 1996）。这其实是一种心理反馈，这种反馈为我们提供了一条了解人类文化的途径，通过这条途径，我们可以诠释我们自己和对方的情感和思想(Fonagy 2003)。通过鉴别这些情绪，并对其进行清晰的归类，父母就可以把孩子带入一个更为精细、更为成熟的情感世界。在通常情况下，这种教育会在一种非常自然的状态下发生。

非安全型依恋和神经系统

但是，如果母亲在处理自身情绪方面存在问题的话，她就难以有效地帮助孩子的情感发展。如果母亲难以辨别自己的各种情绪，或者是过度关注自身的情绪，她就难以注意到孩子的情绪状态，无法采用某种方式来调节孩子的情绪，也无法对孩子的情绪进行辨别。良好的人际互动依赖于两个条件间的适度平衡，其一是能够把握自己的情绪状态，同时也要能够把握他人的情绪状态。

另外，良好的人际互动也有赖于当个体在同他人交往时，能够控制自己不快情绪的能力。或许，人际互动之中最大的困难之一，尤其是在亲子关系中，便是如何调节愤怒、敌对之类的负面情绪。如果父母没有学会怎么有效地处理这些不良情绪，那么，在抚育孩子的过程中，这些负面情绪就会在她身上难以遏制地发作：她可能会觉得内心非常痛苦，非常难受，以至于迫不及待地希望能够摆脱这些情绪。例如，在生活中，我们不时会看到这样的场面，母亲对着哭闹不止的小婴儿高声呵斥："闭嘴！别再烦我！"或者父母指着蹒跚学步的孩子大声嚷嚷："你这个小魔头！居然敢这样瞪着我！"于是，这些孩子便逐渐学会了隐藏自己的真实情绪——或者是为了否认这些情绪的存在，或者是为了避免让母亲难或生气。这样的母亲，显然没有能力帮助孩子调整或认识自己的情绪。实际上，为了帮助母亲调整情绪，保护母亲不受自己情绪的影响，孩子才不得不把自己的情绪隐藏起来。但是，孩子的不良情绪不会自动消失。依恋领域的研究者们发现，来自这些家庭的孩子，虽然外表显得平静而冷漠，但是，当进行生理指标测试时，发现他们的心率和自主唤起水平仍然会急速上升。因此，这些孩子的机体处于失调状态。面对自己的负面情绪，这些孩子已经习惯了没有人会帮助自己加以调整，所以他们也不会主动去寻求帮助，从而让自己从负面情绪中摆脱出来。他们会尽力压抑自己的这些负面情绪，或者企图把这些情绪彻底切断，但是，这些办法通常极少奏效。这就是所谓的回避型依恋模式。

还有一些孩子，他们的父母对孩子情感的反应反复无常，有时对孩子关心备至，有时却又对孩子置之不理。为了更多地赢得父母欢心，这些孩子便学会了对父母察言观色。他们通常不露声色，把自己内心的真实感受暂时隐藏起来，直到觉得自己有把握博取父母关注时，他们才会表露自己的真实情绪。他们也会意识到，在自己感觉糟糕时，父母不一定能够帮助他们摆脱这些消极情绪，但是，他们并不会因此而采取策略压抑自己的情感，而是喜欢采取一种夸张的方式表达自己的感受，他们会对自己的恐惧和需求过度地关注，以至于降低了自身的独立性。实际上，他们的这些表现可能正是其父母无意识中所想要的，因为这些父母往往通过"被他人需要"，来缓解自己的不安全感。他们正是利用自己难以预测的反应模式，来保证自己可以随时得到孩子的注意。否则的话，他们可能会被自身的情绪失调深深困扰，以至于通常无法注意到他人的感受。在这种父母行为模式下成长的孩子，通常属于抗拒型依恋，或者称作冲突型依恋。

　　与安全型依恋的儿童相比，回避型或抗拒型依恋的孩子通常自我意识较弱，因为他们缺少积极的社会生物反馈（social biofeedback）。他们的父母通常无法给孩子提供足够的信息，从而让孩子对自己的情感有足够的认识和了解，当然，这些孩子就无法非常自信地对他人或自己的心理进行洞察和诠释。由此造成的后果是，当感到难以确定对方的反应时，孩子可能会选择退缩、回避的行为模式，以此来尽力保护摇摆不定的自我意识（回避型依恋模式），或者，通过不时地接近他人，从而获取更多的反馈（抗拒型依恋模式，Fonagy 2003）。

　　近年来，研究者又发现了第三种依恋模式，称之为紊乱型依恋。这同个体将来的情绪障碍之间有着最为密切的联系。在这些家庭中，孩子经过奋力挣扎终于找到某种一致的防御方式。一个非常普遍的现象是，这些孩子的父母自身曾经遭遇过创伤性经历，如生活中非常亲近的人过世，或者某种形式的暴力，并且，他们最终没有能够有效地应对这些痛苦经历，从而在内心留下厚厚的阴影。作为这些创伤性经历的结果，这些父母的行为变得很异常。他或她会与现实"脱节"或者分离，无法成功地回应孩子的需求或其他信号。父母会对孩子做出突然的不可预测的、吓人的行为，或者对孩子唯命是从（Out et al. 2009）。因此，这些父母就难以胜任自身的最基本职责，他们无法给孩子提供保护，无法为孩子提供一个安全的港湾，让孩子去大胆地探索未知的世界。他们的孩子不仅缺少心理反馈，而且，在压力情境之下，这些孩子会感到恐惧和无所适从，因为他们不知道该如何调节自己的情绪。

事实上，所有这些父母的情绪失调反应，都会打乱孩子生理上的自然节律。通常而言，由某种强烈情绪所引起的生理唤起，会引发个体的某些行为反应，不过，一旦这些情感得到释放，有机体将逐渐平息反应，恢复到静止状态。这就是交感神经系统和副交感神经系统的正常循环状态。但是，如果生理唤起未被平息，个体的自然节律就可能遭到破坏。譬如，在回避型依恋模式中，个体身体的制动系统可能会被过度使用，从而抑制了个体的行动系统（let's go system）——或者，恰好相反，个体的退缩、抑制状态（副交感神经所控制），如悲伤或抑郁等情绪，也可能被交感神经的要求所压制，从而使个体产生前行的动力。这些现象被 Roz Carroll 称作"不完整的循环"（未发表），可以导致机体功能紊乱，如肌肉紧张，呼吸短促，免疫系统或荷尔蒙分泌发生紊乱。尤其是心血管系统，即使当情绪已经被抑制下来之后，仍然会保持亢奋状态（Gross and Levenson 1997）。因此，在这种情况之下，个体的内部系统将会出现运行紊乱，从而使得个体难以直接应对自己的情绪状态。

情绪的流动

交感神经系统和副交感神经系统仅仅是个体的内部系统之一，除此之外，人体还有许多系统，会根据其自身特有的节律和进程持续运转，如血压、睡眠、呼吸和排泄，都遵循着各自不同的节律运转，同时，这些系统之间还互相影响、互相提示，并且不断向大脑中枢输送着信息（Wiener 1989）。通过反馈循环圈（feedback loop）的形式，这些内部的抑制与兴奋活动来回波动，进行着自我管理，因此，这些系统之间的影响是双向的，通过持续不断地相互调整，达到协调运行的效果。系统内部的细胞和器官不仅进行着自我管理，还会进行相互之间的调整和控制；它们不仅各自具有不同功能，同时又都是整个系统的组成部分。这种情况，恰好类似人类个体与社会系统的关系。一方面，我们要学会自我调控，但同时，我们也要依靠他人来调控我们的身心状态，只有这样，我们才能够适应置身其中的庞大社会系统。

系统之所以可以这样正常运转，是因为信息会在所有的系统之间自由流动，不仅包括个体内部的各个系统，也包括个体外部与他人之间形成的系统，只有这样，个体才能够适应周围环境。在个体的一生中，那些非常亲密的关系之所以让人心情舒畅，正是由于感情信息的这种快速交流，蒂凡妮·费尔德称之为人际间的身心调和（Field 1985）。这种洞悉他人情绪状态的能力，可以使个体根据对方的需要，迅速地进行自我调整。有许多正式的（或紊乱的）人际关系，由于缺乏这种捕捉他人情绪的敏感性，于是，交往过程中的调整便显得非常吃力和不自然。不过，个体也可能根据自身的内部状态，进行或多或少的状态调整。在人体的脑部和其他系统之中，当信息无法在由神经点和化学物质构成的通道内自由流动时，个体便可能在情绪和生理上出现病变。我们需要根据身体所提供的情绪信息，来判断如何采取最佳行动。

那些非安全型依恋的个体，通常难以容忍自己的情绪，因此，也就无法对这些情绪进行分析和思考。他们用来调整自己感受的情绪习惯，通常是简单粗暴。那些回避型依恋的孩子，通常在某种强烈的情绪被唤起时，自动关闭他们的情绪闸门，这样的话，他们就可以避免面对这些令他们手足无措的情绪。那些抗拒型依恋的孩子，则往往敢于无所顾忌地直接表达自己强烈的情绪，全然不管他人的感受（有很多情绪方面经受过创伤的孩子，介于这两种情况之间）。不管属于哪一种情况，个体都无法获得关于自己内部状态，以及他人内部的情绪信息，没有这些情绪信息，个体就更加难以决策如何进行下一步行动。因此，他们协调自身（生物的）需要同所处环境（社会的）需要的能力，以及同他人进行有效情绪交流的能力，确实受到了很大限制。

这些情绪习惯形成于婴儿期，是新生婴儿在与其照料者（通常是父母）的交互作用中形成的，在婴儿 1 岁时，这些情绪习惯已经可以清晰地测出来。然而，父母也是社会系统的一部分，在父母自身不良情绪调控的形成中，社会力量也扮演了一定的角色。如 19 世纪那样，当一个社会主要关注于自身的物质生产时，整个社会严格的行为控制，以及对人性情感的忽视，可能会塑造出这样一批婴儿，他们在人格上具有高度自控的特点。弗洛伊德的精神分析理论可能是打破这种趋势泛滥的一种尝试，虽然他的理论仍然强调自我控制的重要性。换句话说，当经济发展需要更多的积极消费群体时，整个社会对婴儿的社会化过程也会变得更为宽松，父母对孩子的限制和要求也会相应减少。但是，这些社会变迁无法完全步调一致，因此，不管在何种时代，在对孩子的社会化过程中，都会存在不同的潮流和作风。

作为信号的情绪

但是，情绪调控并不是对情绪加以控制，也不是对情绪放任不管，而是把情绪看作一种信号，根据这种信号来提醒个体做出某些行为，尤其是用来帮助维持所需要的人际关系。当母亲离开房间时，孩子的焦虑反应是有用的，因此这种焦虑能够促使母亲和孩子待在一起，从而提高孩子的生存概率。快乐、幸福时刻所展现的情绪，也具有相同的信号作用。愤怒则传递着这样一种信息，某些地方出了严重的问题，迫切需要引起注意。当人们关注这些信号时，更加容易根据他人以及自身的需要，对行为加以调整。这些情绪信号，正如人体更为简单的内在生理信号（渴、饥饿或疲劳）一样，会促进机体进行行为调整，以便保持最佳状态。通过满足需要来回应婴儿饥饿信号的父母，他们的孩子长大后能更好地控制自己的饮食，身材也会更苗条（Dis Santis 2011；Daniels et al. 2013）。相比之下，那些被迫学会忽视自身饥饿信号的婴儿长大更倾向于暴饮暴食或过分节食。

相类似地，那些能够意识到自己情绪状态的个体，通常更能建设性地利用好自己的情绪。忽视自己的愤怒并无益处，因为愤怒能帮助个体捍卫自己的社会地位帮助个体挑战那些伤害自己的东西。然而，如果你光顾发泄自己的怒火，不理会这种愤怒对他人的影响，或是没有注意到他人发出的信号，或是没有尽力调控好自己的情绪，那么，你所处的社会系统便会出现不协调，反社会行为也因此而爆发。另外，对情绪的态度也至关重要。如果情绪被视作危险的敌人，那么，便只能通过社会压力和恐惧来管理情绪。或者换一个角度，如果每一次情绪冲动都被认为必须得到满足，那么，与他人的交往也就变成仅仅为了满足个人需要的一种手段。但是，如果情绪得到了充分的尊重，被看作了解自身，以及他人内部状态的重要向导，那么，就会产生截然不同的观点——他人的情绪状态很重要，我们应该努力对其进行回应。在对待愤怒和攻击情绪上，存在着迥然不同的假设，有人认为，这些情绪能够被他人觉察和回应，因此，应该对其进行适度的管理和抑制，这些情绪可以用来维持必要的人际关系。安全型依恋的个体通常持这种观点，在他人对自己情绪的觉察和回应方面，他们保持着足够信心，这可以促使他们进行内部控制。这种对他人的信心，有助于他们冷静下来进行思考，而不是在一时冲动之下鲁莽行事。但是，如果个体缺乏对他人的这种信心，认为愤怒和攻击情绪是一种禁忌，那么，个体就会处于高度唤起状态，无法缓解自己的这些紧张情绪，最终，只能被迫依靠对他人的恐惧，来抑制自己的情绪唤起。这是一种危险的策略，往往会以失败告终，或者导致个体出现行为失调，或者导致个体的人际关系破裂。

作为社会生物，我们不仅需要监控他人，也需要监控我们自身的情绪状态，以此来保持我们赖以为生的人际关系。从出生伊始，婴儿就出现了这种行为——注意他人的面部表情和声音语调，对他人高度警觉和敏感。如果对母婴相处的情景进行观察，就会发现，他们之间存在着微妙的肢体互动，轮流沉默或出声。之后，当婴儿能够蹒跚走路之时，仍会不时从父母的面部表情中寻找线索，以此来发展自己的独立性，判断下一步的行动：可以抚摸那只刚刚进门的小狗吗？可以对这个陌生人微笑吗？这种在母婴依恋基础上建立的行为模式，将会成为孩子日后的行为准则，以及社会学习的来源。

在很大程度上，情感生活其实就是自我和他人之间的一种互动协调，通过体察他人的内心，进而预测他人的言行。当我们密切关注他人时，我们大脑中相同部位的神经细胞也会被激活：当看到别人欢欣雀跃时，婴儿左侧大脑的前部就会被激活；当看到别人伤心痛苦时，婴儿右侧大脑的前部就会被激活（Davidson and Fox1992）。这就使我们能够在一定程度上，与他人相互分享一些彼此的感受，在情感上与他人产生共鸣。在这种情况下，一种持续的互相影响就会不停地在人群中交相传播。一名投身于婴儿领域的研究者及精神治疗师 Beatrice Beebe，把这一过程形容为"我改变你，在你展露自我时，你改变我，当我袒露心扉时。"（Beebe 2002）。在下一章，我将介绍人类大脑是如何经受这些影响的。

3

构建一个大脑

连续交互作用中的结构显现。

Susan Oyama

基本的大脑

这是一个阳光明媚的春天的上午，吃过早饭之后，我的猫非常惬意地伸展着身子，懒洋洋地躺在一张石头椅子上晒太阳。这是一幅简单的生活画面，在这一刻，充满了生命的体验，处处洋溢着由阳光、空气以及酒足饭饱所带来的感官的愉悦。但是，假设此时有一只大狗从此处经过，这只猫就会保卫它现在拥有的一切，跳下石头椅子，躲在一旁伺机行动，或者，如果被狗逼到了死角，这只猫将会嘶嘶作声，发出咆哮，皮毛竖起，摆出一副战斗的架势，企图把狗吓跑。同样地，如果阵阵饥饿的袭击提醒它体内需要能量供应时，它将会通过追捕老鼠或野鼠，来确保身体机能的正常运转。猫可以没有自我意识，没有言语交流，但是，它具备一定的基本感觉和反应，足以激发它的行为，并确保它的生存。

婴儿的情况便类似于猫。人类和其他哺乳动物一样，都有一个确保生存的处于中心地位的大脑。对婴儿而言，其只是在相应的部位具备了各种系统的基本结构：一个功能正常的神经系统，确保其进行呼吸；一个视觉系统，能让婴儿搜寻周围的移动物体，识别靠近自己的不同面孔；一个位于脑干的中心意识区，用以对各种感觉经验进行反应，并从生存的角度对其进行危险性评估。婴儿也具备一些基本的反射，如抓住母亲的乳房，并吮吸乳汁以获取营养，悲伤或生气时用哭泣来引起母亲的注意，以及受到威胁时所表现出的僵硬的防御行为。正如Jaak Panksepp（1998）所指出的："那些在动物身上所识别出来的情绪系统，恰恰与人类的基本情绪系统相对应。"但是，能够把婴儿与其他哺乳动物幼崽区分开来的，正是婴儿对人际互动所表现出的敏感和回应。人类是社会化程度最高的动物。

　　最近对大脑镜像神经元的发现清楚地表明，我们在生命开始阶段就已经同其他人联系在一起（Iacoboni 2009；Kohler et al. 2002）。即使是很小的孩子也有足够能力去理解他人的行为或者去感受他们的情感。在更高级的大脑充分发育之前，婴儿的大脑已经能够使用运动前区皮质（premotor cortex）、前扣带回皮层（anterior cingulate cortex）和脑岛（insula），对其他人的行为产生共鸣。这些区域的镜像神经元在看到（或者听到）其他人的反应时会自动运作。例如，看到在剧烈疼痛中的某人可能使我们恐惧，或者听到人们开心的笑声会使我们心情愉快。婴儿会在出生之初就密切关注他人的面部表情和身体语言，甚至模仿父母面部的肌肉动作，这些都不是偶然和巧合。这些观察为婴儿提供了情绪在社会交往过程中的感性体验，同时也有助于婴儿去理解他人的意图（Iacoboni et al. 2005）。

人类刚出生时，大脑的基本结构可以确保机体的正常运转。从进化的角度看，那些所谓最古老的构造，如脑干和感觉运动皮层，是新生儿大脑中新陈代谢最活跃的部分。对新生儿来说，首先发展的是身体系统的内部调控；然后则是对外界环境的适应，这一功能在很大程度上由婴儿随后发展的情绪反应来控制。那些活泼的婴儿会主动寻找与他人的互动，当遭遇拒绝和挫折时，会厌恶地离开对方，在感觉到冒险时，会停止行动，因此，婴儿已经具备了初级的情绪反应和自我调控。情绪是人类第一个，也是最重要的行动导向：是个体趋向或回避某个事物的基本判断准则。

远离危险应该说是最基本的生存反应，因此，那些由杏仁核（amygdala）控制的恐惧和自我防御系统，成为情绪大脑中最早成熟的部分之一，也就显得不足为奇了。虽然杏仁核的基本结构在出生时就已经形成，之后还在不断发育——从出生到4岁这一阶段最为迅速（Tottenham 2011）。即使杏仁核在很多情绪体验中都很活跃，它最基本的功能是作为情绪的雷达，一种在人类生存系统中最重要部分的社会监察工具。这种雷达扫描的是人们的身体语言，尤其会从人们的眼睛中得到线索，它探测着情感信号，特别是那些危险信号，然后自动应对。正如Joseph LeDoux，一位研究杏仁核的专家所描述的那样，当在小路上看到一根貌似蛇形的树枝时，你会惊恐地跳起，或者呆立不动——你会先行动，然后再思考（LeDoux 1998）。但是，虽然这些类似的反应兴奋度高，并且是自动化的，LeDoux 仍然认为，它们也还是可以通过学习和记忆而获得。在适应周围环境的过程中，我们会注意到，并在无意识中记住那些早年时曾引起我们恐惧的某种经验，这些经验通常会成为个体产生恐惧感的永久的、无意识的、基本的反应线索。如果在婴儿时期，你曾经遭遇过一个尖嗓门儿的照料者，并与她之间有着一段不快的经历，那么，在以后的生命历程中，你可能会回避那些嗓音尖厉的人，但是却不知道原因。这些潜在的情绪系统，决定了机体的整体状态以及我们对情境所赋予的意义：靠近或躲避，生存或死亡。

但是，Jonathan Turner 指出，诸如恐惧、愤怒之类的情绪，都太消极了，无法成为个体社交活动的基础（Turner 2000）。这些情绪在猫的身上倒比较适用，因为猫的社会活动基本上仅限于捍卫自己的领地，它们并不会组成一个团队，大家相互协作进行活动。但是，对于人类而言，在社会活动中的确需要对他人情绪的某种敏感和回应，而这是其他动物基本上不需要的。另外，为了个体之间的和谐相处，除了愤怒和恐惧之外，人类还需要许多其他的情绪。

Turner 认为，正是由于上述原因，人类的恐惧和愤怒情绪又被进一步细化，发展出更为复杂的情绪反应，如悲伤、羞耻和内疚等，所有这些情绪，都有助于个体按照社会目标，对自己的行为加以控制。同时，满足这种基本的情绪，又被放大为一些更为强烈的情绪，如喜爱、愉悦和幸福等，这些情绪有助于把人们聚拢在一起。在人际互动中，伴随着这些情绪一层层地不断细化，它们也会在人类大脑本身的生理结构中表现出来。自从 Paul MacLean 在 1970 年提出，存在一个三位一体的大脑之后，人们已经基本上认识到，大脑结构是进化的产物，在进化的最初阶段，人类大脑与爬行动物的基本相同，在此基础上，又发展出哺乳动物的情绪大脑，最后，才发展出人类的新大脑皮层。Reg Morrison 曾形象地指出，人类大脑就如同"一个老农舍，里面堆满了各种拼凑而成的零碎物件，以及其他用具，在这些物品之下，又掩藏着许多物品，在掩藏物的中心位置，则堆放着远古时代的两栖—爬行时期的农具舍"（Morrison 1999）。位于人脑底部的"农具舍"，则主管着生命的最基本功能，在"农具舍"之上，则是其后发展出来的情绪反应系统。在情绪反应系统的上部和周围，是前额叶皮质和沟回状的结构，这些部位被看作情绪大脑的思维区域，在这里，个体的情绪体验得以整理，并会思考可能存在的行为选择。

社会大脑

Turner 指出，人类的理性和语言能力由其"情绪化的能力"演变而来（Turner 2000：60）。随着情绪大脑的发展，个体的情绪也会变得更为复杂和精细，在人际互动中，可供个体选择和替换的情绪也不断增加。这就需要个体有能力去思考和反思不同的情绪，前额叶皮质（位于接近情感和生存区域的皮质下部分）因此得以扩张。皮质的前额叶部分在人类大脑中具有一项独特的功能。面对来自我们赖以生存的复杂世界中的大量感觉和行为信息，人们需要一种方式去优先执行某些信息，以便我们及时做出应对决策。前额叶皮质正好能在这方面帮助我们。前额页皮质能管理我们的生活，因为它很好地连接了皮质下的情绪系统，同时将我们从外部世界获取的感觉信息收集到一起；它还连接着大脑的所有行动和化学反应。因此,·前额叶皮质的地位就如同人体所有组织活动的"窃听器(eavesdrop)"(Damasio 1994),协调着我们来自身体内部和外部的所有信息。

在婴儿刚出生的几个月内,前扣带回逐渐成熟,这是人类产生情绪觉察的第一步。在前扣带回周围,围绕着情绪的核心器官,杏仁核(amygdala)和下丘脑(hippocampus)(见图1)。有趣的是,这一结构最优先处理婴儿对于他人的内部情绪反应。它记录了哪种关系会带来痛苦(例如,拒绝、分离或冲突),哪种关系会带来更为积极的情感(父母的抚慰和支持)。从这时候开始,婴儿开始形成人际期待。在几个月大时,婴儿的前扣带回区域已经能够开始"探查错误"——当以往错误或不会引发强化的情境出现时,对婴儿发起警示。随着婴儿的成长,前扣带回区域进一步成熟,能够精于处理大量的竞争性或冲突性的信息,形成一套专门的成本—收益分析,能够鉴别哪种行为的收益最好,从而对行为进行相应调整。随后,他们可以凭借这一能力来改变行为,从而帮助他们控制冲动,形成自控能力(Rothbart et al. 2000;Posner et al. 2007;Rushworth and Behrens 2008)。

随着前额叶皮层中眶额叶区域(眼睛后部,连接杏仁核以及扣带回部位,见图1)的快速发展,前扣带回控制的上述能力进一步得到增强。在人一生的经历中,眶额叶区域扮演着重要的角色,在个体的情绪生活中,这一部位起着关键的作用。通过研究当大脑这一区域遭到破坏时,个体所出现的反应,神经系统科学家已经拼制出这一区域的功能图。如果个体的眶额叶区域遭到破坏,个体的社交活动也将出现问题。那些由于脑部损伤，而伤及眶额叶区的病人，在与人的交往中，将不具有足够的敏感性，他们会忘掉以前用来作为行为判断的社会与情绪线索——甚至会变得具有反社会倾向。如果他们的眶额叶区域不能统合来自外部环境和体内的信号，将很容易出现分裂行为。因此，眶额叶区域、前额叶皮质的其他区域以及前扣带回这三个部位，可能是人体大脑中与 Daniel Goleman 所提出的"情绪智力"（Goleman 1996）关系最为密切的区域。

移情的能力，即在某种程度上，用心地去体验他人的感受，并能够推测他人的心理状况，需要一个发育完善的眶额叶区。移情能力尤其和人的右脑之间存在着一定联系，右脑是专

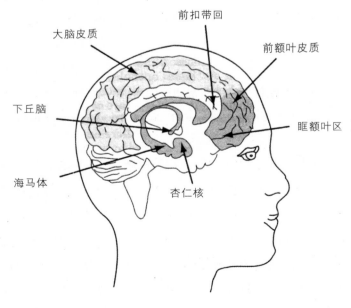

图1　人类的大脑

门用来把握个体对事物的基本感受、整体感觉，尤其用来掌控个体的视觉、空间、情绪反应。事实上，在 Allan Schore 看来，眶额叶区域主管着整个右脑，在整个婴儿阶段，右脑占据着统治地位（Schore 2003）。右脑区域的眶额叶部位面积也更大一些，这里可能是我们的情绪词汇、感受识别能力的加工所在地，当然，我们的一些审美体验，如食物的美味、抚摸时产生的快感，以及对美的认知，可能也是在此处进行加工（Rolls 1999）。在眶额叶区域，阿片类物质（opioids）的含量最高，这一区域与各种奖赏和愉悦感受，包括社会依恋，之间存在着非常密切的联系。日本的神经科学家 Yasuko Minegawa-Kawai 观察到在观看一部自己孩子微笑的视频时，母亲的眶额叶区被激活，他还发现，当看到母亲微笑视频时，婴儿的脑区也会出现类似反应（Minegawa-Kawai et al. 2009）。

但是，眶额叶皮层不但回应他人以及他人情绪线索，同时也管理着情绪行为。通过同杏仁核之间的连接，它可以从面部表情和声调中迅速获取情绪信息，不过它的角色是更为反射性的：它会考虑哪种情绪最合适、最可能带来回报（Rolls and Grabenhorst 2008）。紧接着，它（与前扣带回区域一起）对控制冲动行为和情绪反应起到作用。这种管理角色是通过这一区域与其皮质下部位的情绪系统间的强大神经连接（例如产生强烈情感的杏仁核）而得以实现。

作为某种控制中心，通过激活那些更为深思熟虑和复杂的动机，眶额叶区域可以阻止被 LeDoux 称作"快速和肮脏"的情绪反应。通过与更为初级的脑系统之间的连接，眶额叶区域可以抑制个体的愤怒反应，转移个体的恐惧感，并能基本上阻止那些来自皮质下区域的感受。

这种阻止或延缓即时冲动和欲望的能力，与移情能力一样，是我们意志力和自我控制的基础。但是，在应对情绪冲动中，眶额叶区域确实只发挥着附属的效用。在脑部深层区域被激活时，眶额叶区域只能起到微调的辅助作用，并不能依靠自身独立运作。在过去，由于 Don Tucker 所称的"皮质沙文主义"（Tucker 1992），眶额叶区域的作用曾被忽视，所谓"皮质沙文主义"，其实质是过分高估"高级"皮质层的作用，而忽略了在皮质层和皮质下部位之间起连接作用的眶额叶区域。

社会大脑是怎么发展的

我们并不是生来就具有这些社会能力，发现这一点也让我颇感意外。有些束手无策的父母，希想通过把孩子打一顿，来让孩子停止哭泣，或者让孩子吃完那些压榨胡萝卜汁，为此他们已和孩子较量了半个小时。但是，企图管教一个小婴儿，或者期望一个小婴儿能够控制自己行为的想法，都是不正确的，因为婴儿的大脑还不具备这些能力。婴儿是无法深入体会母亲的挫折感，为了让母亲高兴而主动吃完食物的。他的社会能力大多都是一种潜能，而不是一出生就表现在外的实际能力。在此，需要重点描写和强调的是眶额叶区域，这是人脑的一个重要区域，婴儿出生之后，便开始快速发展。这一区域从孩子出生之后开始发展，直到孩子两三岁时，才开始成熟。

当然，我们也不能理所当然地认为，只要耐心地等待，婴儿的眶额叶区域就会自然发展成熟，这根本不是一个自动化的发展过程。事实上，每个婴儿所发展起来的大脑，正是来源于婴儿本身所特有的人际交往经历。眶额叶皮质通过社会刺激连接起来：通过玩耍、抚摸和互动。在成人期，那些人际网络广阔，同别人来往更为频繁的人的眶额叶皮质体积更大（Powell et al. 2012）。正如研究人员所指出的，婴儿大脑的发育高度依赖于经验。这就意味着，大脑是通过经验建立起来的，或许，这是源自一个非常好的进化理由：只有这样，每个新生的个体才能够被自己赖以生存的环境所塑造。正是由于婴儿的高度依赖性，以及我们的大脑在此阶段的高度可塑性（也就是说，大脑很容易被改变），我们才能够学会去适应自己所处的任何文化和环境。我们现有的思维方式，其实是当我们处在婴儿阶段时，我们的大脑已经被生活群体中的年长的成员所社会化，这样一来，我们就能够适应自己所赖以生存的特定家庭和社会团体。

因此，首先发展起来的高级大脑能力是社会能力，它们是在社会经验的影响下发展起来的。对一个小婴儿来说，与其举着生字卡教孩子学单词，还不如简单地抱着孩子，逗孩子玩儿，这样也更适合婴儿的发展特点。

不幸的是，如果没有过和一个慈爱的成人一对一的愉快互动经验，婴儿的眶额叶区域就难以顺利发育。研究已经发现，当婴儿同照料者关系糟糕，特别当婴儿在情感或身体上曾被忽视或虐待时，个体的眶额叶在体积上会更小（Hanson et al. 2010; De Brite et al. 2013）。婴儿同照料者之间的紧张关系也使建立杏仁核和前额叶皮质之间的重要神经元通路变得更为困难。当这些连接变得脆弱时，前额叶皮质无法很好地控制杏仁核的恐惧反应，或者纠正不再合适的原先的恐惧条件反射，例如年幼时对狗或者红头发的人的恐惧。这可能会导致个体容易处于焦虑或者恐惧之中。事实上，杏仁核同前额叶皮质之间的糟糕连接与抑郁（Dannlowski et al. 2009）和焦虑之间存在着（Kim and Whalen 2009）显著相关。

时间的选择也可能至关重要。虽然对于人类而言，还没有发现一个有着精确时间限定的敏感期，但是，有证据表明，在社会大脑的发育过程中，存在着一个关键时期。在一项实验中，灵长类动物的研究者 Harry Harlow 发现，如果在出生的第一年中，把幼猴单独隔离出来，这只猴子会表现出明显的自闭症状，并会丧失与其他猴子正常交往的能力（Blum 2003）。最近，一项对罗马尼亚孤儿的研究显示，那些离开与自己关系亲近的成人的孩子，如果整天被放在自己的小床上，无人理会，他们将不会与他人建立亲密关系，在他们脑中的眶额叶部位，会出现一个实际上的黑洞（Chugani et al. 2001）。如果在眶额叶区域正常发育的时期（0 ~ 3 岁），婴儿被剥夺了社会关系，那么，这些丧失的社会能力几乎没有希望得到弥补，大脑的这一区域也基本上不可能得到完全恢复。即使在收养家庭生活几年之后，到了 9 岁，这些被剥夺了社会关系的孩子的前额叶皮质依旧活跃度更低，在眶额叶皮质和杏仁核之间存在着异常的通路（Eluvathingal et al. 2006；Chugani et al. 2001）。但是，婴儿不能依靠自身来发展眶额叶区域。这一区域的发展，有赖于婴儿生活中与他人之间建立的互动关系，以及在关键期是否有同他人之间开展互动。我们无法想象，一个在与世隔绝的环境下生存的婴儿，如何才能使自己发展成为一个社会人。曾经有个叫 Genie 的小女孩，在她 13 岁之前的绝大部分时间里，都被父母独自关在一个房间，从她身上可以看出，要从幼年时期造成的发展创伤中恢复过来，是多么的困难。几乎从刚出生开始，Genie 就很自然地遭到忽视。她曾经有一个年长一些的姐姐，出生不久就被放入车库，这样一来父母就不必去忍受她的哭闹，由于寒冷和无人照顾，这个女婴在两个月大时夭折。从 20 个月大开始，Genie 就被单独关在一个屋后的卧室里，绑在一个带便壶的椅子上。她不能自由活动，也不能看到窗外的景色。当她喊出自己的需求时，父亲会上楼来，用一根木棍打她。直到她 13 岁时，这种难以置信的剥夺才结束。当被救助人员解救时，她大小便失禁，反应迟缓，不能讲话，动作技能相当于两岁的孩子，不认识物体，由于过度的恐惧，她压抑了自己所有情绪的自我表达。当她感到生气的时候，她会打自己、抓自己的脸、捶自己的鼻子和小便。根据记载，在接下来的日子里，直至将近 30 岁时死去，虽然她一直渴望友爱，但却无法同他人保持长久的关系（Rymer 1994）。

在某种意义上说，婴儿也必须参与人类文化之中。这个过程的第一步，便是通过非常愉悦的社会交往活动，从而使婴儿喜欢上与人互动。在我对母婴的工作实践中，这已经变成一个基准——如果在与婴儿的关系中找到了乐趣，那么，即使存在一些问题，也通常不必担心。当这种关系被愉快和谐的互动所主导时，在无意识中，母亲和婴儿其实正在构建婴儿的前额叶皮层，发展婴儿的自我调控和复杂的社会互动能力。绝大多数的家庭，也确实在以这种形式爱他们的孩子。但是，母婴之间是一个微妙的系统，会由于内部或外部资源的缺乏而轻易出现问题。无论过去或是现在，低社会经济地位的压力或者缺乏情感支持，会导致父母无法很好地抚慰孩子，无法给孩子足够的关注。幸运的是，在恰当的时间与恰当地帮助之下，母婴关系也通常能够恢复正常。

我曾治疗过的一位叫 Sarah 的母亲，她是一位事业有成的职业妇女，她是第一次做母亲，来找我时，她显得非常激动和焦虑。那时候她在哺乳孩子方面出现了很大困难，她生育孩子较晚，拼命地想让自己担当好母亲的角色，但是，她和孩子之间明显存在着一种紧张情绪。她的孩子表情呆滞而无神，在母亲走近时，会把脸转开。Sarah 对这个小婴儿非常恼火，她自己承认，当她上楼经过一个窗口时，曾产生过把孩子扔出去的冲动。然而，在几个星期之后，这种情况就有了很大改善，母亲学会了按照孩子的意愿，并让孩子表达出自己的需求。很快地，Sarah 开始变得放松起来，她的孩子也开始放松。不久以后，当见到 Sarah 和她的孩子时，这种积极的互动已经发展得很好，Sarah 的脸上焕发着爱的光泽，非常喜欢她的孩子，而她的孩子，也不时微笑着注视母亲。母女之间愉悦的关系已经被恢复。

快乐的首要来源是嗅觉、触觉和听觉。从一出生，婴儿就能够识别父母的声音，并且会更加喜欢自己父母的声音。对婴儿来说，被满怀慈爱地抱着，便是对发展最好的刺激，甚至比哺乳的效果还要好。圣母玛利亚怀抱婴儿的肖像，已经成为人类文化中的一个图标，这其实绝对不是出于偶然。躺在母亲或父亲安全温暖的怀抱里，婴儿的肌肉可以放松，呼吸可以加深，另外，父母温柔地轻拍和轻轻地摇晃，可以驱除婴儿的紧张。研究者发现，婴儿和母亲的心率是同步的，如果母亲的情绪处于放松和稳定的状态，婴儿也会如此。通过触摸和安抚，母亲的自主神经系统可以有效地和婴儿的神经系统进行交流。当我们的身体被拥抱时，我们知道有其他人在支持着自己。在Ashley Montague 的电影 *Touching* 中，有一个场面，形象地传达了触摸的效果：在精神病院中，有一个烦躁不安、情绪癫狂的病人，在同一个精神病医师见面时，当精神病医师伸出手来，握住精神病人的手，以此传达他对对方的关注时，这位精神病人似乎突然安静下来，把更多的注意力集中到精神病医师的脸上，并同他交流起来。这种由接触而带来的深层次满足，依然是成年人生活中的一部分，如当某人痛失亲人时，我们会给对方一个拥抱以示安慰，伴侣之间通过性接触进行沟通，以及人们通过按摩，来释放日常生活中的压力。

微笑的力量

　　随着周围世界的轮廓愈发明显，视觉在社会关系中的作用也日益重要。现在，目光交流已经成为人们了解他人感受和意图的主要信息来源：情绪是可以从面部读出来的。这种对面部表情的依赖，可以追溯到远古的非洲大草原时期，在捕捉猎物时，为了不惊跑猎物，我们的祖先只能采取这种无声的方式进行交流。这种交流可以通过各种视觉方式得以实现，于是，人类便发展出了各种面部表情和体态语言，来传达各种信息。当然，对面部表情的注意是人类与生俱来的能力，即使在新生儿身上，也可以明显看到这一倾向。

　　到了蹒跚学步的年龄，婴儿就开始利用父母的面部表情，用来作为特定环境中自己行为的即时向导。从这扇门里爬出去，会安全吗？爸爸喜欢这个客人吗？这就是所谓的"社会参照"，在一定距离之外，婴儿通过这种目光交流，把母亲的面部表情作为信息的来源，从而判断哪些事情可以做，哪些事情不可以做；哪些情绪是需要的，哪些是不需要的（Feinman 1992）。

但是，在 Allan Schore 看来，除此之外，察言观色在人类的生活中还扮演着更为重要的角色。尤其在婴儿阶段，这些凝视和微笑确实有助于大脑发育。这一过程是如何实现的呢？Schore 认为，对于社会能力、情绪智力、大脑的生长而言，积极的注视便是最为重要的刺激物（图2）。

当孩子看到母亲（或父亲）的时候，他从母亲放大的瞳孔中

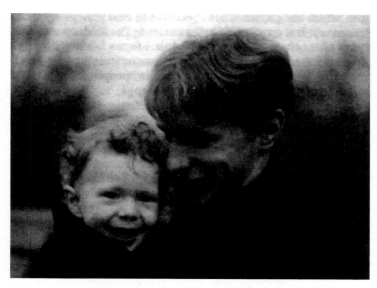

图2　在社会大脑的发育中，积极的注视是最为重要的刺激

可以读到这样的信息：她的交感神经处于激活状态，她正体验着某种快乐的情绪。作为回应，婴儿自身的神经系统也会被快乐所激发，心率也会上升。这些过程会激发一种生化反应。首先，一种令人愉快的神经肽——β-内啡肽被释放到循环系统中，特别是大脑的眶额叶区域。与β-内啡肽一样，通过调控体内的葡萄糖和胰岛素水平，自生的或自制的阿片类物质（opioids）也会促进神经细胞的生长（Schore 1994）。像天然的阿片类物质一样，它们也会让人感觉愉悦。同时，脑干中可以释放另外一种叫多巴胺的神经递质，并再次进入前额叶皮质，从而再次提高那里的葡萄糖含量，促进大脑额叶前部的新组织生长。多巴胺能使人精神焕发、情绪兴奋，因此，这种物质可能也会让人感觉愉悦，在对奖赏的期望过程中，也会涉及多巴胺。因此，通过这种带有技术含量的、迂回的路径，我们可以发现，家庭中充满爱意的神情注视，将会激发婴儿体内快乐生化物质的释放，从而在实际上促进婴儿社会大脑的生长和发育（Schore 1994）。

在出生的第一年内，婴儿大脑会迅速发育——在重量上是出生时的两倍还多。在出生的前两年，婴儿对母亲情绪的生化反应，可以激发其体内葡萄糖代谢水平的迅速增加，从而促进基因的表达。与人类其他方面的发展相类似，遗传表达在外显的过程中，也时常依赖于社会信息的输入。人脑的海马区、颞叶皮层、前额叶皮质层，以及眶额叶区域，在出生时都未发育成熟。但是，这些部位成功发育和基因外显的顺利实现，依赖于个体所拥有的积极经验数量。早期的大量积极经历，可以促使脑髓部位产生更多的神经连接，从而形成更加丰富的网状脑髓。刚出生时，个体已经具备了所有的神经细胞，因此，在细胞的数量上，我们不可能再进一步增加，但是，我们确实需要做的工作，是把这些细胞连接起来，让它们为我们服务。细胞之间的这种连接越多，大脑特定区域的功能就越强，运行得也越好。

尤其是在婴儿 6 ~ 12 个月时，在前额叶皮质部位，这些突触连接会急剧增加。当亲子之间的和谐关系达到顶峰，亲子依恋纽带已经正式建立时，突触连接的密度也达到了最高值。在婴儿刚刚能够蹒跚走路时，前额叶皮质中突触连接的爆发式增长达到顶点，这时，独立行走的新奇感，会让婴儿兴高采烈，让父母也感到自豪和喜悦。事实上，伴随着社会大脑的成长，此时的婴儿已经成为一个社会人。但是，婴儿要达到这一点，至少要花费大半年的时间。

在将近 1 岁的时候，婴儿时期的预备阶段基本走到了尾声。在某些方面，婴儿现在所达到的发展水平，是其他动物在母体的子宫中所达到的。但是，正是由于婴儿的这些发展是在子宫外进行，所以人类大脑的结构会受到更多的社会影响。脱离子宫之后，婴儿的这种强烈依赖性，会在照料者和婴儿之间建立起一种强而有力的社会纽带。在这一过程中所产生的生化物质，可以促使神经连接和大脑以一种前所未有的速度向前迅猛发展。当然，在个体的一生中，神经连接都在不断进行。几年之前，加拿大的研究人员对爱因斯坦的大脑标本进行研究，把爱因斯坦的大脑和其他男子的大脑进行比较，这些男子去世时的年龄和爱因斯坦相仿。结果发现，在顶骨区域，爱因斯坦的大脑比其他人宽 15%，顶骨区域与个体的数学推理、视觉—空间思维有关。由这个发现我们可以知道：大脑用得越多越发达。然而，如果你不用大脑，你就会失去它——活动的缺乏通常会使神经细胞萎缩，就像长期不用的肌肉那样。

小小导航器——大脑是一台"期待机器"

在 1 岁之内，小婴儿的大量时间会用在长心理"肌肉"上。细胞间的连接在快速形成，从而构成一张蕴含着各种可能性的密集网络，各种心理活动就将在这些原材料中形成。接下来，小婴儿就开始产生各种体验了，体验的任务就是"让每个细胞找到其最终的归宿"（Greenough and Black 1992），也就是说，在整个系统中，有些细胞将承担起相应的职责，有些细胞则会无所事事，这些派不上用场的细胞将会逐渐死去。这一过程就是所谓的"修剪"——大脑会保留那些有用的细胞，把那些无用的连接逐渐淘汰出局。只有把这些错乱交织、过多冗余的连接进行清理之后，大脑里面才会形成"模式"。那些频繁使用、反复出现的体验，会逐渐形成畅通的小径，而那些无人问津的连接，则会逐渐荒芜消失。大脑就此初具雏形了。

在修剪的过程中，大脑是通过一种无意识的形式记录下这些模式，当一组神经细胞被同时激活时，模式就自动形成了（单个的神经元是不会形成模式的）。在模式的形成过程中，一组神经细胞会聚集在一起，共同发起一项活动，他们相互之间会互相回应，同时还要对外界环境刺激进行回应，然后这些回应逐渐消退，整个过程仿佛是在大脑中开了一场吵吵闹闹的"鸡尾酒会"（Varela et al. 1996）。只有当脑内的某个区域开始新陈代谢时，这些神经细胞才能对个体的行为表现发挥实际效用（Chugani et al. 2001），这就意味着，在 6 ~ 18 个月时，婴儿的社会智力对自身的体验尤其敏感。一旦神经细胞形成模式，他们就能够被用来组织各种体验，个体与他人的互动过程也变得更容易预测。正如丹尼尔·西格尔（Daniel Siegel）所提出的，大脑是一台"期待机器（anticipation machine）"（Siegel 1999），这台机器是为了帮助我们领航前行而设计，既可提供对可能结果的预期，也可用来贮备环境的知识。

实际上，婴儿的大脑已逐渐开始对自己与他人的交往经验进行分类。通过无意识地注意那些经验的共同特征，或者那些反复发生的经验。例如，如果每天傍晚，婴儿的爸爸总会冲进家门，"砰"地推开她房间的门，然后迫不及待地抱起孩子，亲亲她的小鼻子，这个小婴儿就会勾画出一种期待：这些就是爸爸做的事情。再如果说，婴儿的妈妈在给她换尿布的时候，总是粗暴地把尿布扯出来，厌恶地皱起鼻子，嘴里还嘟嘟囔囔的，那么，这个小婴儿就会勾画出一种期待：换尿布是一种不开心的体验，或许，是她的排泄物造成了别人的不快。正是这些反复出现、典型的经验，在婴儿脑内进行了组织，产生出基本的感情分类，就如同对狗和桌子的分类一样，只不过对感情的分类是一种更高级的感觉形式。婴儿头脑中的内在图像将是一种原型的片断：别人的面部表情是什么样子，他们做出那些行为时我的身体有什么感觉。如果一个体验可能不会再次出现，那么，就不必去记它，因为这个体验并没有多大的预测效用。

一般而言，那些只出现一次的经验基本上不会留下什么痕迹，除非是一次高度创伤性的经历。但是，也有特例，那些引起个体高度唤起、过多情感反应的经历，会被大脑的杏仁核记录下来，杏仁核负责对危险情境做出即时反应。那些写满恐惧、愤怒表情的面孔，会被杏仁核记录在案，以后再出现时，个体将会对其进行自动反应，这些情境通常是突发的，需要个体进行非常快速的反应。在人际互动过程中，这些连接路径和内在图像可以为个体的行为提供实际指导。当被眼前发生事件的某些特征激发时，我们就会自动地运用这些路径和图像。它们并不是以言语的形式出现，因为并不需要这样做。它们仅仅是在我们无意识的情况下，为我们的行为和期望提供支持。事实上，在绝大多数情况下，我们似乎都在期望自己的期待成真，即使那些期待令人不快时，也是如此（Swann 1987）。

然而，人类已经发展出一条途径，当情况发生改变时，用来修正原有的内部图像。这条途径便是个体自我意识的有意选择，是由脑内前额叶皮层和前扣带回区域所掌管的功能。大脑的这些部分能帮助我们控制思想和情感，并及时地扩充情感，让个体在采取行动之前，能够对内心的情绪体验进行回味，并思考其他的可能对策。在前面提到的婴儿换尿布的例子中，由换尿布行为所激发的内在图像，以及厌恶、排斥的情绪，可能会在以后的很多情境（比如在医院灌肠治疗）中持续出现，因为这些情境激发了相同的神经元网络。为了保护个体的健康，当这些类似情境出现时，个体的前额叶皮质将会按下暂停键，进行冷静的思考——这些行为真的这么令人羞耻和厌恶吗？而不是不假思索地进行自动化反应。

图像的力量——婴儿心理活动的真正起步

婴儿在出生的第一年末起，眶额叶区域开始成熟，从整个婴儿蹒跚学步阶段一直到孩子 18 个月大，这时婴儿大脑开始能够储存图像。

眶额叶区域有专门的神经细胞用于面孔识别，同时，大脑的另一区域（颞叶）也开始成熟，颞叶负责面孔视觉侧面的加工和处理。起初，这些视觉信息就像闪光灯一样，闪烁不定，但是，随着与他人交往的情境反复出现，这些信息便成为长久的图像，并伴随着某种感情色彩，成为婴儿与他人互动的图像，这种图像会逐渐牢牢地印刻在婴儿的记忆中，不受时空的限制。在人类情感领域，这是一个重要的时刻，因为这是婴儿心理活动的真正起步—— 一个用于储存图像的内部心理图书馆，婴儿可以在这里寻找信息，当婴儿长大之后，这里也会变得日益复杂，并且装满了各种观念和联想。这些带有感情色彩的内部图像，可能与心理分析理论中的内部对象或内化母亲非常相近。

这种内部图像也能成为自我情感调控的重要资源。在以后的生活中，当出现类似的情感唤起情境时，在母亲不在场的情况下，个体可以利用这些图像来指导自己的行为。但是，在婴儿阶段，如果母亲没有采取有效的策略，来劝慰和缓解孩子右脑产生的紧张情绪，个体就无法建立相应的内化图像，他们在压力面前也就显得非常脆弱，从而很容易陷入情绪失控的痛苦深渊中。同时，这种在头脑中保留他人情绪图像以及表情，并能对其进行提取的能力，有助于个体构建一个复杂的有关人类意义的世界，而不仅仅是对当前事件的即时短暂反应。

消极面孔的负面效果

然而，婴儿对面孔的高度关注，也有其消极的一面。那些消极的面孔和行为也会被记下并储存起来。与积极的面孔一样，消极面孔也同样能激发个体的生化反应。母亲不耐烦的面孔能够激发婴儿的压力荷尔蒙，如皮质醇，这种荷尔蒙会阻止脑啡（endorphins）和多巴胺（dopamine）神经元的传输，因此也阻止了这些物质所产生的愉悦感受。这些消极面孔对成长中的儿童具有很强的负面效果。尤其对于那些处于小婴儿阶段或蹒跚学步期的孩子而言，这种负面效果尤其强烈，因为无论在生理上还是心理上，这些孩子都高度依赖父母来帮助他们进行自我调控。任何对这种调控造成威胁的事物，都会使儿童感到高度紧张，因为这会直接对他们的生存造成威胁。不管是照料者在情感上疏离孩子，还是在空间上孤立孩子，由此所产生的负面效果都基本相同。小孩子需要这样的母亲，既能在情感上值得依赖，又能相处融洽，能够有效地帮助孩子进行自我调控。在已有的文献中，大量研究支持了母婴隔离对孩子所带来的负面效果，据我分析，这些负面影响绝大多数是由于婴儿在情感方面的隔离以及无法自我调控。一项对托儿所儿童的研究显示，婴儿压力荷尔蒙（如皮质醇）分泌水平的增加，并不是由于母亲不在身边这种情况本身所引起，而是由于孩子缺乏一个能够关注自己状况的成人形象所引起。在托儿所中，如果有人可以担负起这方面职责时，婴儿的皮质醇分泌水平将不会升高。如果没有这样的成人存在时，孩子就会感受到压力和紧张（Dettle et al. 2000）。

但是，为了完成这一阶段大脑的发育任务，在学步时期，婴儿脑部确实需要一定水平的皮质醇（Schore 1994）。因为皮质醇分泌水平的上升，会促进从延髓到前额叶皮层之间去肾上腺素连接的加强。去肾上腺素的传递，通过增加眶额叶区域的血液流量，以及形成这一区域与副交感神经系统之间的连接（通过下丘脑），能够帮助孩子眶额叶区域的进一步成熟。对于成长中的孩子而言，副交感神经系统的作用非常重要，作为抑制系统，这一系统可以让孩子停下脚步，知道哪些行为是不允许的，哪些行为是危险的。当一个蹒跚走路的婴儿开始迈开步伐，探索自己的周围世界时，父母便会不断发出各种禁止命令，不时地喊："不！别这样做！"对于孩子来说，这些警告确实可以让他们清醒一些。他们开始意识到，世界并不是一片静谧和温馨，在每一个角落里，可能都潜伏着危险，在他们满怀喜悦地探索周围世界时，也会受到各种各样的限制。这时的孩子也会发现，以往那么可亲可爱的父母，曾经对自己的所有行动几乎都给予支持，总是想方设法让自己开心，可是现在，却变得如此让人难以接受。从父母冷冰冰的语调，以及布满消极情绪的面孔上，孩子读出了这些信息。就像是马语者对付他的马一样，父母通过自己冰冷的肩膀，来让孩子的行为不出闪失。通过主动地不支持孩子的行为，父母在向孩子传达这样一个信息，孩子的行为应该遵从团体的规范，否则的话，孩子就要被社会所孤立。对于高度社会化的动物人类而言，他们的群居感受要远胜于马，这的确是对他们的惩罚。

父母这些不赞成或拒绝的面孔，会使婴儿从交感神经的唤起状态，一下子转到副交感神经唤起状态，从而使婴儿产生了我们所体验到的羞耻感—— 一种血压突然降低、呼吸突然变得短促的状态。我曾经有过这种经历，现在还能非常清晰地回忆起当时的感受。那时我7岁左右，有一天，被叫到校长办公室去。那是一位让我非常尊重和爱戴的校长，在去他办公室的路上，我心里充满了憧憬，想象着要有什么好事。但是，当我走进去时，发现他板着面孔，而且我妈妈也在一边。天哪，大白天里妈妈居然出现在学校，到底发生了什么事儿？我突然想起，昨晚临睡前，自己向她抱怨了一些学校发生的事情，她肯定是向校长传达我的这些表现。当时我说，自己本来应该被选上参加学校的接力赛，但是，最后却落选了。我至今还记得，为了解释这一点小小的牢骚，自己被叫到校长面前时的震惊与羞愧。当时，我感觉自己浑身的血液都从身体里流出，当血又瞬间倒流的时候，我只觉得极其头晕和恶心。现在我知道了，当时所产生的身体感觉，是由于在羞耻感的激发下，自己眶额叶区和模糊神经（通过下丘脑）之间的连接被强烈唤起，从而导致我的正副交感系统发生了瞬间大逆转。

羞耻感是社会化过程的一个重要特征，但是，从羞耻感中恢复过来，也是同等重要。这样看来，给个体注射一剂皮质醇应该很有必要，但过量的注射则是极其无用，在接下来的一章里，我会介绍这些。正如父母的消极面部表情会激发孩子体内的皮质醇分泌一样，皮质醇的消除也需要父母面部表情的相应改变。如果父母不恢复以往的积极互动和调控，婴儿自身无法降低体内的皮质醇水平，只能停留在一种紧张的唤起状态之中。而此时，由可松体带来的好处——帮助眶额叶区域抑制情感唤起——也就可能不存在了。

语言自我——左右脑之间的融合

大脑初期情感发育的最后一个阶段，就是语言自我的发展。前面部分已经介绍，婴儿同他人之间的交流方式是如何逐步趋向复杂的：一开始是通过触摸，后来主要依靠视觉，到了两三岁时，孩子终于开始了和他人的语言交流。每一种新的交流模式，都是对以往交流模式的一种补充和添加，而不是替代，原有的交流方式并不会消失。通过在原有的基础上，儿童不断发展和完善新的交流方式，个体的发展才会日趋复杂。

一旦眶额叶区域形成，随着其控制情感能力的不断成长，这一区域的左右两侧开始结合在一起，因此对情感的表达与控制功能也就连接起来。在这个过程中，大脑的发育就从以往的右脑主导变为左脑主导。左脑有不同的运转模式，尤其擅长对序列化和语言的处理——一次只加工一个信息，不像右脑那样，可以依靠直觉，同时对大量个别特征和整体特征进行加工和把握。不过，当左脑占主导地位之后，整个大脑开始变得更加稳定，更不容易发生变化。就仿佛在右脑的已有发展基础上，左脑又创造了一种更为高级的管理模式。左脑控制着组织化自我（organized self），组织化自我成形于右脑的活动中，它会表达自我，并会把自我的感觉传递给他人。

前额叶皮质最后成熟的部分是背外侧前额叶皮层（dorsolateral prefrontal cortex）。

就在这个区域，我们对自己的思维和感受进行加工和反思。背外侧皮层是"工作记忆"的主要场所，通过把神经元模式的激活及时进行扩散，这一部位可以保存记忆和思维，并能对其进行比较。把事物保存在头脑中，是我们计划能力的一个重要方面，使得我们能够对以往经验进行评估，并做出决策。因此，背外侧皮层可以使个体依据当前经验，更加灵活和多变地对思维和行为进行修正。事实上，因为与皮质的前运动区域以及基底核（basal ganglia）的紧密连接，背外侧部分被认为可能对前额叶皮质如何控制行为至关重要。当然，那些背外侧皮层受到损伤的人，会在适应方面出现障碍，他们通常行为僵化、思想顽固守旧。

然而，背外侧皮层的能力主要基于通过篡改信息和改变注意方向来适应新的环境——而不是像眶额叶皮质那样，采取直接的方式来管理皮质下的情绪系统。这两个部位的功能是不相同的。

在左脑发育的基础上，到了两岁阶段，婴儿的语言能力开始迅速发展。不管是背外侧皮层，还是前扣带回，都在婴儿言语的产生和言语流利性中发挥着一定作用（在潘克塞普看来，如果前扣带回受到损伤，个体说话的欲望，或者说与他人进行情感交流的动机，就会丧失）。当大脑中的这些区域发育时，言语在人际交往中也开始变得重要起来。情感不仅可以通过身体接触和体态语言进行表达，也可以通过言语进行沟通。这种对情绪的有意识关注，开启了个体间更多的可能情绪反应。这时的个体，不再依靠由以往经验模板所产生的自动化习惯和期望，进行行为反应，而是有了自己的思维和策略空间。他们可以采取各种行为做事，可以运用各种思路解决问题。通过与他人进行讨论，他们经常可以找到更为精巧和复杂的方法来解决问题。

这时的父母，可以采取更为直接的方式向孩子灌输社会规则："我们不可以随便拿别人的东西"，或者"先把饭吃完，然后才给你酸奶喝"。

在此之前，婴儿在与人互动时，需要把这种交往体验记录到所谓的"期待图像"中，而现在，他们可以直接运用语言，与他人进行沟通，可以说这是一个飞跃式的进步。不过，早期那些非言语形式的图像，基本上是建立在他人通过脸部表情和体态语言进行反馈的基础上，这些信息仍然为婴儿的情感反应提供线索。但是，现在婴儿又掌握了一种新的反馈形式，那就是他人的语言反馈。这种反馈的质量很重要。如果母亲在照料孩子方面得心应手，她就能了解孩子现在的情绪状态，并能够用语言准确地表达出这种状态，这样的话，孩子就能够逐步建立一个关于情绪状态的词汇库，这个词汇库既可以准确地识别各种情绪状态，又可以把不同的情绪区分开来。例如，孩子可以知道，伤心和疲倦是两种不同的感受。但是，如果母亲没有用语言表达这些情绪，或者她们没有用语言准确地表达这些情绪，孩子就会出现相应的问题，他们或者难以用语言表达自己的感受，或者难以用语言与他人进行有效的情感沟通。并且，如果内心感受无法用语言表达出来，孩子就无法在一个意识性更强的语言层面上，管理自己的情绪唤起，例如，他们就不会在情绪低落时，采取自言自语的形式把内心的感受说出来。他们只会采取原先的非语言方式，来处理自己的不良情绪，因此，他们也就无法获得新的情绪反馈和反思方式。这就意味着，孩子有关自我的感觉将停留在一种相当混沌的状态中。

大脑中还有一个区域会对自我感觉产生巨大影响，这就是海马体（hippocampus），海马体在婴儿 2～3 岁阶段发育最为迅速。但是，其发育也受个体幼年所受照料状况的影响。在支持性的抚养模式下，海马体会发育得更好（Luby et al. 2012）。

正如大脑其他区域一样，海马体的影响会体现在几个领域。通过与杏仁核的连接，海马体可以管理压力。通过与前额叶皮质间的联系，海马体在记忆功能中也起着核心作用，虽然它起作用的方式同背外侧前额叶皮层有所不同。当工作记忆把当前体验暂时存储起来时，海马体会选择存储当前经验中更为重要的那些信息，直至这些信息进入长时记忆。海马体也汇集了大脑中不同来源的信息，并且整合成具体的情境，按照时间和位置将这些信息序列化。这就意味着，从这时开始，婴儿将能够记住系列的生活事件，会知道开始发生了什么事，后来又发生了什么事。在孩子的头脑中，开始有了以前、现在、然后这些时间顺序上的概念。这时的孩子，开始能够讲述发生在自己身上的一些事情，知道了过去和将来的概念——他们不再仅仅活在此时此刻中，还有了一个叙述中的自我。这时候，父母也开始和孩子谈论将要发生的事情："开心点，过一会儿我们就要去公园看小鸭子了。"父母也会提及过去的事情："还记得吗？在 Bob 叔叔的婚宴上，你把所有衣服都脱掉了。"

我们之所以无法记住婴儿时期的经历，很有可能是因为，在婴儿阶段，个体的背外侧前额叶皮质及其与海马体之间的连接还没有完全发育。或许，这是由于，在婴儿的生活中，个人所经历的生活佚事并没有那么重要，逐渐从纷繁的琐碎生活中形成心理模式才是更为紧迫的任务。事实上，在婴儿阶段，那些最富感情色彩的记忆，被存储在那些较为原始的系统中，如杏仁核或其他的大脑通路中，不管在哪个位置，个体都无法对这些信息进行有意识地提取。这些信息只是婴儿生活中的背景图案。但是，随着年龄的增长，我们开始需要记忆一些更为具体的信息，用来指导我们的决策行为。海马体便具有这种功能，它可以帮助我们记住那些重要事件发生的时间和地点，帮助我们记住事件发生的背景和情境，从而让我们能够有意识地提取这些信息。

背外侧前额叶皮质、前扣带回和海马体的形成和发育都是在整个左脑的控制之下，这些区域在婴儿社会自我的发展中，扮演着重要的角色，个体的社会自我具有自传的特性，可以通过与他人言语交流的方式来维持自我的意识。令人惊奇的是，人们发现，这种言语的、叙述性的自我，竟然在成人情感的安全感方面起着关键作用。玛丽·梅因曾从事于依恋模式的研究，她设计出一种方法用来测量成人的依恋安全感，研究结果却颇出人意料。她发现，当这些成年人谈论他们的情感生活和成长中的重要人物时，是否有一个快乐的童年似乎并不重要，对于他们如今在情感方面的安全感而言，真正重要的是在他们的内心，是否具有内部一致和协调的叙述能力，曾经生活中真实的自我并不重要。那些在情感方面存在问题的人，或者无法自如地谈论自己的情感，或者经常以一种杂乱无章、前后矛盾的方式描述自己的情感。一方面，例如，如果一个成人认为自己与母亲的关系非常融洽和亲密，但是，他却无法想起任何一个与母亲和谐亲密的记忆片断，此时，这个成人的叙述将被看作是内部不一致的（即驱散型）；另一方面，如果一个成人不沉浸在痛苦、纷乱的记忆和情感之中，就无法前后一致地讲述自己年少往事时，他同样也属于非安全型依恋（即过分关注型）（Main and Goldwyn 1985）。但是，在个体形成自我安全感的过程中，到底是故事本身起着某种关键决定性的作用呢？还是说故事只是一个副产品，是个体所关注的亲密关系以及来自他人的良好反馈（这种反馈可以导致个体自我安全感的形成）的附属产物？对于这些问题，我也无法回答。但可以肯定的是，当情感被阻塞在意识之外或者失控时，个体将更难以利用左脑的资源来对其进行思考和反省。

有个叫吉尼（Genie）的女孩，从小在隔离的环境中长大，她的左脑前额叶发育不良。那时候，还没有现代的脑成像技术，研究人员曾对吉尼进行过心理测试。测试结果表明，她不能够完成包括语言在内的任何左脑任务。当然，在整个测试过程中，除了接受"闭嘴"的指示外，她没有接受到任何情绪反馈。但是，和她在一起生活的人会发现，她的右脑拥有惊人的非语言交流功能。她能够用一种令人称奇的方式捕获情境的整体信息，她能够画出她用语言表达不出的东西。吉尼案例的研究者之一，苏珊·柯蒂斯，现在还记得吉尼不用语言，却能让陌生人了解自己的愿望和感受的方式。吉尼对塑料制品很痴迷，不管是任何人手里的任何塑料物件，都会吸引她的注意力，让她垂涎不已。"有一天，我和吉尼在外面散步，我记得应该是在好莱坞的某个地方，"苏珊说，"我就像一个傻瓜，哼着某个歌剧，希望吉尼能够放松，不要像平时那样紧张，当我们走到一个人流拥挤的十字路口时，遇到了红灯，于是，就停下来等待。突然，我听到一种声音，那是一种你绝对不会判断失误的声音，就是手提包里的东西被倒落出来的声音。在一辆停在路口的车子里，有一个女人，是她清空了自己的手提包，她下了车，跑过来把一样东西塞给吉尼，然后又匆匆跑回车里。那是一个塑料的手提包。在整个过程中，自始至终，吉尼没有说过一句话。"（Rymer 1994:95）。

在吉尼的身上，右脑的功能可能得到了放大，但是，对我们所有人而言，右脑的这些功能确实与左脑的言语能力相倚而存在。因此，要使个体的情感维持良好的健康状态，最为重要之处似乎在于，左脑的运转与右脑接受的信息之间存在着良好的连接。如果这些连接不够强劲，或者出现了某种阻塞，那么，左脑就会脱离真实信息，独立捏造一个不符合事实的故事。在缺少信息的状态下，左脑只能够进行简单猜测，然后尽其所能地填补缺失部分。我们前面提到的遣散型个体，应该就是属于这种情况。由于某种未知的原因，这些个体的左脑占据了统治地位，但是，却与右脑之间失去了联系。但是，对于过分关注型个体而言，他们的右脑同左脑的反思和叙述能力之间，似乎没有建立起充分的连接。这些连接建立的成功与否，可能取决于孩子两三岁时和照料者的亲密关系状况，以及照料者是否通过回应、对话的方式，促使孩子的情感得到整合与发展，从而促进孩子左右半脑以及大脑不同水平之间的连接。

现在看来，似乎正是用语言表达出情感这一过程，促进了左右脑之间的融合。当个体用词汇准确地描述自己的感受时，大脑两半球就融合成一个协调统一的整体。尤金·简德林围绕"聚焦"这一概念展开的治疗工作，就描述了这一过程：人们是如何学会聆听自己身体的真实感受，并把这些感受谨慎地用词汇表达出来，从而把右脑的真切感受同左脑的言语表达连接起来。简德林指出，这一过程绝不仅仅是在理性的水平上，平平淡淡地表达出你的感受，以及聆听他人的感受。他描述说，在这一过程中，那些贴合自己感受的词汇，会让个体由衷地暗自惊叹"对！正是这种感觉"，同时，还会产生一种"身体移动"（body shift），这通常让个体感到很愉悦（Gendlin 1987）。这些连接可能很重要，因为它可以使最大量的信息在两个半脑之间自由流动。这时，个体的心理也就不再陷于一种缺乏管束的情绪唤起状态中，而是能够利用所有的资源，尤其是左脑的资源，来调控自己的感受。

4

有害的皮质醇

　　对她来说，晚上是最难熬的，孩子经常在凌晨三四点就开始哭闹，她尝试用很多方法让孩子安静下来，如止疼剂、奶嘴等各种想得到的稀奇小玩意。在怀孕期间，Priss读过很多养育孩子类的书籍，书里介绍了各种养育过程中父母易犯的错误。在那些作者看来，这些错误不仅仅是由于父母的疏忽所导致，更多的纯粹是由于父母的自私：当照料者或母亲给啼哭的婴儿一片止疼剂时，通常只是为自己着想，她们不愿意被婴儿干扰，希望自己可以获得片刻宁静。因为医生们指出，啼哭对婴儿本身并无害处，但可能会对旁边的成人带来负面影响。普瑞斯也赞同这种观点。这里的护士会在 Stephen 的表格中，记录下孩子每天啼哭的时间，但是，Sloan 和 Turner 医生却对这些毫不在意，他们所关心的，只是孩子的体重增长曲线。

Mary Mccarthy, *The Group*, 1963

　　女人总是不时地找机会倾诉自己的这些感受，有时候是在小说中，有时候是以当事人的方式进行描述，诉说自己抚育婴儿的孤独经历，整日整夜地独自陪伴着孩子，几乎脱离了成人的群体。这确实是一段相对黯淡的时光，从高比例的产后抑郁症患者中，可以明显地看到这一点：据估计，大约有1/10的新任母亲会经历产后抑郁。这些母亲通常会产生这样的感受：能量似乎都被埋在了深层，只感到整个世界显得如此黯淡无光、平淡乏味，觉得一切仿佛都在毁灭，一片寂静，只想把自己隐藏起来，同这个世界相隔离……母亲这种抑郁的感受，就仿佛是乌云遮住了阳光，那么，究竟小婴儿是如何感知母亲的这种情绪状态呢？对此，我们只能进行猜测"（Welburn 1980）。

现在，除了推测之外，我们可以知道更多婴儿的情况。有许多研究者对那些有着抑郁或愤怒母亲的婴儿的感受进行了研究，揭示了大量以往我们所不知道的信息。这些母亲之所以出现这些情绪问题，基本是由于她们缺乏必要的社会支持。在抚育孩子的过程中，由于被切断了以往身份认同和社会支持的资源，这些母亲会感受到更多的压力。因此，这些母亲希望能够通过自己的内部资源，来调控新生婴儿脆弱精细的神经系统，从而使自己的孩子免受压力。然而，不幸的是，当母亲自身处于压力状态中时，便很难照顾好自己的孩子，在这种情况下，婴儿自身应对压力的能力也会受到负面影响。在这一章，我会介绍近期一些重要研究的新成果，揭示在婴儿时期，压力反应系统是如何发育和形成的，以及这些压力反应是如何影响婴儿将来的情感生活。

压力状态下的大脑

压力这个词汇，今天由于使用如此频繁，已经失去了原有的影响力："你们给我的压力太大了"，面对与父母之间小小的争执，青少年便会如此抱怨。报纸杂志上，也随处可见各种用来测试人们压力水平的小测验。在大众文化中，也充斥着考试压力、搬迁压力、管理压力之类的报道。在这种氛围下，压力这一概念的原有含义便被冲淡了，仿佛是熄灭之后的心灵呓语，难以引起人们内心原有的震撼。然而，实际上，我们应对压力的方式，正是我们心理健康的核心所在。事实上，压力的确值得我们严肃对待，但是，要做到这一点，或许我们应该较少关注那些引起压力的事件，而应该更多地了解那些参与应对压力过程的内部因素，这样才会有利于问题的解决。

从某种意义上说，应对压力（应激）就是情绪调控的一种极端形式。压力被定义为超出个体应对能力的任何情境。当个体感到所处情境太具挑战性，所受到的威胁要摧毁机体原有的正常平衡状态时，身体的应激反应系统就开始运行了。第一步是杏仁核给予海马体潜在威胁的信号。海马体接着通过激发称作为应激反应的一系列特定的化学反应来响应这一威胁信号。这一过程由两个阶段构成。

对于压力的第一个和最快速的反应是几乎立即形成的"战或逃"机制。这一机制启动了交感神经系统，激发了一种压力荷尔蒙（肾上腺素），肾上腺素可以使心脏剧烈跳动，血液涌入肌肉以便面对危险快速行动。

这一过程的第二阶段会释放另一种压力荷尔蒙，皮质醇。科学家将第二种应激反应称作"海马体－脑垂体－肾上腺轴（HPA axis）"（海马体激发了脑垂体，脑垂体进而激发了肾上腺）。

这一过程可以被描述为后备计划。整个启动需要大约10分钟，但是之后便能够为身体提供额外的能量来应对挑战。虽然这一过程听起来对个体有益且效果直接，但是也有很多不良的副作用，当压力没有很好地被解决，或者应激反应不正常时，皮质醇会继续产生。

近年来，科学家在皮质醇方面的研究已经取得了大量成果，成为我们研究情感生活的一条极其重要的途径。研究者们欣喜地发现，皮质醇可以通过唾液进行检验，并且检验结果的准确度可以和血检相媲美。唾液检验的可行性大大简化和方便了实验操作，因此，人们进行了许多新的研究，来探讨压力的起因，以及个体的压力反应是如何运行和变化的。这些研究显示，在人类的情绪活动中，生化反应扮演着重要的作用。

在每天的生活中，虽然我们意识不到，但我们体内的生化物质却一直在不停地波动着。并且，各种各样的情绪和生理反应都在自动发生着。在一天之内，我们体内的荷尔蒙含量都在不断地起伏，以调整和适应体外、体内的各种变化。在我们日常的各种生活节律中，如睡觉和清醒状态、消化食物、保持体温，荷尔蒙含量都在进行相应的变化，这些变化基本上是由大脑脑核边缘区域的下丘脑所控制。并且，这些化学物质还能引发遗传的表达，通过一种希望帮助机体维持良好状态的方式，来改变个体的行为反应。例如，复合胺可以使人放松；肾上腺素可以让人保持警觉；皮质醇的含量通常在清早上升，以帮助个体产生一天所需的能量，到下午之后，其分泌水平又会回落到较低水平。荷尔蒙这种有节奏的波动，对于我们每天维持良好健康的心态非常重要，他们表达了我们各种体验的内在特性。Candace Pert 指出，人体内的这些神经肽（neuropeptides），其实是一种无意识的情绪词汇（Pert 1998）——尤其是因为这些神经肽很少单独使用，而是经常相互组合在一起，形成各种句子同

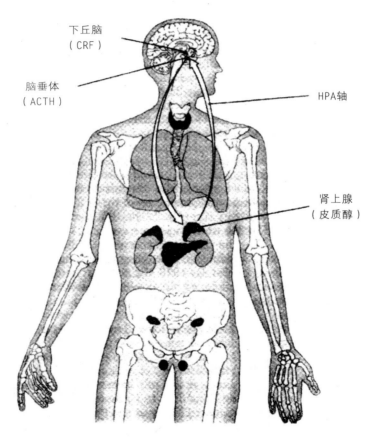

下丘脑
（CRF）

脑垂体
（ACTH）

HPA轴

肾上腺
（皮质醇）

图3　每种腺体会产生荷尔蒙，并把荷尔蒙释放到血液中。箭头标的是下丘脑—脑垂体—肾上腺（HPA）轴，HPA轴控制着压力荷尔蒙皮质醇的释放

时使用。当我们试图把这些身体变化转换成实际词汇时，我们正在试图描述的也许只是当前的各种复杂化学成分组合。

人体的所有主要系统都与神经肽信息——我们的"化学智力"有关。然而，只是近些年来，我们才展开对这些生化物质的科学研究。20世纪50年代，Watson 和 Crick 通过拆开 DNA 的化学结构，开始了破解基因编码的科学研究。与此同时，其他科学家也开始着手分析激素（如胰岛素）的化学结构。到了70年代，人们发现了一种在人体中产生，其主要作用是影响大脑的化学物质，这种化学物质被称作神经递质。随后，越来越多这类生物化学物质不断被发现，其中一些对于身体有着更广泛的效果。迄今为止，人们已经发现了超过100种神经肽和神经递质。并且探索还在进行之中，最新进展中绝大多数是内源性大麻素（endocannabinoids）。

由于在控制个体体验和协调个体反应的过程中，大脑扮演着重要的角色，所以这里也是许多生化物质的汇集场所，尤其在那些与情绪有关的区域，如前额叶皮质和皮质下系统。

Bill 因离婚而经受的压力

在多数人看来，离婚都属于一个重大的压力事件。Bill 是一个强壮的中年男子，头脑聪明，举止彬彬有礼，当他第一次来拜访我时，强忍住夺眶而出的泪水。他给我讲了他的故事。他和 Caroline 结婚20年了，一直是对令人羡慕的模范夫妻。夫妻俩都富有魅力，喜欢社交，曾是宴会上人们眼中的一对传奇人物。在别人看来，他们似乎总是相互扶持，并在各自的新闻事业上取得了辉煌的成就。但是，突然有一天，他们分手了，这一消息让他们的朋友和同事深感震惊。后来，有传言称，是因为几个月之前，Caroline 和另一个年轻男子发生了婚外情。

为了调控自己纷乱复杂的情绪，Bill 来向我寻求心理治疗。他向我透露，事实上，在这几年间，他觉得自己和 Caroline 之间的关系其实并不那么亲密。他感到 Caroline 只愿意和他谈工作，即使两人之间存在的小冲突，他也无法让 Caroline 直接面对并加以消除。虽然 Caroline 嘴上会说她非常爱他，并且让 Bill 相信，一切都很好，两人关系很和谐。但是，Bill 却感到，对方从未真正关注过自己内心的需要。Bill 觉得，自己被 Caroline 所谓的柔情蜜意给哄骗了。然而，Caroline 婚外情的暴露，对 Bill 而言，却是一个非常可怕的打击，他为此而生了病。他一直都很信任 Caroline，认为她是一个忠诚可靠、精明能干的伴侣，是一个富有责任心的妻子。他无法让自己接受所发生的一切。更让他感到糟糕的是，Caroline 居然疯狂地爱上了一个让 Bill 所鄙视的男人—— 一个靠遗产过活的浪荡公子，沉迷于赌博和宴会，并且和前 5 位妻子生过 5 个孩子。

Bill 正在经受的压力，也是人们遇到的重大打击之一——亲密伴侣关系的丧失。他沉溺在痛苦之中，经常失眠，并且没有食欲。他也不知道自己该做些什么，一会儿他想着怎样才能让 Caroline 重新回到自己身边，一会儿他又幻想着把 Caroline 和她的情人一起烧死在他们的住处。即使发生了这些事情，Caroline 和 Bill 仍然没有很好地调控各自的感受。Bill 几乎处于一种绝望的状态之中，他害怕孤独，害怕自己再也得不到爱，害怕再也没人来陪伴自己。他再也感觉不到安全。

Bill体内的应激反应

所处局势的不确定性和恐惧感，通过杏仁核触发了 Bill 的应激反应。为了维持机体的平衡，他的下丘脑开始超负荷运作。为了帮助 Bill 应对生活中的这种危机，杏仁核发出信息，通过产生额外的皮质醇，为机体提供更多的能量。这些信息分阶段进行，第一个阶段是向脑垂体释放促肾上腺皮质激素释放因子（Corticotropin-Releasing Factor，CRF），这可以导致促肾上腺皮质（ACTH）的产生，由此激发肾上腺分泌皮质醇。

Bill 体内皮质醇的浓度一旦上升，就会对整个机体产生影响。它会关闭个体的免疫系统、学习能力，以及放松的能力。事实上，皮质醇可以与机体的其他系统在体内进行对话交流。下面是它们之间对话方式的模仿——皮质醇："伙计们，先停下手头的活儿！现在情况紧急！不要再忙着抗击细菌了。不要再浪费时间进行学习，也不要忙着建立新的神经连接了。不要放松！现在需要大家集中精力对付眼前的事情了。"从短期来看，这种做法确实是一种不错的权宜之计。皮质醇可以把脂肪和蛋白质分解，从而产生额外的能量，同时，还可以暂时控制机体的其他系统。当紧急状态结束后，皮质醇会被它的接收器重新吸收，或者被酶分解。整个身体的机能开始重新恢复正常。

但是，如果压力持续存在，整个机体的皮质醇水平长时间居高不下，那么，身体的其他部分可能就会遭到伤害。高水平的皮质醇会影响到免疫系统的淋巴细胞，使这些细胞变得迟钝，甚至杀死它们，并阻止新的淋巴细胞产生（Martin 1997）。

在脑部，皮质醇尤其会对海马体产生影响。尽管在起初的紧急状态下，皮质醇可以发挥一定作用——可以激发机体的防御行为，比如冻结机体的运动（这也是在海马体的配合下完成的），但随着时间的推移，其效果也逐渐下降。如果皮质醇的含量一直维持高浓度，皮质醇的接收器就可能会关闭，并且使海马体变得对皮质醇不再敏感。这样就不能告诉海马体何时去抑制生成皮质醇。通常来说，当皮质醇的浓度达到一定水平时，海马体会告诉下丘脑停止释放。海马体仿佛会喊："皮质醇已经把我给淹了，不要再继续释放，我受不了啦！"

如果没有这些反馈，应激反应会持续保持在"开"的状态。这对海马体而言，可真是个问题，因为如果皮质醇不断释放，它就会着实地损伤到海马体。因为过量的皮质醇会产生过量的谷氨酸盐，造成海马体神经元的损坏（Mogghadam et al. 1994），最终导致海马体产生功能障碍。因为海马体是学习和记忆的中枢，所以，如果压力长时间地持续存在，Bill 可能会变得健忘。就像俗话所说："压力会使你变得愚蠢（Goosens and Sapolsky 2007；Radley and Morrison 2005；Chambers et al. 1999；McEwen 1999）。"

但是，杏仁核在皮质醇的持续刺激下，会忙作一团，它的运转速度会不断加快，会愈加兴奋，并会不断地释放肾上腺素，从而导致皮质醇分泌量的进一步增加（Makino et al. 1994；Vyas et al. 2002）。事实上，杏仁核就像一个过度兴奋的孩子，会有一些本能的行为表现。杏仁核会说："这可真是太糟糕了！我必须牢牢记住这次发生的事，如果下次有人再对我说谎，就像 Caroline 对待 Bill 那样，我一定会给她点颜色看看。"

只有中部的前额叶皮层，特别是前扣带回，有能力驾驭和控制杏仁核（Kern et al. 2008）。但是，压力持续的时间越长，那些通常为前额叶皮层提供能量的神经递质受到的影响也越多。那里的多巴胺和复合胺的浓度也会降低，并且细胞最终也会开始死亡。

这时，前额叶皮层就会疲惫地说道："我无法应付这些器官，他们太兴奋了。我无法阻挡他们，我没有这种力量。我最好还是离人们远点，我现在无法与人和谐相处。"

婴儿敏感的神经系统

前面介绍了压力对 Bill 成年大脑的影响，由此可以设想，如果这些压力发生在孩子身上，他们正在发育的大脑又会受到何种影响呢？压力会对婴儿的海马体、前额叶皮质以及应激反应产生何种影响呢？正如特定的区域文化和生活体验会对大脑产生烙印一样，大脑的生物化学系统（包括应激反应）也是由生活经历所塑造。正如汽车和房子一样，每个个体都是一个系统，这个系统既与其他个体的系统具有共性，同时也有自己的历史和特性。譬如说，我的房子的排水系统很糟糕，经常漏水，一个人的身体系统也是如此，会有许多种倾向：有些人的膀胱功能很强，有些人却很弱，有些人遇到小小的困难就会手足无措，有些人却可以信心十足地面对人生各种打击。

我们通常相信，这些个体差异是遗传基因造成的。我们很难消除这种关于人体的机械观点，因为人体的发育有些类似时钟，会按照基因的预设程序向前运行，尤其是我们的生理反应，几乎完全是自发产生的。我们通常不会认为，这些行为是受社会影响，尤其是受婴儿时期关系质量的影响，因为这些观念显得如此粗浅和不科学。

然而，现代科学研究显示，基因仅仅是给我们提供了心理的原材料——我们每个人在这些原材料上的先天差异是很微弱的——但是，后天（尤其是在婴儿时期）我们怎么加工这些材料，却起着决定作用。尽管人们已经发现，基因与人体的各种身心障碍之间存在着一定联系，但是，研究也反复表明，基因是导致问题出现的必要但非充分条件。换句话说，可能存在一些基因，使得个体容易出现抑郁、精神分裂和肥胖等病症，但是，我们绝不能因此就说是这些基因直接导致了上述病变。许多基因性状的表现，是由于环境引发，以及环境与基因之间的共同作用而致。在婴儿期，环境主要就是指孩子的那些照料者。

对于人类的神经系统而言，生命早期的外界环境会对其发育产生重要影响。这些不良环境包括多种因素，如胎儿时期的营养缺乏，分娩过程中的缺氧，婴儿时期缺少情感支持等，都会对个体神经组织的生长发育产生巨大影响。早期的照料情况，确实可以塑造和影响婴儿正在发育中的神经系统，并会决定个体将来如何解释和应对压力。

我们可以这样来解释这一过程，婴儿同照料者之间情感体验的种类，是所谓的"生物内嵌式"（biologically embedded）（H ertzman，1997）。由于在这一阶段，正是个体神经调控习惯的形成时期，所以这些情绪体验被写入孩子的生理系统之中。在这个时期，婴儿的大脑正在建立各种情绪和生理的自主反应。虽然在此后的发展中，个体的系统仍保持开放状态，我们的各种习惯仍然能够改变，但是，我们不得不承认，随着年龄的增长，我们的各种内部系统会日趋稳定，并会相对固定下来。任何一个想努力改变饮食习惯，或者改变自我的人，都能体会得到，重建自我调控习惯确实是一个异常艰难的过程。人们往往很难记住，该如何表现崭新的行为模式，在新的行为模式成为习惯和自动化反应之前，需要一个相当漫长的过程。而对于婴儿而言，他们的系统则处于一种令人难以置信的开放状态，他们可以非常快速地调整和改变自我。

尤其要指出的一点是，这些早期经验可以建立一种生理预期，即确定个体生物化学物质的正常水平。正是通过这条途径，早期经验可以影响到我们体内复合胺、皮质醇或肾上腺素的基线水平，以及我们身体所认定的正常基线水平的"设定值"（set point）。此外，早期经验也会影响到特殊情境下，我们所释放的化学物质的数量。婴儿时期经受的压力——如哭闹时总是被人忽视——对个体尤其有害，因为幼年时高水平的皮质醇分泌，也会影响到其他神经递质系统的发育，在这一年龄段，这些递质的通路正处于建立过程。即使到婴儿断奶时，这些神经通路仍然还在建立过程中，发育还不成熟（Collins and Depue 1992；Konyescsni and Rogeness 1998）。例如，那些母亲表现出退缩倾向的婴儿，与其他婴儿相比，他们去甲肾上腺素、肾上腺素以及多巴胺的分泌水平较低（Jone et al. 1997）。在压力情境下，这些生化系统的分泌会偏离常态，从而使得个体在以后的生活中更难调控自我。

婴儿天生就具有调控压力的能力。在刚出生的前几个月里，他们体内的皮质醇水平通常较低，只要照料者多抚摸、轻拍、摇晃和哺乳孩子（Hofer 1995；Levine 2001）。但是，婴儿正在发育中的系统也非常不稳定，具有很强的应激性，如果没有成人加以回应，他们的皮质醇分泌量就会急剧增加（Gunnar and Donzella 2002）。婴儿无法控制自身的皮质醇分泌水平。

然而，一旦婴儿确定自己的照料者会帮助自己，他们就会逐渐习惯这种压力情境，体内的皮质醇也会变得更加难以被激发（Gunnar and Donzella 2002）。大约 3 ～ 6 个月时，一旦婴儿的睡眠模式趋于稳定，他们体内会建立一种正常的生物节律，每当凌晨醒来时，体内的皮质醇含量就会达到顶峰。但是，要建立类似成人的皮质醇分泌机制（早上高峰，晚上低潮），要等到儿童早期结束（大约 4 岁时）。

小婴儿如何应对压力，至今仍是一个谜。正如在本章开头所介绍的，任凭孩子哭闹，对其置之不理的做法，在日常生活中仍然很常见。在很多时候，这种情况的发生确实难以避免，但是，如果以此作为应对孩子的通常做法，则有许多不尽如人意之处。如果一个婴儿的压力水平（或者说皮质醇分泌量），无法保持在一种可控的水平之上，最终会对孩子的发育产生严重后果。然而，在非支持性的情境下，这里指不存在能够让婴儿平静下来，安慰婴儿，缓解婴儿压力的可靠的照料者，压力有可能上升到有害水平。当过高水平的皮质醇持续存在时，它们会使眶额叶区（Hanson et al. 2010；De Brito et al. 2013）和内侧前额叶皮层，包括前扣带回（Radley and Morrison 2005）之间的连接萎缩甚至消失，导致这些区域无法有效地管理杏仁核生成的快速反应。

同时，那些在幼年阶段不得不处理大量压力的杏仁核通常更为活跃。凭借长时间的持续工作和增大体积，杏仁核以此来应对长期的慢性压力（Arnsten 2009；Liston 2006）。最终的不幸后果就是，即使人们对于压力变得更为敏感，但管理应激反应的结构反而变得脆弱。

海马体在这一系列反应中也起到了一定作用。那些在婴儿时期经常被抚摸和拥抱的个体，当成人之后，他们的海马体内通常会有大量的皮质醇接受器。与此相反，那些长期处于压力情境中的婴儿，体内皮质醇含量过高，接受器数量就会欠缺（McEwen et al. 2012；Caldji et al. 2000）。这就意味着，在将来的压力情境中，当皮质醇的含量上升时，接受器数量的欠缺会导致皮质醇淹没海马体，从而影响到海马体的发育。一个受损的海马体更不可能给予 HPA 压力系统以反馈，阻止了皮质醇的进一步释放。

不过对于儿童早期影响最大的压力就是父母支持的缺失。最近的研究使用磁共振成像来观测那些社交能力较弱的儿童的大脑。结果发现不是父母的低期待，也不是他们的低教育水平对海马体的发育影响最大，相反地，而是父母的敌意造成了海马体的萎缩（Luby et al. 2013）。

压力塑造应激反应

从本质上来讲，婴儿时期要应对多少压力，以及压力系统得到支持和恢复的程度，都会影响到压力应激系统的发育。这样看来，系统如今的表现似乎取决于幼年的输入情况——那些生活环境优越、从小受到良好调控的婴儿，也通常能够发展为一个自我调控良好的孩子或成人，而那些生活环境恶劣、被成人所忽视的婴儿，也往往会变成一名无法自我调控的孩子。例如，Bill 应对生活危机的方式，在一定程度上会受到其意志力或应激反应模式的影响。

如果 Bill 是一个压力的"敏感者"，面对外界的微弱刺激，就会分泌出大量的皮质醇。他可能会容易感到抑郁、容易惊慌失措、容易过度饮食。失去了 Caroline，他就可能陷入抑郁之中，或者会体重猛增。这种类型的压力反应系统，往往与婴儿时期母亲不良的照料方式之间存在着一定关联，母亲或者在照料孩子方面经验不足，或者出现了抑郁症状，或者其行为模式不可预测，对孩子忽冷忽热。

但是，如果 Bill 对压力情境的反应比较迟钝，那么他体内皮质醇的反应就可能比较平缓。他可能会给同事这样一种印象，他正在经受着压力，看起来对此并没有什么强烈反应，但是，同事们会惊讶地发现，Bill 有时会出其不意地爆发出供给行为。表现出这种压力反应模式的个体，往往成长于或多或少长期缺乏情感支持的家庭环境，他们的父母或者对孩子采取专制型的教养方式，或者对孩子表现出明显敌意，运用体罚的方式来压制孩子的情感。在比较极端的情况下，这些个体会有一些类似孤儿的表现，因为他们都缺乏亲情的温暖。

与生俱来还是后天形成

正如我们在生活中所看到的，婴儿其实在更早的阶段，当处于母体子宫中时，就已经开始受到不良教养模式的影响。即使在生命的最早期，那些在大脑中负责应激反应的元素，刚好处于脑中最易受到外界影响的部位。尤其是 HPA 轴在怀孕期间就已经形成。接着分娩过程本身也可能会对孩子产生伤害。与自然分娩和剖腹产相比，使用钳子或者吸管助产的过程会提高婴儿体内的皮质醇含量，并且对婴儿接下来至少八周，甚至更长时间的应激反应产生影响（Taylor et al. 2000；Gitau et al. 2001b）。那些在母体子宫中遇到上述情况的婴儿，通常在一出生时就显得难以照顾。当然，由于基因的原因，有些孩子会天生具有敏感型气质。婴儿天生具有不同的气质类型，有些婴儿的性情更难对付，有些婴儿则更为随和，这一观点当今已经得到了人们的普遍认同。在描述气质类型方面，虽然还有更为精细的分类方式，但通常把气质分成两大类：敏感型和非敏感型。敏感型孩子（大约占所有孩子的 15%）的感官通常更为敏锐，因为对刺激的敏感，所以他们通常更喜欢哭闹，也更容易表现出胆怯和恐惧。

不论是由于气质类型，还是胎儿时期的外界环境，造成的过于敏感或高度应激，这些婴儿都更容易感受到压力，因此需要父母更为周到细致的照料，才能使他们远离外界的压力。他们需要比一般孩子更多的安抚和慰藉，例如，父母要经常抱抱他们，喂喂他们，这样才能使他们的神经系统恢复到正常反应水平。由于对父母而言，敏感型婴儿远比容易型婴儿难于对付，在照料他们时会经常感到力不从心，因此，许多过度敏感的孩子会感到自己的压力系统处于超负荷的状态，于是就可能会形成高强度的应激反应系统，高水平的皮质醇分泌基线，以及情感上的不安全感。

当前人们对于气质的研究，主要聚焦于婴儿的敏感性这一维度，这与经典的心理分析理论是截然不同的。经典的心理分析理论主要关注孩子不同水平的性驱力和攻击驱力。按照弗洛伊德的理论，这些内驱力的强弱水平决定了个体患神经症的难易程度。早期的精神分析学家通常关注于单个的孩子是如何度过早期发展的各个阶段，关注由于口唇期和肛门期的固着而产生的各种问题。虽然这些观点认识到了早期经验对以后发展的重要性，但却没有充分认识到父母，以及其他成人照料者对孩子发展产生的影响。直到二战以后，精神分析学派才开始关注人际间的互动，开始明显地关注在孩子幼年时期，父母教养行为的过分严厉和苛刻、喜怒无常，以及漠不关心，与孩子以后情绪发展障碍间的联系。随后的研究也的确证实，父母教养行为，至少与基因和先天因素类似，可以在很大程度上决定儿童的发展状况。

举个例子，由于遗传基因的作用，有一种白鼠天生就比其他品种的白鼠胆小。如果与生母放在一起喂养，这种白鼠的幼崽通常会胆怯且容易感到压力。但是，当实验者将这些幼鼠放在无畏的母亲身边收养时，这些幼鼠长大之后也胆大无畏。从这个例子可以明显地看出，不管基因具有何种倾向，最后起决定作用的还是抚养方式（Francis et al. 1997）。类似地，来自于低攻击性种群的幼鼠，当被高攻击性的母鼠收养时，也会变得富有攻击性，反之亦然（Flandera and Novakova et al. 1974）。但是，对于人类而言，上述现象是否也会发生呢？

我们再观察一群敏感型气质的婴儿。由于基因的关系，他们天生就对外界压力更为敏感，他们常常怨天尤人，总是哭闹不止，长大后成为神经质的成人。事实上，研究也发现，如果任其自然发展，这些孩子长大之后，通常会和母亲之间形成非安全型依恋。但是，荷兰的研究者Van den Boom决定打破这一发展趋势，她希望通过研究，来探讨是否可以通过让母亲采取某些教养行为，来缓解孩子的压力反应。为了达到此目的，她为这些敏感型婴儿的母亲设计了一些短期课程，提供了相应的支持，来帮助这些母亲更好地应对自己的孩子。在这些措施的帮助下，这些敏感型婴儿确实和母亲之间建立起安全型依恋的关系（Van den Boom 1994）。

上述研究有力地证明了，先天的气质类型并不能决定个体的最终发展。情感上的安全感，更多有赖于婴儿所接受到的照料情况，以及父母是否能够克服困难，尽力满足这些困难型儿童的各种需要。正如研究依恋类型的学者所指出的，安全型情感依恋毕竟是人际互动的产物，而不是由个人的先天气质类型所决定。

婴儿面临何种压力

我们绝大多数人都理解，对成人而言，压力意味着什么。可能是在追逐成就的压力下，长时间地拼命工作；也可能是身为父母，需要承受着24小时照料婴儿的压力，不能好好睡觉，也没工夫缓解一下疲惫；也可能是在贫穷或暴力的压迫之下，为了生存而四处漂泊。不管表现形式如何不同，压力通常都具有以下特点：让人感到手足无措，缺乏足够的资源来应对生活的挑战，或者在没有足够的社会援助的情况下，在极端的环境之中寻求生存。这些都是成人角度的压力，那么，对于婴儿而言，他们所面临的压力又到底是什么呢？

对于婴儿而言，压力基本上意味着生存方面的威胁。婴儿自身的资源非常有限，他们无法只依靠自身存活，因此，如果母亲不在身边，或者不能及时对他们的需求进行回应，如为他们提供牛奶、温暖或安全感的话，婴儿就会感受到很大的压力。假如其他人也无法满足婴儿这些需要的话，他们就会深切地意识到自身的无力和无助。事实上，对于婴儿而言，压力甚至可以等同于创伤事件。没有父母的帮助，婴儿甚至无法存活。对新生儿而言，压力反应主要是针对那些物理性伤害，如产钳分娩或者包皮切除手术（Gunnar et al. [A5]1985a，1985b），当婴儿的生理安全及生存需要受到威胁时，这些应激反应确实具有一定功效。

当感到悲伤时，婴儿因为内心痛苦而发出的哭喊，应该说具有重要功能。婴儿的这种哭喊可以成功地把压力传递给母亲，提醒母亲把关注投向自己，以免自己发生危险和意外，从而确保母亲对自身的回应——以此来确保自身的生存。步入成人之后，在那些可以威胁到我们生命安全的情境中，如突发事故、手术或遭到袭击时，我们仍然会运用应激反应。但是，这时的我们，较少受到生理方面危险的威胁，在更多时候，应激反应是由心理上受到的威胁所激发。例如，我们很有可能因为失去一次晋升机会，或者嫖娼时被抓捕而感到压力，却很少会遭遇被老虎追赶的压力情境。因此，很自然，在现代社会，个体的生存主要依赖于社会接纳和社会地位，当这些因素遭受威胁时，个体便会感受到极大的压力。

在人类社会中，存在着一种情感的股市交易，皮质醇似乎只是这个过程中的一个副产品。你的社会股票涨幅越高，你的皮质醇分泌量就越少。反过来，当你的社会股票开始贬值时，你的皮质醇分泌量就相应上升。人脉的高低也许能使你的皮质醇的分泌成为副产品。你人脉越好，分泌的皮质醇就会越少。反之，你人脉越差，皮质醇的分泌量就会越大。Robert Sapolsky 对狒狒的研究显示，个体的社会权力越大，皮质醇分泌量就越低。狒狒首领体内的皮质醇含量通常较低，而地位较低的狒狒体内的皮质醇含量则往往较高（Sapolsky 1995）。在人类社会中，从小学生变幻无常的情感体验中，可以非常清晰地看到上述现象。当你年幼的儿子或女儿与朋友关系出现摩擦时，通常会情绪低落，怒气冲冲地说："他对我好凶啊，我好恨他！"一个礼拜之后，他又会兴高采烈地跑回家，大声喊着："他才是我最好的朋友！"过了段时间，他又开始和朋友发生别扭，如此反复。（作为成人，我们可能更善于隐藏这些感情，也能够更好地控制这些情绪起伏）。但是，当孩子面对更为广义的社会不公平时，伴随着羞辱感的增强，这会激发皮质醇的释放（Dickerson and Kemeny 2004）。

危险的慢性压力

生活之中处处都有压力。但是，那些持续几个小时或几天的压力，并不会对你的身心健康造成伤害，真正能对个体身心状况产生伤害的，则是那些持续存在的无助感和负重感，即所谓的慢性压力。当危机过去之后,短期的压力也会随之消失,从而使个体的内部系统可以恢复到正常状态,不会对个体的身心产生真正伤害。事实上,人们经常会觉得,少量的压力具有一定的激励作用。但是,当你成年累月地担忧你的养老金问题,或者为邻居家喧闹的宴会所困扰,或者因为不能得到自己心仪的工作或伴侣而苦恼,这时的你,内心充满了焦虑和无助感,但却对此无能为力,长此以往,你的身心健康就会受到损伤。

在很大程度上,压力是由那些个体无法预测和控制的事件所激发。如果你没有能力避免这些事件的不良后果,或者无法得到自己所需的事物,就会产生很高的压力。例如,患者如果得不到自己所需要的治疗,就会处于极度压力的状态中。但另一方面,那些已经生命垂危的个体,体内的皮质醇含量却非常低。或许,这是因为在这一阶段,个体已经能够接受生理上的日趋衰弱,也就不再进行身心的抵制与应激反应。而压力的本质特征,则是那些无法预测、出其不意、个体想要抵抗却无力改变的情境。从这一角度出发,就可以非常清晰地看到,如果没有父母精心的呵护与支持,婴儿便会经受到很大的压力。

如果有足够的资源来应对挑战,那么,许多的压力源便会得到控制。如果你很富有,能够请到一帮律师和顾问,那么,与那些经济窘迫、学历不高的人相比,你就能够更好地应对养老金中的欺诈行为。内部资源也具有同样的功效——如果有足够的自信,你就能够应对许多情境。证据也同样表明,如果个体周围有着安全的社会支持网络,那么,情况就会大有不同。不管在婴儿还是成年期,在社会网络的支持下,压力都能够被个体所掌控。最近，研究者发现，在压力情境下，安全型依恋儿童的皮质醇分泌量并不高，但非安全型依恋儿童却会显示出高水平的皮质醇分泌（Gunnar and Nelson 1994；Gunnar et al. 1996；Nachmias et al. 1996；Essex et al. 2002）。情感方面的安全感和皮质醇的分泌失调之间，存在着非常紧密的联系。因此，真正起决定作用的，并不一定是压力本身，而在于个体能否获得社会支持网络，以及个体经受压力时的内部资源状况。

　　个体的这些内部资源，通常在外部难以观察出来。研究者原本假设，在压力情境下，那些有着胆怯、恐惧气质类型的儿童，会表现出高水平的皮质醇分泌，但是，研究结果却并非如此。结果显示，除非这些儿童与父母之间表现出非安全型的依恋，否则，在压力状态之下，他们的皮质醇分泌量也处于正常水平。与此相对，那些表面看起来冷静镇定、若无其事的孩子，在压力状态下却显示了高水平的皮质醇分泌量，结果发现，他们也属于非安全型依恋。由此可见，在应激反应中，起决定作用的是依恋类型，而不是由个体的人格类型所决定，人格类型并不是个体内部情感资源多少的可靠指标（Gunnar et al. 1996；Schieche and Spangler 2005）。到1岁时，那些有着安全型依恋关系的儿童，照料者可以满足他们的需求，并且可以很好地调控他们的情绪，因此，即使在压力状态下，他们也很难表现出高水平的皮质醇分泌量（Gunnar and Donzella 2002）。但是，那些非安全型依恋的儿童，却会表现出皮质醇分泌失衡。非安全型依恋的本质特征在于，对来自他人的情感慰藉与支持缺乏信心。

持续关注与保护的缺失造成婴儿的压力

对于婴儿来说，最严重的压力事件便是与母亲或照料者相分离，因为婴儿的生存需要依赖他们。年幼婴儿与母亲的分离，会使其杏仁核中的促肾上腺皮质激素释放因子（CRF）的含量提升。有些人认为这便是恐惧的生化反应，并且指出，对于任何哺乳动物的幼崽（也包括人类）而言，即使与食物源和保护源的短期分离，都会令他们非常恐惧。

有足够的证据证明，与生活中所依赖的人分离时，个体的皮质醇分泌会增加。对猴子和老鼠的实验都发现，幼年时期与母亲的分离，与高水平的皮质醇分泌之间，存在着密切的关系。每当小松鼠猴与母亲分离时，它的皮质醇含量就会增加。如果这种情况反复发生，即使一周加起来才 5 个小时，小松鼠猴体内皮质醇的反应敏感度也会上升。并且，小猴子会变得非常依赖母亲，容易沮丧，也不太爱玩耍（Plotsky and Meaney 1993; Dettling et al. 2002）。

此外，社会冲突以及来自对手的威胁都会提高皮质醇含量。对灵长类动物的研究发现，当个体受到群体中其他成员的威胁、与其他成员发生冲突、在某些方面受到群体的排斥，或者在幼年时期有着与母亲分离的经历时，体内的皮质醇含量都会增加。因此，概括而言，皮质醇应该是个体对自身安全、生存以及人际关系等感到焦虑时的副产品。

近期的研究把这些结果直接应用到了人类。在现代社会，由于女性日益涉足各种领域，在女性越来越多走向职场的过程中，婴儿与母亲的分离也不断增加。但是，有关这一社会现象对儿童可能产生影响的争论，也持续了几十年。Andrea Dettling，一位美国的研究者，从皮质醇的分泌情况入手，测量了母婴分离对孩子压力反应所产生的影响。她在一所全托中心，对一群三四岁的儿童进行了测量，这些孩子整天都与自己的父母分离。研究结果证实了一些母亲的担忧：他们的孩子的确处于压力状态之下。当然，从外表和行为来看，这些孩子似乎并没有经受压力，但是，在一天之中，随着时间的推移，他们的压力反应系统开始变得活跃，皮质醇分泌水平也开始增加，尤其是那些社交能力差的儿童，这种趋势表现得更为明显。每到下午，这些孩子体内的皮质醇含量就特别高——而这段时间，正是其他孩子皮质醇开始下降，与父母一起享受家庭快乐的时光（Dettling et al. 1999）。这些结果被不断重复，最近的研究显示，日托机构的保育人员如果采用干预式、过度控制的照料方式，孩子体内的皮质醇分泌水平所受到的影响最大。

然而，在草率地对托儿所护理下结论之前，Dettling 对这种托管性的幼儿照料进行了更深一步的研究。她发现，皮质醇的高水平分泌不是不可避免的。在第二阶段的研究中，她重点研究那些整日与父母分离，但有照料者陪伴的孩子，结果发现，真正起作用的，是替代照料者的看护质量，以及是否有人真正关注孩子。那些在托儿所受到精心照顾的孩子，皮质醇的分泌也通常属于正常水平（Dettling et al. 2000）。Lisa Badanes 最近的研究进展也肯定了这一点。她在托儿所中的工作发现，即使是安全型依恋的孩子，也会经历当父母不在身边所产生的压力。然而，如果他们与一个可以替代父母的人物之间建立了稳固关系，比如托儿所的主要照料者，就会如同与敏感型父母建立的关系一样，对压力起到同样的缓冲作用（Badanes et al. 2012）。

这些研究结果，非常有力地支持了情感调控的重要性。对于小婴儿来说，绝对需要某个成人时刻守护在周围，关注婴儿的感受，并帮助孩子调控这些感受。Dettling 的研究也指出，这个成人不一定必须是母亲或父亲，但是，至少在孩子 3 岁以前，这个人一定要在情感上能够给孩子提供帮助和支持。另外，她的研究也明确指出，正是由于这种持续关注与保护的缺失，才造成了婴儿的压力。

受压父母，受压孩子

当然，有些时候，孩子出现问题的原因并不是因为妈妈不在身边，而是由于妈妈不称职的照料质量。即使当孩子与自己的亲生父母待在一起，也仍然可能在情感上受不到良好调控。例如，父母酗酒的孩子通常皮质醇分泌水平较高，这很有可能是因为虽然父母待在孩子身边，但在情感上却无法为孩子提供和谐一致的调控（Wandet et al. 2001；Uhart et al. 2006）。

那些自身正处于压力之下的母亲，通常在有效调控自己的孩子方面存在着更多困难。对灵长类动物猴子的研究结果，充分地支持了这一结论。在实验中，猴子被放置在一个不知道是否能吃到下一顿饭的环境中，即所谓的"无法预测的粮草"，对于母亲和她的孩子而言，与每次只能得到一点食物的情境相比，这种情况的压力要大得多（Rosenblum et al. 1994）。但是，母亲的压力状态会对幼猴产生很大的影响。这些小猴子自身也显示了高水平的皮质类固醇和去甲肾上腺素含量。我们可以想象，一个正为如何得到下一顿饭而发愁的母亲，是很难专注于调控自己孩子的情绪。因此，婴儿自身也难以放松，他们也只能处于警觉和焦虑之中。最终，这些猴子便普遍出现了抑郁的行为表现。由此，我们不难想象，在人类社会中，如果父母处于一种无法预测的生活状态中，尤其是那些社会经济地位处于底层的父母，将会经历与母猴类似的反应。最近的研究结果显示确是如此。一项最近的研究探讨了 2007—2009 年"大萧条"的影响，结果发现，相对于真实的逆境，人们对于经济形势的不确定性和预期的担忧导致了更大的压力——以及更严厉的教养方式。失业率剧增之时，就是那些脆弱的家庭所面临压力最大的时刻（Lee et al. 2013）。

具有讽刺意味的是，我们当今的生活方式，也通常把婴儿主要照料者放置于极度压力的情境之中。Rachle Cusk 非常形象地描述了这种情形：

> 作为一名母亲，我必须不接电话，不干工作，不去理睬已有的安排。要做回我自己，我必须任凭孩子哭闹，必须预先喂饱孩子，或者整个晚上离开孩子，必须忘掉孩子，这样我才有可能考虑其他事情。鱼和熊掌，两者不能兼得，在某一方面的成功，往往意味着在另一个领域的失败（Cusk 2001:57）。

在这种情境之下，最为痛苦的方面是似乎同外界相隔离的孤立状态，但同时却又肩负着很重的责任。她感觉自己像是

"一个荒无人烟的社区，一幢被弃之不用的建筑，里面陈腐的木材不时断裂，坍塌在木板之上。"——这幅图像，与人们通常所幻想的人类之母的形象相去甚远，在人们的幻想中，圣母丰满的乳房和慈善的母爱会缓解孩子的所有压力。而事实上，母亲和孩子却通常会陷入同样的困境，双方都缺乏可以用来应对压力的力量支持。

同时，动物方面的研究文献，充分论述了早期压力（如与妈妈经常短暂分离）对年幼动物产生的影响——比如高强度的应激反应，以及终生的焦虑、抑郁和忧愁倾向（Francis et al. 1997；Sanchez et al. 2001）——是否可以把动物研究的这些结果都推论到人类行为中还需要进一步的研究来证实。最近的一项研究提供了第一手的直接证据，表明人类和其他动物一样，都同样容易受到早期压力环境的影响。这项研究是由威斯康星州立大学的 Marilyn Essex 和她的同事一起进行的（Essex et al. 2002），这是一项令人信服的、严谨的、预期性（prospective）的研究。研究对象是 570 个家庭的大样本，采取纵向设计，从母亲怀孕开始，一直追踪到孩子 5 岁时。大量翔实的研究材料清晰地表明，婴儿时期的经历确实可以预测个体之后的压力反应。

在孩子四岁半时，压力水平测试结果显示，那些母亲正处于压力状态中的孩子，体内的皮质醇浓度也较高，但是，这种情况只发生在那些在婴儿时期，母亲曾处于压力或抑郁状态的孩子身上。换句话说，如果婴儿时期的压力经历影响到他们正在形成的应激反应或 HPA 轴的时候，儿童的压力应激系统才会变得更为脆弱。与那些轻松度过婴儿期的孩子相比，在压力情境下，这些孩子很容易产生更多的皮质醇。当度过童年期时，早期紧张的母婴关系已经在他们身上产生烙印——一种对于生活中的挑战容易反应过激的倾向（这些脆弱孩子的体内，并不总是表现出高水平的皮质醇含量，当不处于压力情境下时，他们的皮质醇也通常维持在正常水平）。

一项更近的研究追踪了一组自出生到青春期健康但贫困的儿童，发现他们青春期的皮质醇活跃程度依然与其幼年父母所给予的温暖和关注之间存在紧密联系（Hackman et al. 2013）。对罗马尼亚孤儿的研究显示，在 HPA 压力反应系统的建立过程中，甚至可能存在一个关键期。这些生活在孤儿院中的婴儿，如果在 4 个月之后被收养，他们的体内通常表现出高水平的皮质醇含量，甚至在收养之后也是如此，但是，那些在 4 个月之前被收养的儿童，则通常可以恢复到正常的压力反应水平（Chisholm et al. 1995；Cunnar et al. 2001）。虽然在某种程度上，这与母亲同小婴儿之间建立关系的能力强弱有关，但其他方面的证据显示，在婴儿 6 个月时，HPA 系统正处于建立其反应设定值的关键期。在此之前的几个月内，儿童体内的皮质醇反应水平是可变的，但是，过了 6 个月之后，婴儿皮质醇反应水平就开始变得相对稳定和一致了（Lewis and Ramsay 1995）。

最近 10 年，很多研究证实了早期经历在 HPA 轴发育中的重要性。不过，最新关于表观遗传学的研究也认可了这样一种可能性，即在子宫的胎儿也会继承这种发生改变的应激反应。环境的影响，会作用到母亲的基因和她的 HPA 轴，进而传递给她的胎儿。更加不可思议的是，这种改变了的应激方式还会通过胎儿传递到它的下一代（Matthews and Phillips 2010；Tarullo and Gunnar 2006）。一些关于大白鼠的最新研究进一步证实了这种可能性，那些经历过创伤性应激的父亲会将他们已经发生改变的基因通过精子传递给他们的后代（Gapp et al. 2014）。

皮质醇的高和低

从受精卵到蹒跚学步后期，这一阶段是建立个体贯穿一生的情感控制能力的最重要阶段。怀孕阶段胎儿体内神经生物学上的缺陷可以被出生后年幼时期孩子与照料者的关系质量所改善。个体的心理应对策略，通常与其生理应对策略之间，存在着明显的联系。两者都是在个体幼年时期建立，并通常会延续其一生。并且，两者都是由早期的关系模式所塑造。正如我在前面所描述的，安全型关系的基本特征表现在，照料者对孩子的需要及时进行回应，帮助孩子顺利地进行自我管理，在需要时，孩子能够利用他人帮助自己应对压力，并在这一过程中，皮质醇的分泌维持在正常水平。然而，非安全型关系的表现则各有不同。这些表现大致可以分为两大类：过高的情感反应或过低的情感反应。那些在情感方面没有受到良好调控的儿童，通常处于唤起和应激状态，体内会分泌出皮质醇之类的压力荷尔蒙。但是，正如我在后面部分将会简要介绍的，如果婴儿长期处于慢性的压力状态之中，他们体内的"反唤起"（anti-arousal）机制将会发挥效用。

高皮质醇的危害

在依恋行为的研究文献中，那些被称作反抗型依恋的个体，通常会戏剧化地表现自己的情绪。他们之所以有这种表现，是由于父母在情感支持方面的变化无常——在照顾孩子时，他们或者心神不宁、漫不经心、手忙脚乱，或者不时地离开孩子。于是，孩子便希望通过夸张的情绪表现，来获取母亲的注意。但是，孩子永远无法确切地知道，母亲是否会关注自己，或者当自己需要帮助时，母亲是否会提供这些帮助。由于在高浓度皮质醇的分泌过程中，不可预测性是一个重要的原因，因此皮质醇含量过高的儿童，也很有可能源于这一因素。一项研究也的确发现，在婴幼儿时期，这些类型孩子的恐惧感也最强（Kochanska 2001），而皮质醇和 CRF 正是恐惧感的荷尔蒙。然而，目前还没有可靠的证据表明，在这一阶段，这些孩子的皮质醇分泌也明显处于高水平。要确切地知道两者之间是否真正存在联系，还需要进一步研究和探讨。

高皮质醇含量和右脑前半部的相对活跃性之间，存在着一定的联系，大脑的这一区域负责着恐惧感、兴奋性以及人际交往中的退缩行为（Davidson and Fox 1992；Kalin et al. 1998b）。右前半脑专门负责处理那些新颖和令人分心的刺激，那些右前半脑处于活跃状态的孩子，似乎总是处于警觉状态。这些孩子的照料者很有可能行为变化无常、难以信赖，为了生存，孩子被迫在情感方面保持高度警觉，因为他们要努力读取母亲身上的非语言信号。

我们知道，许多情绪失调问题，如成人期的抑郁、焦虑、自杀倾向，以及饮食障碍、酗酒、肥胖、性虐待等，都与高水平的皮质醇含量之间存在着密切联系。在以后的章节中，将会对其中的一些联系进行较为详细的介绍。但是，高水平的皮质醇含量并不仅仅与心理问题有关，还会损害个体的生理系统。

正如 Schulkin 和 Rosen 所指出的，过多的恐惧会消耗过多的新陈代谢（Schulkin and Rosen 1998: 150）。高浓度的皮质醇会损伤大脑的海马体，以及信息的提取能力（可能会导致一个漫不经心、能力低下的孩子），还会影响前额叶思维和管理行为的能力（Lyons et al. 2000b）。高皮质醇还能够威胁到免疫系统的安全，导致个体容易受到感染，并且还会危及创伤的愈合，甚至在某些情况下，还会导致肌肉群的萎缩，并使个体患上骨质疏松症。此外，通过提升血液中葡萄糖和胰岛素的含量（这也会导致个体超重和胃肥胖）。在机体应对环境的过程中，压力反应的地位如此重要，以至于它可以导致一系列出人意料的身心紊乱。当压力反应出问题时，不管在生理还是心理上，我们都变得异常脆弱。

低皮质醇的奥秘

但是，正如我们能够对高皮质醇含量进行测量，并对其后果进行描述一样，我还必须介绍低皮质醇的情况。在某些人身上，发现其皮质醇的基线水平远远低于正常人，这也会导致各种类型的失调症状。到现在为止，这种低皮质醇的现象仍然还有许多未解之处。虽然在研究者眼中，这种现象仍是一个待解之谜，但是，其发生率远比研究者设想中更为普遍。我们已经非常清楚，在压力情境下，儿童体内会表现出高水平的皮质醇含量，那么，为何在有些人的体内，却一贯表现出过低的皮质醇分泌基线值呢？一种解释认为，如果机体的皮质醇含量持续地维持在较高水平，在延至一定时间时，最终将导致皮质醇感受器的关闭，这就是所谓的"向下调节"（down regulationu）。

直到今天，对于这种现象所涉及的生理机制，人们还没有完全理解，但是，研究者推测，这可能是机体应对皮质醇长期暴露的一条途径（Heim et al. 2000）。这可能是自我保护机制。长期暴露于高水平的皮质醇浓度与一些潜在的、威胁生命的疾病有关。然而，调节到低皮质醇水平的模式会使身体更容易出现另一些症状——例如痛苦和疲劳（Fries et al. 2005；Heim et al. 2000a）。

此外，这种低浓度皮质醇模式的转换，似乎也是一种防御机制。通过对痛苦经历的躲避、退缩和否认，个体试图让自己摆脱这种痛苦的感受（Mason et al. 2001），感受更少总好过应付持续的压力。但是，这种（无意识的）策略可以导致个体情绪上的麻痹，甚至是分裂状态（Flack et al. 2000），这会使个体感觉空虚和疏离人群。处于这种状态的一些儿童，其实是在采取一种消极的应对策略，因此，当真正需要的时候，他们也往往更难以做出回应。例如，一项对幼儿园孩子的研究发现，那些皮质醇分泌基线很低的儿童，当某一天的生活出现了高压力事件时，他们通过分泌皮质醇，而不对事件进行反应（Dettling et al. 1999）。通过某种方式，这类孩子设法否认痛苦或压力事件对自己的影响，甚至是切断自己的压力反应。然而，不幸的是，这种做法通常可以切断所有的感受。对于快乐刺激，这些孩子也通常较少做出反应，虽然他们可能经常会有一张"过于灿烂动情"的喜悦面孔（Ciccetti 1994）。

低皮质醇含量与较低地位等级，频繁的情绪（有时是生理方面）虐待和忽视之间存在着关联。然而，时间点的选择可能很重要，在造成低皮质醇分泌的过程中，这些经历发生的年龄是一个至关重要的因素。Andrea Derrling 最近一项对绒猴（一种灵长类动物）的研究发现，只有那些在很小的时候就同妈妈分离（每天分离时间达到两个小时）的小猴子，会形成很低的皮质醇基线水平。而这些猴子的孪生同胞，没有同母亲相分离的经历，也没有产生过低的皮质醇基线。在另一项研究（Dettling et al. 2002）中，那些年龄稍大一些，能够半独立的小猴子，同母亲分离后也不会形成皮质醇的低基线水平。另外，可能是之后过了一段时间应激反应才会变得迟钝，其中起到决定性作用的是暴露在压力情境下的时间长度（Ruttle et al. 2011）。现在，研究者们仍在继续探索产生低皮质醇的环境和时间因素，但是，在生命早期，个体所遭受的某种忽视或剥夺，确实在其中扮演着一定作用。

虽然目前还没有明显的证据支持，但回避型依恋确实也与低皮质醇水平之间存在着某种联系。当儿童体验到照料者对自己的负面态度，如敌意、批评，或那些强迫式的严厉型养育方式时，他们通常会形成一种回避型的情感依恋方式。在这样的抚养氛围中，儿童会感到愤怒，然而，他们所生活的家庭文化又不能容忍孩子的自我表达，于是，孩子只能被迫压抑他们的情感。不幸的是，这种压抑并不能使儿童的愤怒情绪得到缓解，事实上，这可能反而提升了儿童的情绪唤醒水平（Gross and Levenson 1993）。可能正是源于这种原因，这些情绪通常会最终难以抑制、无法预料地爆发。那些被压抑的攻击性，可能会被暂时储存，直至发现一个相对安全的出口时，才能彻底释放。对于孩子而言，他们通常会对自己的同伴发泄这种愤怒的情绪，而不是对自己的父母，虽然正是父母导致了他们心中的愤怒之情。

那些最具破坏力的儿童，通常是那些尽力压抑自己情感的孩子，虽然这听起来似乎有些荒谬。但是，在学校里，那些最具攻击性的男孩，往往不是体内具有高浓度压力荷尔蒙的，而是体内压力荷尔蒙水平较低的个体。越来越多的证据表明，低皮质醇水平与冲动型攻击（Feilhauer et al. 2013）以及泛化的反社会行为（Shirtcliff 2005）有关。在他们的外表之下，是翻腾汹涌的愤怒之情，虽然他们自己也很有可能意识不到这些。这些愤怒之情，很有可能来源于他们年幼时，所遭受的忽视、欺辱和长期的敌意。随着时间的流逝，这些男孩的身体适应了这种处于持续高皮质醇的状态，以及从高皮质醇水平向低皮质醇水平的转换（Ouellet-Morin et al. 2011）。一项重要的研究（MaBurnett et al. 2000）发现，男孩子身上的反社会行为出现得越早，越有可能和低皮质醇之间存在着联系。这就表明，那些在幼儿园或小学就惹人讨厌的儿童，之所以有这些行为表现，可能是为了应对家庭中的情感虐待或忽视，于是便被迫发展出这样一种生存策略。虽然表面看来，他们很坚强无畏，因为他们似乎通常对他人的言行无动于衷，缺乏焦虑，但事实上，他们并不是缺乏情感，而是把自己的情感反应压抑起来。

那些在幼年时，就表现出攻击倾向的孩子，同那些在十几岁时才变得富有攻击的孩子，在生理方面是不同的。后一种孩子，在幼年时并没有攻击倾向，只是到了青春期才开始表现出攻击行为，他们的行为表现通常是源于自己脆弱的情感体验，并且他们也会表达自己的焦虑。他们体内的高皮质醇含量显示，他们的攻击行为只是对青春期所面临压力的一种反应（可能是暂时性的），而不是源于幼年时期负面的情绪体验。

然而，在幼年时期，前一种孩子体内的系统已经适应了周围的压力环境，并形成低水平的皮质醇来作为防御，这些孩子通常会表现出一系列失调症状。尤其需要指出的是，低皮质醇含量与创伤经历后的压力失调（Post-Traumatic Stress Disorder, PTSD）之间存在着密切的联系，在后面的章节里我们会详细地讨论这一问题。并且，这些孩子也更容易出现一些心身疾病，如慢性疲劳、慢性疼痛、哮喘、过敏、关节炎，以及季节性的情绪失调（Miller et al. 2011；Fries 2005；Heim et al. 2000）。低皮质醇含量也和积极体验的缺乏之间存在着一定联系。虽然感觉糟糕，如抑郁，并不是一个主动的状态，但这种心理状态可以使个体的情感生活变得暗淡苍白。这通常让人联想到"述情障碍"（alexithymia）患者——他们在用言语表达情感时存在着障碍。事实上，一名研究者已经发现，述情障碍患者体内的皮质醇含量通常较低（Henry et al. 1992；Henry 1993）。

这种情形，最初是在一些病人身上发现，这些病人都是经典的"心身疾病"（psychosomatic）患者，如哮喘，关节炎或溃疡性结肠炎（Nemiah and Sifneos 1970），但是，这种症状如今已经被广泛运用于各种失调症状。用言语表达情感时出现的困难，可能源自幼年时期母婴之间的沟通和交流。如果母亲不教孩子，如何用言语表达自己的实际感受，那么，孩子就难以对自己的感受加以组织，也无法通过有意识的心理过程，相对独立地表达出自己内心的感受。的确，在对身心失调患者的治疗过程中，人们发现，这些患者在生活中通常极其依赖一个或几个其他的人，一旦这些关系有所丧失或出现问题，他们便很容易生病（Taylor et al. 1997）。在本书的第二部分，将会对这一问题展开详细介绍。

不过，这种把个体的皮质醇基线水平严格划分为高或低的做法，也遭到一些质疑，因为我们不应该将其看作固定的状态。而是应该持这种观点，高皮质醇含量显示个体当前正在积极应对压力，而低皮质醇含量则显示，个体内部唤醒和反唤醒心理机制之间的平衡状态（Mason et al. 2001），在个体对压力引起的恐慌进行防御的过程中，已经出现了倾斜。从这种观点出发，我们就可以解释研究文献中那些相互矛盾的结论。例如，有证据显示，在受到性虐待的儿童中，有些显示了高水平的皮质醇含量，而有些体内的皮质醇含量却很低。如果 Mason 和他的同事是正确的话，这种不同的皮质醇含量，与这些儿童在适应当前独特而复杂的环境时，所采取的不同应对方式之间有着更为密切的关系。

皮质醇调控的社会本质

很明显，压力反应是我们情感构成中的一个关键成分。当我们调控自己的情绪状态时，其实也是在调节我们的荷尔蒙和神经递质水平。然而，我们有效完成这一过程的能力，在很大程度上受到我们父母的影响，他们对于孩子哭闹和需求的容忍程度和回应方式的影响。精神治疗师可能更喜欢从父母无意识防御的角度去思考，认为父母通过自己操控婴儿各种情绪和需求的方式，把自己的无意识防御方式传递给孩子。

一个强劲的压力反应，更像是一个强健的免疫系统，事实上，正如 Candace Pert 所指出的，两者在内部相互连接。压力反应为个体将来童年和成年生活中的压力提供了"寄主抗性"

（host resistance）。但是，与"社会大脑"一样，它也是由父母和婴儿之间的关系质量所塑造。良好的情绪免疫性源自婴儿时期，被父母拥抱、抚摸、凝视，以及帮助克服压力时的安全感的体验，而压力反应则来自于分离、不确定性，以及在接触和调控方面的贫乏。

最为重要的地方在于，要在恰当的时候及时关闭皮质醇的分泌，而避免被皮质醇所淹没，或者被迫去抑制皮质醇，这一点非常重要。在我看来，这基本上与管理情绪同等重要：不管何种情绪来临，都可以容忍和接纳，当情绪开始泛滥时，知道采用何种方式应对——或者通过分散注意力，或者通过他人让自己的情绪得以释放。在依恋行为的研究中，这些被称作安全型策略。但是，非安全型的策略则存在许多问题：面对强烈的情绪，反抗型依恋的个体会感到手足无措，皮质醇也会大量分泌，而回避型依恋个体的反应则类似于低皮质醇人群，他们会切断皮质醇分泌。这两种情况都会导致我们情感生活中麻烦不断。

在这一领域，现在已经出现一个引人注目的很有分量的证据。这个证据非常有力地指出，通过早期的社会经验，HPA压力反应性能够被塑造成过于敏感或迟钝，此外，皮质醇能够对正在发育中的婴儿中枢神经系统产生永久性的影响。这些影响发挥作用的方式，有赖于婴儿困难经历的开始年龄，这些困难的持续和发展进程，以及其强度如何。这一领域的研究仍在继续，并且很有希望发现更多关于人类各种变量之间的特殊联系。然而，毫无疑问，在人类习得的各种情绪调控方式中，压力反应是其中的一个重要指标。

第一部分的总结

　　在情绪的发展中，婴儿阶段是一个关键的时期，在本书的第一部分，介绍了婴儿期之所以如此重要的科学基础。管理情绪的基本系统——压力反应系统、神经递质的回应性，以及促进亲密关系理解的神经通路——都不是个体一出生就设定好的。脑部重要的前额叶区域也不是天生就发育好的。然而，所有这些系统，在生命的前两年中，将会迅速发育，形成我们生命中进行情绪调控的基础。虽然以后的经验还会使我们的反应进一步精细化，并进一步发展我们的技能，但是，婴儿时期的经历，却为我们以后的发展奠定了各自的方向。我们在某条特定道路上停留的时间越长，就越难以选择其他的道路，也更难以改换我们步伐的方向。

　　现在，已经有足够的研究证据显示，在情绪控制过程中，能够发挥作用的生物系统，都会受到社会的影响，尤其是在系统发育的最迅速阶段，所受到的影响效果最为明显。依据这些早期社会经验的不同性质，这些系统将会发育或运行得更好或更为糟糕。我已经指出，社会经验之所以会对个体的生物反应产生巨大影响，是为了让个体更好地适应周围赖以生存的环境。

如果生活在一个高度危险的环境中，拥有一个敏感的压力反应系统非常重要，如果有一位充满敌意的母亲，很自然地，你便学会了对人敬而远之。然而，这些在婴儿时期形成的各种行为模式，随着以后生活环境的改变，并会成为一种缺陷和不足，并会成为成年之后各种精神疾病的最初起因，在第二部分，我将对这些问题展开论述。

第二部分

不稳定的基础与其后果

我们在寻找人类精神的根源，那些根源犹如房屋基石般重要，在一切安好时，它们却不见踪影。

——克里斯特

在第二部分，将会更加详细地探讨成年期的各种身心失调与婴儿阶段经历之间的联系。那些幼时经历痛苦的婴儿，当时究竟发生了什么？这些经历会对他们的成年生活产生何种影响？

我将会探讨过于敏感的压力反应系统、情绪调控中的困难，以及与他人之间的"非安全型"依恋，是如何导致个体更容易出现精神疾病。当然，这并不是认为在两者的关系中，一个是"因"，另一个是"果"，而是仅仅指出，个体出现功能失调或情绪障碍的可能性会随之上升。导致人生陷入悲剧的道路有许多种：个体可以选择暴饮暴食，也可以节食少吃，可以酗酒，可以言行冲动草率，可以对他人缺乏怜悯之心，可以患病，可以对他人提出无理要求，可以变得抑郁，也可以对他人使用暴力，诸如此类。这些行为的起因，基本上都是由于体内发育不良的情绪系统，从而致使他们情绪控制的能力遭到破坏。

虽然很少有人会仅仅陷入其中的某种道路，还有些人似乎与上述任何道路都不沾染，但是我相信，在某种程度上，每一条道路其实都是个体在适应其独特环境时的无奈选择，或者说是面对周围困境，所采取的部分解决策略。情绪行为总是对他人的一种回应。甚至那些看起来有着相当强大的内部资源，足以达到情绪平衡的个体，或者那些有着成熟的"情绪智力"的人，其实也都是在特定的人际关系交往中，发展出这些能力的。因为智力其实也是在与他人的交流，以及对他人的观察中获得的。

但是，我们很难依据成人的情绪状况，按照不同的行为模式对其进行确切的分类，因为这些不同的行为模式之间也是相互交叉、互相重叠的。那些反社会的青年往往也会表现出抑郁的倾向，那些身心疾病的易感人群，通常也会突然爆发怒火。他们的共同之处，就是内心缺乏自尊，这可以以不同的形式表现出来。虽然那些从事护理工作的人士，对此已经司空见惯，但在某些领域，对于身心失调源自低自尊水平的观点，仍是嗤之以鼻。在记者行业中，流行这样一种看法，认为自尊之类的说法都是不切实际、无科学根据的，这给放纵行为提供了一个借口。因此，我有必要为这些观点进行一些辩护。

那些在应对周围环境或与人交往中有着自信的人，通常认为，别人的感受也同自己一致，但不幸的是，事实远非如此。有许多人，童年时期的经历并没有给他们提供这种自信的源泉。一项对非安全型依恋儿童的研究结果，支持了这一观点。

在对不同文化的研究中，这项研究得出了一致性的结论，在各种文化中，最保守的估计超过 35% 的儿童属于非安全型依恋（VanIjzendoorn and Bakermans-Kranenburg 2009；Goldberg et al.，1995:11）。在人群中，这是一个相当大的比例。然而，非安全型依恋本身并非是种病态。这只是表明，这些人在控制自己的情绪方面，存在着一定障碍。

正如我在前面所指出的，非安全型依恋的形成，通常是因为父母出于各种原因，而难以对婴儿的需求进行充分回应。在多数情况下，这是由于他们自身在情感调控中存在着问题，并把这些问题传递给了孩子。这些父母在自己的婴儿时期，各种需求都难以得到满足，因此，当身为父母之后，他们也难以满足自己孩子的需求。这种情境就像一个多棱镜，我们可以从多个角度看同一个问题。无论你的关注点在于父母、婴儿，还是有着心理疾病的成人，问题的核心都相同：处于内部的非安全婴儿。

正如许多关于"内在小孩"（inner child）之类的玩笑所证实的那样，一旦想起自己的"内在婴儿"（inner baby），多数成人都会感到非常乏味和不快。我们通常都会对自己在社交、工作与学业方面的能力感到自豪，也会为自己的独立性与所取得的社会地位感到骄傲。但是，那些由于工作或家庭的原因，而接触到抑郁、心理疾病患者，或者犯罪群体的人，就会意识到，对有些人而言，要保持情绪上的平衡，是一件非常艰难的事情。在他们的内心，有种无形的障碍操控着他们的心理和生理。在过去，这种障碍通常被看作人格缺陷或基因所致，但是，在今天，我们应该更为慎重地考虑早期经验在其中所扮演的角色。

在第一部分，我已经介绍过，早期经验是如何影响个体的生理反应——包括扭曲的压力反应、神经网络和生物物质的运作，以及在日常生活中对他人的心理期待。这些早期经验为个体的情绪生活定下了框架。如果这个框架是安全的，它就会给个体以信心，当需要时，能够在他人的帮助下，调控情绪生活中的起起落落。这不仅是一种生理能力，也是一种心理能力。但是，如果这个框架摇摇欲坠，是不安全的，那么，个体就会觉得非常难以有效地应对压力，不管是单独应对，还是依赖于他人的帮助，个体都会感到缺乏信心。这种对自我和他人的信心，确实是自尊的另一种表现形式。自尊并不只是在抽象的意义上自我感觉良好，它也是一种应对生活挑战的能力。

要求苛刻的成人

那些缺乏自尊和自我调控能力的孩子，长大之后，往往成为自我中心的成人。由于缺乏有效且资源充沛的情绪系统，他们无法灵活地调节自己的行为，或者对别人的行为进行回应。他们通常行为僵硬，要么尽量或根本不需要别人的帮助，要么就过分地依赖别人。因为幼年时，没有被关注和调控的充分良好体验，在他们的体内，仍然活跃着原始的婴儿期的需求。到了成年期，在有些时候，这些需求会表现为带有几分强迫性质的让别人满足自己。那些不断地恋爱又失恋的人，那些对某些食物或毒品上瘾的人，那些工作狂，那些无休止地需要医疗或社会救助的人，其实时时刻刻都是在寻求某些物品或某些人，来帮助自己进行情绪调控。事实上，他们是在寻求自己未曾有过得幸福的婴儿时光。从私生活混乱的娱乐明星到逃避税务者，他们的行为往往激起别人的愤怒，并希望他们能够"长大"。即使心理治疗师，对这些人也会持同样的态度，并称他们为不成熟："在我负责的治疗小组中，那些中年人的思想和行为通常如同青少年一般。如果只是闭着眼睛，聆听他们的陈述，你根本无法猜出他们的实际年龄。有许多人，虽然年龄长大了，但他们的心理却并未随之成熟。"（Garland 2001）。

自相矛盾之处在于，在个体变得真正独立，基本上能够自我调控之前，他们需要有过一种完全依赖他人的满足体验。然而，对许多成年人而言，这有悖于他们的直觉，因为他们对这种不安全感持一种惩罚的态度，似乎变得成熟和能够自我调控，只是一个意志力的问题。有许多治疗师，面对患者缓慢的改变进程，他们有种挫败的感觉，于是，他们也尽力唤起患者的意志力。例如，Neville Symington 就提出"选择成为生活的奉献者"以及"对生活说'是'"的口号，并把这些口号看作是患者可以进行的选择（Symington 1993: 53）。当治疗无法取得进展，患者似乎不能做出积极的选择时，治疗师通常会感到很气馁。在成人身上所表现出的依赖和自我中心行为，确实让人难以容忍，因为身为成人，应该能够认识到自己行为与年龄的不相一致。

但是，这并不仅仅是简单的意志力的问题。即使患者的意志力被唤起，并且行为表现有所改善，但这也往往只是表面现象，患者也只是为了满足别人的期望，而尽力表现得成熟，人们所看到的，也仅仅是患者"非真实自我"的一种外在表现。不幸的是，仅凭意志力，个体无法对他人产生真正的怜悯之情，也无法发自内心地关注自我的感受。仅仅对这些行为进行的模仿，同源自真实体验的自我流露，是完全不同的。这其实是种能力，通过第一手的实际生活体验，这种能力已经内化为个体心理的一部分。这种体验就是同他人之间的良好关系，即在婴儿时期，对你的需求进行积极回应、帮助你调控自己的感受、不对你提出过分要求、在你力不从心时帮助你的人。

如同喜剧一样，在对孩子的教养中，对准确时机的把握也很重要。例如，判断孩子何时能够进行更多的自我控制、何时能够考虑到他人、何时能够独立，这些都是儿童心理学书籍上可以提供的，这些判断都是一种能力。在实际生活的亲子关系中，对孩子变化时机的判断是一门艺术，而不是一门科学。父母对孩子已经展示的能力的敏感性，经常会因自己对孩子依赖性的难以容忍，而受到妨碍。这一方面是由于文化的影响，另一方面则是父母自身的早期经验所致。依赖性可以激起强烈的反应。人们经常以厌恶和排斥的态度对待儿童的依赖性，而不是将其看作一段短暂且愉悦的人生体验。人们甚至认为，依赖性有着磁铁般的引力，成人自身也唯恐被其吸附；或者是父母无法容忍，把自己曾经幻想但却未曾得到的体验给予孩子。就如 Ian Suttie 所指出的："我们所没有得到的放纵和享受，也绝对不能允许他人拥有。"（Suttie 1935：71）。在很多时候，父母总是如此急于让孩子变得独立，为了达到这一目的，他们会让孩子长时间地等待食物或慰藉，或者让孩子同妈妈长时间分离。祖辈也经常不断地这样提醒，你一定不能向孩子妥协，千万不要宠坏孩子。

不幸的是，任由婴儿哭闹，对其不予理睬，即使这种情况的持续时间稍长一点，通常都会产生负面后果：这只会破坏孩子对父母、对周围世界的信心，反而使孩子变得更为依赖。在没有人调控自己的情况下，除了大声哭闹，或者进行心理回避之外，婴儿几乎没有其他办法来进行自我调控。但是，在这种情境下，无助和无能的痛苦，便导致了个体最初的心理防御方式。

我下面将要讨论的成人的心理防御方式，其实都是在婴儿期原始防御方式的基础上，更进一步的精细化表现。防御系统的两面性特征，似乎是依据我们的基因程序而建立：要么战斗，要么逃避。对婴儿而言，就是大声哭泣或者退缩。夸大感受或压缩感受。高度唤起或压抑唤起。这两种基本策略也体现在非安全型的依恋模式——回避型依恋或抗拒型依恋。无论采取哪种方式，对个体而言，都是找到了解决途径（这些策略可能被个体反复或偶尔使用），但是，个体并没有掌握自我调控的基本方法，他们要么容易要求过高，要么容易要求过低。

5

尽量不去感受
早期情绪调控与免疫系统之间的关系

> 逃避的反应开始蔓延开来……这种反应甚至可以达到
> 这种程度，个体不仅对他人的求助和痛苦无动于衷，而且
> 事实上，他害怕向他们乞求同情，于是，他可能把自己的
> 病痛掩盖起来，以防引起别人的忙乱，成为别人眼中的
> 看点。
>
> Ian Suttie, *The Origins of Love and Hate*, 1935

隐藏情绪

在西方文化中，退缩、宽容的行为表现更为普遍。英国人
因为他们的坚定沉着而出名。但是，北美人也被赋予独立之称，
他们会从孩子很小时就培养其独立性，虽然他们的这种自我独
立是采取一种外向和友善的形式。这种宽容或回避的行为风格，
成功地隐藏了孩子那些需要父母满足、但父母似乎不愿理睬的
需求。如果这些婴儿可以讲话，他们将会对父母说："别担心，
我不会给你添麻烦。"他们知道，自己的依赖性和需求是不受欢

迎的，于是，他们就学着去隐藏自己的情绪。事实上，长大之后，在无意识层面，他们可能会相信，自己不应该真正有什么情感，或者，自己可能只有那些"好"的情感，因为只有这些情感会得到一些积极回应。由于幼年时，缺乏一位时刻对自己回应、接受婴儿所有情感的母亲，他们学会了压抑自己的许多情感。如此发展，便会导致个体在认识自己的情感方面出现困难。毕竟，如果照料者都对自己的情感无动于衷，那么，孩子自己又怎能对其产生兴趣呢？如果母亲都不曾辨别和命名孩子的各种感受，孩子又怎能辨别和品味自己的各种感受呢？孩子将会停留在一种懵懵懂懂的生理感觉状态，只有愉快和不愉快，这是一种没有细化的感觉，并且没有在高级大脑中进行过定位。

在这种状态下成长的个体，有时被称作"述情障碍"（alexithymic），意思是说，这些个体没有学会用语言表达自己的情绪。他们经常意识不到自己当前有什么感受。虽然他们同其他任何人一样，有着各种情感和感受，但是他们通常会忽视自己的这些感受，正如幼年时他们的感受被照料者忽视一样。在他们的心理层面，各种感受并没有被精细地加以分辨，也不被看作是有关机体状态的有用信息。正如杰出的英国研究者 Peter Fonagy 所指出的那样，这些人没有习得内心化（mentalise）。他的理论很重要，因为 mentalise 包含了广泛的能力，包括同理心，情感意识和情感表达。这一理论的重要之处在于，人类把握情绪的潜在能力是激发人类行为的动机。然而，述情障碍者忽视情绪的重要性，他们大脑之中激发内心化的区域通常很少被激活（特别是内侧前额叶皮层，Moriguchi et al. 2006；Moriguchi and Komaki 2013）。

在这类人中，有些可能会变成务实型的人，他们关注外部的客观世界，不管是自己的还是别人的内心世界，他们都尽力不予理睬。在很多时候，他们也会发展顺利，并且在某一领域表现非常出色。他们也可能是乐于奉献的父母，为自己的孩子提供非常充裕的物质资源，并鼓励孩子有所成就，不过，他们却不会去敏锐地洞察孩子的内心世界。表面看来，他们可能显得非常正常，身心状态也非常平衡。但是，他们却经常过于依赖的存在：一个不得不时时陪伴他的人。他们所期望的亲密关系，并不是相互交流思想和感受，但是，他们却非常依赖对方的存在，因为对他们而言，这是一个安全的对象，这种安全感可以让他们进行基本的自我调控。当这个安全对象受到威胁时——可能是配偶的离去，或死亡——他们的内心将会出现很大的情绪困扰，并且不知该如何加以面对。

情绪影响免疫系统

当生活中失去赖以自我调控的对象时，他们便会变得异常脆弱，从这个角度来看，以这种方式生活的个体，更容易患上伴随身心性质的疾病，因为他们自身的调控能力并没有发展完善。尤其是，他们缺乏用来表达自己情感的内部言语。他们无法用言辞表达自己的痛苦，于是，他们只能以前符号（presymbolic）的层次，通过自己的身体，来展示自己痛苦的信号。他们无法找到合适的词汇，来同他人进行情感交流，从而使自己的痛苦情感得到缓解和控制。尤其是当他们遭遇分离或丧失亲人之痛时，他们的身体系统，包括免疫系统，可能会出现问题。

情感在生理疾病中扮演着一定的角色，我首次意识到这一点，是当我妈妈在她 49 岁那年患癌症的时候。那个时候，她正处于人生的黄金时期，性格坚强、魅力四射，她的外貌如同电影明星般动人，有点像 Grace Kelly，但又不如 Kelly 那样冷艳。在 45 岁之后，她身上散发出更富内涵，更加成熟的女性魅力。那时候，我想知道，一个看起来如此强大的人，在疾病面前为何显得如此脆弱，不堪一击？于是，我开始阅读关于"癌症人格"的书籍。书中的描述看上去与我母亲非常一致。癌症患者的人格特征被认为过于和善。他们善于合作、富有思想、体谅他人，并且从不发怒和沮丧。我妈妈也是如此，她性格乐观，积极向上。在她患病期间，她对别人的照顾和关心心存感激。别人都称她勇敢。

Lawrence LeShan 是我当时所读书籍中的一位作者，他提出了癌症患者的一个共同行为模式。他发现，在他研究的人群中，有相当一部分（72%）至少与其双亲中的一个关系非常糟糕，这使他们在情感上产生一种隔离感。他注意到，这些患者中的许多人，在青年时代，会对某些人或某些事物表现出强烈的情感付出，但是，当这些人或事从他们的生活中消失时，他们便会患病。在他的控制组中，仅有 10% 属于这种模式（LeShan 1997）。这个模式也同样适用于我的母亲。为了逃避与自己母亲之间的恶劣关系，她在 16 岁时就离开了家，非常年轻就结了婚，并且在结婚将近 30 年之后，被我的父亲抛弃。两年之后，她被确诊为癌症。

这时，我开始产生这样一个疑问："但是，情绪是如何杀死个体的呢？"在那个时候，我对此感到迷惑不解。我能够看到，对于一个健康的身体来说，锻炼和营养是非常地重要。但是，我母亲是一个喜欢运动的人，她打网球、唱歌，由于注意饮食，直到 40 岁时，她仍保持着不错的身材。她看上去，绝对不像是疾病的"候选人"。然而，很显然，健康的体魄仍然会遭到致命疾病的打击。那么，究竟是什么破坏了她的免疫系统呢？

炎症和免疫系统

　　研究者们发现，免疫系统与情绪之间存在着一定联系。那些不表达愤怒或负面情绪的人，尤其容易受到疾病的攻击。例如，Lydia Temoshok 发现，一个癌症患者，越是能够表达自己的愤怒和消极情绪，就会有越多的淋巴细胞聚集在其肿瘤所在地，攻击肿瘤细胞（Temoshok 1992）。对这种现象的一种解释是，当愤怒情绪被表达出来时，交感神经被唤醒，这一过程在短期有助于淋巴细胞的产生和激发免疫反应。但是，当愤怒或痛苦的情绪没有被表达出来，压力会长期存在，并且产生的压力荷尔蒙——皮质醇，可能仍然保留在系统之中。正如我们所知道的，最终会以皮质醇向下调节而告终。其导致的衰退或者迟缓的应激反应将无法承担他们正常的工作，即炎症反应。

　　炎症反应是免疫系统的一部分，通常被调动起来用以处理身体上的问题，例如传染病。不过，如果皮质醇水平不足以消灭炎症，一种慢性炎症就会继而发生，为更多致命性疾病的发生提供了温床，例如心脏病、癌症（Miller et al. 2011；Danese et al. 2007）。

　　现在的最新研究指出情绪能更直接地影响免疫系统。心理疾病本身是能够引发炎症前细胞活素（cytokines）的释放（Berk et al. 2013；Fleshner 2013）。George Slavich 和他的同事在美国加利福尼亚研究心理神经免疫学的 Cousins 中心研究了被排斥在游戏之外对个体的影响。他们发现，社会排斥的痛苦感受不但激活了大脑中的前扣带回和脑岛，同时也增加了身体中的炎症活跃度（Slavich et al. 2010）。显然，我的母亲在发病之前遭受了重大的被排斥事件。她也通常不直接表达自己的愤怒和负面情绪。现在，有一些幼时的图片出现在我的脑海：在下午三四点时，我母亲会躺在一间阴暗的房间里睡觉，似乎她所表现出的善社交、乐观主义，以及其他所有的成功之举，都让她感到疲惫不堪。这使我猛然意识到，她正试图通过睡眠来缓解自己的压力（在降低皮质醇水平上，睡眠具有轻微的效果）。但是，我也开始意识到，正是由于她对某些情绪的恐惧，脆弱和失败，沮丧与愤怒——在我看来，她一生都把这些情绪压抑在体内——最终夺取了她的生命。由于长期遭受忽视，这些情绪开始在她的体内发泄怒火和怨气，引发一系列无法控制的破坏行为。

作为一个具有外向回避型人格特征的人，一名好"演员"，无论何时，她都展现出一副愉悦和生机勃勃的形象，这其实往往是身心失调疾病的典型候选人。就像许多有述情障碍倾向的个体一样，在她的亲密关系中，她仅仅需要对方在身边，在陪伴着她。在生病期间，她向我讲述，在她的婚姻里，她几乎不曾期待两人在感情上的亲密感，只是把我父亲看作她生活的背景，而不是主角。这种在亲密关系中的疏远和逃避，很可能来源于她在婴儿时期，在同父母互动中所形成的自我调控方式。虽然能言善辩，表达能力很强，但是，她有一个习惯，那就是不对别人谈论自己的感受，在我看来，这是源自她婴儿时期，同我外祖母的交往经验。

外祖母是一个具有维多利亚时代人物性格特点的人，她对人期望很多，却付出很少。她对人挑剔，喜欢惩罚，让人不敢接近。她将孩子放在婴儿车里，任凭孩子哭闹，就像当时的许多父母那样，她相信这样做能够使孩子的肺更加强壮。在这样的环境中，我母亲从非常年幼时，就形成了她引以为豪的独立性，并尽力使自己变得像外祖母所期望的那样坚强。但是，在我看来，婴儿时期的母亲，很可能处于压力之中，因为她的母亲不喜欢与人亲近，不喜欢抚摸和依赖性。

我们知道，婴儿时期的高皮质醇含量，能够影响那些正在发育中的免疫系统，尤其是胸腺和淋巴结。不过正如应激反应被早期经历所塑造，免疫系统也是如此。心理暴露在社会压力之下的时间越早，个体未来的炎症反应就越夸张。这两个系统是相辅相成的（Miller et al. 2011）。

早期对大猩猩的研究显示，充满压力的早期分离不但影响了应激反应，也能够对免疫系统产生严重后果，减弱淋巴细胞的活性，加快个体病死的速度（Laudenslager et al. 1985；Capitanio et al. 1998）。现在的证据进一步显示，早期应激反应对于人类起到了相同的作用。尤其值得注意的是，研究者发现，严厉或者充满压力的早期抚养方式塑造了免疫系统的运行方式。

当然，严厉的父母在各个社会阶层都会存在。那些低自尊的成人最有可能贬低他们的孩子，不管是动手打孩子还是言语上贬低孩子。无论物质上的生活条件如何，严厉的教养行为根植于不安全感和压力之中（Katz et al. 2007）。然而，贫穷本身也是压力的一个来源。居住在拥挤吵闹的环境中，遭受到暴力行为，或者挣扎于没有收入带来的无助感，这些都会增加父母的攻击性。

不管在什么样的社会情境下，这些经历都会给他们的孩子留下深刻印记。一项关于不利童年经历（ACE）的研究评估了17000个成年人，结果发现，早期暴露在不良情境之中，比如家庭暴力、虐待和无稳定收入对于孩子未来的健康状况会产生累积式的影响。个体描述的不利经历越多，他将来在健康方面出现问题的危险越高（Felitti et al. 1998）。最近的研究发现，这一后果与缺乏免疫力有更大的联系。当有这些经历的孩子长大之后，他们在应对当前压力时更可能释放超过正常人两倍的促炎症白细胞介素（IL-6）因子（Gouin et al. 2012；Miller and Chen 2010；Danese et al. 2008）。最终，这些孩子成年后更容易患上各种疾病（Miller and Chen 2010；Miller et al. 2011；Ziol-Guest et al. 2012）。

与前者相反，那些受到充满关爱和支持性教养的婴儿不但能够更好地缓解自身所面临的压力，同时也有更强的免疫系统。那些充满爱意的抚摸和拥抱会在淋巴系统中释放后叶催产素，后叶催产素可以对抗炎症（Miller et al. 2011）。

特别是，通过母乳喂养，母亲释放的后叶催产素和体内的抗体可以传递给婴儿，这也有益于提高婴儿的免疫能力（Schore 1994）。母乳喂养还传递了多元不饱和脂肪酸（PUFAs），例如奥米加-3，这种不饱和脂肪酸通过阻碍促炎症因子来抵抗压力（Das 2001）。因此，压力和分离能够破坏免疫系统的发育，但同时，亲密良好的早期人际关系，可能有助于促进一个强健免疫系统的生成（Chen et al. 2011；Carroll et al. 2013）。

情感健康和身体健康之间的关系源自于婴儿期的经历、压力水平和应对压力时的被支持程度。正如我已经指出的，早期经验能把孩子塑造成压力的"低反应者"或"高反应者"。低反应者通常来自于专制型教养模式的家庭，尤其是父母可能经常对孩子进行言语批评和体罚。在这种环境下，孩子的身心俱受打击。他们似乎发展出坚硬的皮肤，以及一套斯多葛主义（stoicism）哲学，似乎对一切伤痛都能无动于衷。我的外祖母有一个特别的木棍，专门用来打她的孩子们，因为她崇尚体罚。从我童年时与她一起生活的经验来看，她对人也是一贯挑剔。我推测，我母亲是一个"低反应者"，在面临上述对待时有低水平皮质醇，同时伴有应对压力时过大的炎症反应。那么这就刚好可以解释她的过敏症倾向，尤其是花粉热，以及刚刚发作的关节炎。低皮质醇会与某些症状群之间存在着某种联系——尤其是那些涉及自动免疫情况的疾病，如哮喘症、关节炎、过敏症、溃疡性结肠炎、疲劳症以及肌痛性脑脊髓炎（Heim et al. [A17]2000）。所谓的"癌症型人格"，换句话说，就是用韧性和沉默来承受充满压力的环境的能力，有人认为也大致属于上述的症状群。很明显，这种压抑情感的策略，及由此导致的低皮质醇含量，对个体而言都是非常危险的，可能会直接危及个体的生理安全。

对情绪的压抑是疾病的潜在根源

　　在今天，"癌症型人格"的理论已经不再流行。如今人们更愿讨论的，是一种称作"疾病易感人格"理论。这主要是由于，形形色色的疾病似乎都有着类似的潜在根源，即对情绪的压抑。与这种范式相关的疾病种类是令人震惊的。

20世纪四五十年代，精神分析学派中那些见多识广的医生，首先提出了经典的心身疾病，并对其展开了研究（Taylor et al. 1997）。他们认为，这些心身疾病是由那些令人窒息的、相互冲突的情绪所导致，这些情绪需要加以释放。这其实是基于精神分析的这样一种观点：神经症是由那些被压抑的、与社会道德相冲突的性驱力和攻击驱力所引发。治愈的手段就是将这些驱力提取到意识层面。

情感调控的新兴研究范式提供了这样一种观点，在将个体推向疾病的过程中，与其说是由于个体对原始的性欲求和攻击欲望的压抑的作用，还不如说是个体在体验和容忍自己的所有感受，同时又要保持机体平衡状态中遭遇失败而致。一种更新的观点认为，人类是自我调控的机体，调控失败将导致个体的病理性变化。

一旦你开始将自身看作一个有机体，在这个有机体内部，有许多相互连接的系统，它们相互反馈，相互调控，你就能够意识到在身体疾病中，情绪可能扮演的重要角色。情绪是自我调控的中心。它们是机体对他人或周围情境的一种生物反应，这种反应为行为的反思和指导提供了有用的基础。但是，当情绪反应被压抑的时候，信息的流动就会受到干扰。于是，个体开始感到更加难以行动自如。对他人和情境的适应，也不再依靠内部信息的提取，而是变成一个运用外部引导或抽象概念的过程，从而导致个体行为的僵化。此外，对情绪的压抑也会阻碍信息在内部各系统之间的流通，使得内部系统难以调节生物化学物质的分泌水平，从而维持机体的内在平衡。

情感总是同时具有生物性和社会性。当一种情绪发生时，在个体的神经系统、内分泌系统以及其他系统中，会产生相应的生理变化，同时，大脑中也会产生相应的思维。如果这些思维被推开，那么，个体将失去调控反馈的一个重要信息来源。例如，当压抑愤怒时，你的身体以及体内的各个系统，仍然保持唤醒状态，并且生化物质也处于激活状态。但是，如果你拒绝承认自己的愤怒，并且不愿向激怒你的人表达这种情绪，你就失去了调整机体状态的机会——并会使那些已经被激发的生化、肌肉和自主反应停留在原有状态（Carroll 2001）。这时，机体要重新恢复平衡，并使那些唤起恢复到正常水平，就变得相当困难。

在所有这些不同的系统内所产生的唤起状态，其实就是对当前情境所产生的、被描述为感受的内部基础。但是，诸如"我感到嫉妒"（或悲伤、欣喜、不舒服）之类的想法，其实是我们在把身体系统的这些复杂激活过程，有意识地用社会词汇表达出来。当我们表达自己的感受时，那些我们通常意识不到的部分，是那些发生在我们机体内部、意识层面之外的内部信息输送。

情绪的生化反应发生在身体的每个角落

Candace Pert 是一名科学家，她在这一领域进行了突破性的研究，揭示了情绪是如何影响免疫系统。她是一个性情古怪却又富有热情的人，她把无情、理性的实验科学，同新世纪对情绪的观念联系起来。她指出，我们内分泌系统和神经递质系统中的生化信息物质，其实是我们的情绪分子。当产生情绪的时候，我们其实正在品尝某些由激活的神经肽和神经递质组成的、独特的鸡尾酒。

Pert 发现的独特之处在于，这一过程发生在身体的每个角落，而不仅仅是在脑中。虽然大脑，以及它的情绪系统，是神经递质活动的中心场所，同样的许多生化反应也发生在身体的所有部位。在身体的心脏、内脏和脊柱中，存在着 5- 羟色胺、类鸦片活性肽、生化多巴胺的受体。她指出，这就意味着，我们并不仅仅用大脑进行情绪感受，同时也在用身体进行感受。甚至我们的免疫系统也可以产生情感，因为免疫系统同样可以接受这些生化物质并且可以释放它们。正如 Deepak Chopra，Pert 的一个追随者所声称的："如果快乐、悲恸、沉思、激动等情绪，都需要神经肽（以及我们脑细胞中的神经递质）的产生，那么，免疫细胞一定也会感受到快乐、悲恸、沉思、激动等情绪（Chopra 1989：67）。"

Pert 指出，通过人类机体的不同系统，这些情绪分子进行着相互沟通和交流。机体的交流系统沿着许多相互连接的线路进行运转，如在血液系统、淋巴系统或沿着神经系统。例如，那些战斗或逃避的分子由交感神经携带，这些分子会使机体加速运转或更加警觉。这些免疫信号在血液中流淌，在我们的身体中有许多免疫信号站会关注这些"呼救信号"，如那些在感染时被激活的物质。然而，免疫系统是通过迷走神经和大脑建立联系，这让我们可以注意到身体里正在发生的各种活动。

在不久以前，免疫系统被看作是同机体其他系统相分离的、独立的防御系统。但是，在 20 世纪 70 年代中期，Robert Ader 对免疫系统进行的研究得到了令人震惊的发现。他发现，免疫系统会从过去的经验中进行学习。在一个重要的实验中，Ader 和 Cohen 证明了免疫系统具有记忆功能。以大白鼠为实验对象，他们在感觉不愉快的药物和感觉愉快的糖水之间建立了的心理联系。这些药物会让大白鼠觉得恶心，并且会抑制它们的免疫系统。但是，每次让大白鼠服药后，都会给它们糖水。通过这种方式，糖水、感觉恶心以及内部免疫系统功能被抑制，这三者在大白鼠的头脑中建立了联系。过了一段时间之后，他们对同一批大白鼠做了另一个实验，结果发现，他们只需要给大白鼠糖水，甚至不需要给抑制免疫系统药物的任何成分，这些大白鼠的免疫系统就被抑制了。实际上，是大白鼠的期望引发了这种反应，因为免疫系统已经记住了糖水的味道，因此它就自己抑制了自己的功能（Ader and Cohen 1996）。

因此，免疫系统既有历史又有记忆，就像自我的其他部位那样。免疫系统曾被称作"身体的大脑"（Goleman 1996）。这项令人震惊的研究公布不久，Ed Blalock 又有了一个重大发现：大脑间接和直接释放的荷尔蒙和神经递质，可以对免疫系统产生影响（Blalock 1984）。这就意味着，大脑能够运用神经递质，如 5- 羟色氨、荷尔蒙，如皮质醇，同免疫系统直接进行交流。个体心理正在进行的任何活动——当前的思维和感受——都能够通过由极端心理状态，比如在应激和抑郁情境中，激发的生物化学物质，而潜在地引发免疫系统产生反应。在机体内部，不同的调控系统都含有人体的化学物质，这种生化物质会对我们的免疫系统产生影响。我们的自主神经系统及其递质，以及生化物质，如前列腺素和肾上腺素，也都会对免疫系统造成影响。但是，能对免疫系统产生最大影响的荷尔蒙，应该是皮质醇。

皮质醇对免疫系统的影响，已经得到了充分的研究（Cohen and Crnic 1982；Sternberg 2001）。从本质上讲，皮质醇会让免疫细胞暂时放缓免疫反应，从而使个体的能量集中指向当前的危机事件。作为一种临时的应对措施，这种做法还是可以被容忍。然而，当压力持续存在，并且不能迅速得到解决时，正如严重的人际冲突，或者持续的悲痛，皮质醇的持续释放就会对免疫系统产生严重的后果。过高的皮质醇含量可以使白细胞不能在体内自由移动，同时，还会杀死淋巴细胞，包括自然杀伤细胞，并能阻止新细胞的产生。另外，它还会抑制正常吞噬细胞的产生以及细胞分裂，这些都是免疫进程中的重要构成成分。同其他大白鼠相比，那些长期处于压力状态下的大白鼠，其患恶性肿瘤的机会会大幅度提高（Riley 1975；Visitainer et al. 1975）。近期研究表明压力对于人类有着同样的作用。伦敦大学学院的Yoichi Chida 和她的同事通过元分析发现，与压力相关的心理因素同癌症的高发生率、低生存率之间存在着关联（Chida et al. 2008）。

我母亲在生病之前，也承受了这样的压力（她先失去了丈夫和家庭，不久之后，她的情人也出其不意地突然死亡），毫无疑问，她的体内也经历了压力荷尔蒙分泌上升的过程。但是，由于她没有向别人寻求安慰的习惯，所以她没有获得有效的方式，来调控这些足以使她崩溃的压力。恰恰相反，当她感到过于痛苦的时候，她会躺在床上，有意躲避别人。

人们通常认为，免疫系统应对肿瘤细胞的能力，尤其强烈地依靠天然吞噬细胞（Natural Killer）得以实现。这些吞噬细胞是免疫系统中的杀手。但是，那些缺乏社会支持或是处于剧烈的精神压力之下的个体，其体内的吞噬细胞含量也比较低（Martin 1997：238）。这就表明，与那些喜欢向人倾诉、能够在他人的帮助之下调控压力的个体相比，那些喜欢压抑自己情感的个体，通常免疫功能也更差。正如我已经描述的那样，对于良好的健康状态而言，对他人的信任是一个非常重要的因素，然而，那些有着"非安全型"依恋历史的个体，往往缺乏对他人的信任，尤其是那些"回避型"依恋的个体，更是如此，他们总是如此关注于情感的自我满足。

从这个意义上看，婴儿时期所建立的调控模式，不仅会影响个体的心理健康，影响到大脑前额叶皮质部位情绪系统的发育，也会影响到"身体大脑"——免疫系统和压力反应，他们也是由情感经验所塑造。那些在婴儿时期没有得到良好照顾的人，在以后的生活中患生理疾病的概率也更高，这确实是一个悲惨的现实。

Dennis Potter的案例

面对一个情感压抑的婴儿，我们当然不可能知道，这个孩子以后更可能患何种病症。个体有许多种发展的可能性，主要依赖于他们的遗传基因、所接触的病毒，以及个体调控情感的方式。Dennis Potter是一位作家，曾经写过一系列富有创意的作品——《歌唱着的侦探》，以及另外一些颇具影响力的电视剧。他通常会压抑自己的情感，这种行为在他身上产生了某些与众不同的效果。

虽然通过回顾，我们无法重建婴儿时期的确切效果，但是，Potter 童年时期的生活环境还是能够给我们一些启迪。根据 Potter 的传记作者——Humphrey Carpenter（1999）的介绍，在 Potter 出生的时候，他的父亲已经病得非常严重。由此我们可以推测，当时他的母亲一定处在压力之下，并将体内的皮质醇传给了尚在子宫中的 Potter。于是，皮质醇和某种遗传基因一起，决定了他生来就是一个敏感的婴儿。另外，由于他的母亲当时正忙于照料他病重的父亲，因此，不难想象，母亲会经常疏于照料刚出生的 Potter。无论事实是否如此，在 Potter 4 个月大的时候，他的母亲又一次怀孕了。在 Potter 几乎还不能够独立行走时，他的母亲又开始去照顾另一个新生儿。

我们无法准确得知，在 Potter 幼年时期，他与自己母亲的关系究竟如何。但是，从他儿童晚期的行为迹象可以看出，年龄稍大的 Potter，在向他人寻求情感支持方面，缺乏信心。在 10 岁的时候，母亲将 Potter 寄养在伦敦的一个亲戚家里，并从此开始与父母分离。在亲戚那里，他不得不与叔叔同睡一张床，并时常受到他的性虐待。据说，Potter 并没有把自己的这段恐怖经历告诉母亲。在与传记作者的交流中，Potter 承认了当时自己对此事的沉默，因为他不敢把这些事情告诉母亲，害怕一旦说出来，就如同"在所有那些使我感到安全的中心地带投下一枚炸弹"。换句话说，在 Potter 的心目中，母亲并不能够帮助他应对这种处境，并不能帮助他分析自己的情感、缓解他的痛苦。在 Potter 的心中，他认为自己必须保护母亲，以免让她因为此事受到刺激，而不是期望从母亲那里得到保护和帮助。他也依赖母亲，但这种依赖就如同述情障碍患者那样，只需要母亲待在那里就可以了。只要母亲待在身边，他就能够得到安全感。正是由于这种原因，他竭力让自己调控这种受虐的痛苦。他把这种痛苦引向心灵深处，责备自己，并且感到"自己被这种痛苦情绪打倒了、冲垮了，甚至扭曲了"。他吃不下饭，但是，他却不愿向母亲吐露实情，而是解释说这是因为自己太想家了。

那些在婴儿时期，学会通过忽略的方式来控制自己感受的个体，在重大的情感打击之下，通常会陷入危机。Potter 所面临的另一个危机，是在他工作之后，不喜欢自己的工作，但是为了支撑自己的家庭，他又不得不加班，这就使他处于压力情境中。为了缓解心中的压力，他如同上瘾一样经常嫖妓，无论是通过肉体的快感，还是通过对他人的征服，两者都具有生化反应的效果。这让他又一次体验到了对自己"肮脏"性行为的厌恶，但是，他却无法利用自己身边的人，来帮助自己找到这种复杂情感的有效解决途径。相反，长期对压力的高度敏感，对他的免疫系统产生了一定影响，并且这种影响开始在他的生理上表现出来。他开始患上牛皮性关节炎，一种在他基因中潜在的疾病。Potter 相信，这些皮肤脱落的症状，以及关节的炎症，都与他的精神状态有密切联系。最终，他将这些想法通过Marlow（《歌唱着的侦探》中最有名的人物）之口说了出来："所谓诱惑，就是去相信心灵或人格上的疾病和毒素，最终神秘地从皮肤上喷薄而出。"

在他的病确诊之后，Potter 从新闻业退出，开始以居家为主的生活模式，由此他发现一条更为满意的生活道路。他开始为电视写剧本，在写作过程中，他以自己的生活经历为素材，对一系列复杂矛盾的情感展开探讨。尤其是，他通过充满感性和热情的作品来表达在生活中所不能表达的愤怒情绪，尽管这种表达被别人称作一种"强烈的、扭曲的愤怒"。Potter 自己也认识到，这种没被表达出来的愤怒与他的身体健康之间，存在着一种联系，"我认为是我们自己选择了这些疾病，我总是生气，而且我有种感觉，这些愤怒在我的体内造成了破坏"。

成瘾和自我治疗

逃避情感可以采取许多种方式。Potter 还沉溺于烟酒，在那些缺乏调控能力的人群中，这些成瘾行为也非常普遍。这种无视自身健康状况的行为模式，也在一定程度上导致了他的过早死亡，他在 59 岁时死于癌症。

由于非安全的依恋关系模式所导致的阻碍，这些人无法从他人那里获得慰藉，也无法同他人一起，共同解决问题，于是，他们中的许多人会转向一些替代的资源，以获得暂时的心理满足，从而成为瘾君子。他们对于上瘾物品的选择，可能会受到父母偏好的影响。如果有一个酒鬼的父亲，个体便会在满是酒精的环境中成长，理所当然，个体也会选择酒精来缓解精神上的痛苦。在成瘾的进程中，基因因素也起到了一定的促进作用。如果在一个家庭中，甜点被看作一种生活享受的话，那么，在感到内心空虚或发生内在情感冲突时，暴吃巧克力或点心很可能成为个体的一种自然反应。

人们所选择的成瘾物，其实是某种可以缓解，并且实际上可以治疗那些源自情感痛苦的生理紊乱的物品。譬如说，我们知道，抑郁通常伴随着低水平的复合胺含量。这可能就是为什么当有些人感到难以控制自己的情感时，便十分渴望得到一些碳水化合物和甜品的原因，因为这些食物可以有助于脑中复合胺的释放。此外，糖类还具有刺激β-脑啡肽分泌的效果，这可以在生理和心理上同时减轻痛苦。在老鼠身上进行的实验发现，当把幼鼠同它们的母亲分离开后，如果给予一些糖水，小老鼠哭叫的次数就会减少。同样，当将老鼠置于烧烫的铁盘上时，得到糖水的老鼠，对身体疼痛的反应水平也较低（Blass et al. 1986）。

当感到痛苦时，那些选择自我治疗的个体，其实是在尽力恢复内心的某种平衡。但是，当用某种物品，如食物和药物，来缓解痛苦时，往往会导致个体上瘾。当你一贯过量食用甜食时，你的β-脑啡肽感受器就会关闭，于是，为了达到同样的效果，你需要食用更多的甜品。酒精成瘾也与此情形类似。酒精也可以释放β-脑啡肽，为了让痛苦得到同等程度的缓解，酗酒者便需要饮用越来越多的酒精。

神经性厌食症

令人惊讶的是，如同吸毒和过量饮食一样，不吃食物同样也会使人上瘾。与其他种类的成瘾一样，不吃食物的上瘾也会对个体的生命造成威胁。饮食紊乱患者中试图自杀的比率更高（大约17%，Butik et al. 2008），死亡率高达约5%（Chow et al. 2009）。通常而言，这种症状往往开始于青春期或成年早期，那时的个体开始通过节食进行减肥。在节食的进程中，女性的身体会发出极度需要碳水化合物的信号，如果女性对其置之不理，这时，大脑便开始分泌不断增加的阿片类物质（一种安慰剂），使女性感到非常兴奋。在节食的这一阶段，即使饥饿已经让她的生理机能表现出非常低的活动水平，并且切断了她同他人之间的联系，使她处于一种隔离的状态，但她仍旧会对这种饥饿体验的本身感到上瘾。

在神经性厌食阶段，女性会从那些她不知该如何控制的感受中感到某些解脱。这是阿片类物质的麻痹效果。一个在厌食治疗中心的病人在给父母的信中写道：

> 事实在于，我们如此关注食物和体重，以至于无法体会到任何不舒服的感觉，如愤怒、悲伤、焦虑或者内疚。由于各种各样的原因，比如淑女不应该表达这些情绪，或者没有人喜欢同那些一脸苦瓜相的人来往，从童年时期开始，我们就被塑造得善于压抑自己的情感。（Abraham and Llewellyn-Jones 2001）

没有自己灵魂的Nina

Nina 是我的一个病人，对于那些通过某种成瘾行为，用以解决自己情绪调控困难的个体而言，她婴儿时期的经历非常具有代表性。她的母亲是一个非常注重健康的人，非常注意自己的饮食，并努力保持自己的身材。作为家里的独生女，Nina 从小就是父母关注的焦点，父母非常喜欢她，并对她寄予很高的期望，但是，双方的关系却并不融洽。Nina 经常迫于压力去满足父母的各种要求——尤其是，在我看来，去满足她母亲的心理需求。Nina 努力成为一个出色的女孩，尤其在她母亲所喜爱的体育活动方面，Nina 总是力求出众。Nina 经常非常害怕自己会引起母亲的任何痛苦、失望，或者让母亲产生被忽视的感觉。当在孩提时代，她就无法容忍自己在朋友家里过夜，担心万一这会让母亲感到自己被忽视—— Nina 无法接受那些自己感觉很好，但母亲却不喜欢的事情。一次又一次，为了博取父母的欢心，她竭力按照他们的意愿行事，并且，还要努力避免流露出任何不快，因为在这个家庭，是不能容忍这些消极情绪的。

在这个过程中，Nina 失去了属于自己的愿望和感受——也可以说，她的愿望和感受都被吞没了。这种家庭氛围的确是充满了爱，甚至是浓烈的爱，然而，其中的每个成员却无法明确地表达自己的感受。父亲表达的是母亲的感受，母亲表达 Nina 的感受，而 Nina 又为父亲代言，依此类推。这种家庭对外人则心怀疑虑。人们将这种家庭称为"羁绊型"（enmeshed），Nina 的人格便通常融合了母亲的一部分。在幼年时期，作为父母生活的关注焦点，这对她确实具有一定益处，但是，当 Nina 将要步入成年的时候，这种关系当然会引发一些问题。Nina 无法同父母相分离，真正长成一个成人，因为父母太需要她了。没有 Nina，父母怎么能够生活下去？

同样，没有了父母，Nina 又将如何生活？她对外面的世界感到恐惧，或许这是因为她几乎没有什么能力来调控自己。步入青春期时，调控自我感受、同家庭之外的人交往的压力变得愈发沉重。但是，在这种厌食家庭的独特经历，使孩子在应对自己的感受时，通常是依赖于母亲，或者处于母亲的心理控制之下，而不是独立地控制这些感受。作为一个十几岁的少女，Nina发现，通过拒绝食物这种方式，可以帮助自己摆脱这些来自外部的压力。这种压抑情感的方式，其实就是让个体产生一种情感上的麻木和距离感，这是一种扭曲的情感调控方式。然而，就在我们对Nina的问题进行治疗时，她又开始暴饮暴食，并告诉我，当再次更加清晰地意识到自己的感受时，她感到非常不舒服。

问题的一个原因在于，Nina的母亲无法控制自己的感受，因此，她无法调控Nina的情绪状态。就像Dennis Potter一样，Nina也无法将自己的问题告诉母亲，因为她知道，这会使母亲感到恐慌，并出现过激反应；她的母亲仅仅无法应对，或者包容，消极的体验。有时候，母亲会简单地否定Nina的消极感受。如果Nina告诉母亲，她感到很孤独，因为她最要好的两个朋友都搬到另一个小镇了，母亲就会告诉她，你并不孤独，你有你的家人啊。母亲总是难以了解Nina的真实心理状态，她会将自己的感受强加给Nina。如果母亲感到这个房间太热了，她会认为Nina也一定会有这种感觉。

一些研究表明，神经性厌食症可能是由基因先天决定的。具有这些基因的人，通常表现出压抑情感的倾向，并且还会表现出其他一些在神经性厌食症患者中常见的气质特征，如顺从、完美主义和忧虑（Woodside et al. 2002）。但是，这些气质特征也同样可以被看作情绪调控中的问题。当个体不知道如何控制那些复杂的情感时，就会采取逃避的态度。在情感方面缺乏信心的人，为了努力在其他方面找到自尊，通常会表现出野心勃勃和完美主义。为了不让自己所依赖的人感到生气或难过，处处都表现完美也很重要。然而，具有讽刺意味的是，当厌食行为得到控制，厌食症患者能够控制自己的上瘾行为时，反而会引发父母的巨大痛苦，并激起他们内心强烈的冲突和不安。

调控的根源在于婴儿时期，正如我们已经知道的，压力反应是情绪调控的关键所在。对厌食症患者而言，他们的压力反应属于过度敏感。他们体内的 CRF 和皮质醇含量水平较高，并且肾上腺会对 ACTH 产生过度反应。即使在病症治愈之后，这些特点依然存在，因此，不能把这些特点仅仅归因于饥饿的效果，虽然饥饿本身确实可以提升皮质醇的浓度（Hoek et al. 1998）。在厌食症患者中，常见的抑郁感受可能源自上升的 CRF 水平。在那些同照料者相分离的婴儿，以及成年抑郁症患者的身上，都发现了同样高水平的 CRF。这种高水平的 CRF 可能表明，当父母不能给自己提供安全感时，婴儿所产生的对于生存的一种基本恐惧。虽然母亲一直陪伴在自己身边，但母亲的照料不一定让孩子感到安全。

像 Nina 这样的婴儿，从小就不被允许拥有自己的真实情感。他们会逐渐相信，如果他们产生父母所不喜欢的需求和感受时，就会让父母感到伤心。他们父母所需要的孩子，只是父母自身的一个延续，或者是父母感到慰藉的源泉。这就给类似 Nina 的孩子们这样一个暗示：他们绝不可以成为一个拥有自己需求和感受的、独立的个体。正如 Henry Krystal 所说，像 Nina 这样的女儿，是不拥有自己的灵魂的（Krystal，1988）。这种潜在的信息也暗示，她自身的感受真的无关紧要，是不会受到别人重视的。事实上，她的情感经常受到误解，这也使得 Nina 难以了解自身的感受，或者相信这些感受。她只拥有别人期望她拥有的情感。这些情感，并没有得到辨认和区分，从而成为那些可以用语言表达的不同含义，而只是停留在一种相当模糊的、身体的感觉状态。

Drew Westen 曾经概括了一组关于神经性厌食症的研究，这些研究所采用的测试和量表各不相同。在所有的研究中，最为有力和明确的结论是，饮食障碍患者的主要缺陷在于，难以对自己的情感状态和特定的内脏感觉进行辨认和准确回应。那些严重的厌食症患者通常具有一种过度控制的人格特点，尤其在认识或表达愤怒，或者在表达自己的愿望中存在困难（Westen and Harnden-Fischer 2001；Westen 2000）。

这种对疾病和成瘾行为的易感性，植根于个体对自己身体的疏远，以及由此而造成的在情绪调控中的困难。尤其是这种躲避情感的企图，则源自婴儿时期，那时个体的感受没有得到及时的辨认和回应。处于这种情境中的婴儿，当然不可能进行自我情感调控，他们小小年龄，便过早地面对自己的原始需要，但却缺乏自我满足的能力。这一阶段的经历，似乎给婴儿留下了一项未曾完成的任务。当个体长大之后，仍旧期望得到适当的照顾，期望不必开口就可以被人理解，期望自己所有的愿望都能像魔法一样得到实现，期望不用讲话自己的所有需求就能够得到满足。处于这种状态的个体，从根本上来讲，是在寻求一种童年时的体验，一种同母亲之间和谐一致的完美的融合感。

作为成人，他们倾向于高度依赖他人，希望那个具有魔力的人能让自己感觉完美。有些个体会主动寻找完美的伴侣，在寻找 Ms 或 Mr Right 的过程中，他们会一个接一个地变换交往对象，就像许多电影明星那样，在多次的婚姻中无休止地进行寻寻觅觅。那些具有回避型人格特征的人，由于担心自己所依赖的人会抛弃自己，会选择一段低调、通常不太令人满意的关系，为了避免被对方抛弃，他们几乎不对对方做任何要求。

在婴儿时期，当个体没有足够的依赖他人的积极体验时，便会出现上述的扭曲行为。由于没有经历过主动关注、敏感的照料模式，婴儿就无法确认父母的态度，并把这种态度应用到自己身上。如果没有他人首先关注你的感受，你就不可能产生自我关注的态度，也不可能意识到自己的感受（这就是那些教人自助之类的书籍为何无用的原因所在）。你需要首先在与他人的互动之中产生某种体验，然后自己才能再造这种体验。

如果在婴儿阶段的亲子关系中，没有经历对所有情感的接纳，包括消极的情绪，如愤怒和悲伤，个体就难以完全地容忍和体验这些情感。如果父母不能传达控制这些情感的信息，那么，他们的后代也非常有可能缺乏控制这些情感的能力。但是，能够明确操控这些情感的关系模式通常脆弱且缺乏弹性，他们无法依据情感的起伏，进行灵活的应对，也无法提供一种核心的感受，即关系可以被破坏，但也可以被修复——人际间的和谐能够丧失，但也能够恢复。

想让自己过于友善或过于强大的企图都是危险的。这会切断情感的流通，这种流通对生理和心理健康都非常关键。正如 Candace Pert 所说，为了让系统运转良好，我们需要一种流通。不管在个体的身体内部，还是在与他人的交流之中，我们的情感都是一个重要的信号系统。情感是一个我们应该关注的、有用的信息资源，运用这些生化信号，可以引导我们更有意识地与他人进行沟通。因此，情感不应该被阻塞、被忽视或被麻木。情感应当被置于自我的核心位置，成为一种可以用言语加以详细描述的自我。

6

抑郁的婴儿

早期经验是如何改变脑内的化学物质，
从而导致成年期抑郁

即便如此，你是否从人生中，得到了你所想要的东西？

我得到了。

你想要的到底是什么呢？

去召唤那爱我之人，去感受到自己在大地上为人所爱。

Raymond Carver, *Late Fragment*

抑郁症（Depression）是所有精神健康问题中最为人熟知的一个。从 Churchill 的"黑狗"到 William Styron 的"黑暗"，我们就应该知道抑郁意味着什么，即使我们没有经历过一次严重抑郁症的全部症状。我的一位来访者——Carys 向我描述了抑郁症的典型症状。每天凌晨，是她感到最为痛苦的时刻。当她醒来时，胃部会产生一种恶心的感觉，肌肉开始变得僵硬，她不愿意起床去面对新的一天。问题到底出在哪里呢？她看什么都不顺眼，都让她心生反感。她感到身上有一种非常剧烈的不舒服，像是疼痛，但又说不出确切的位置所在。还有一种腹部空荡荡的感觉，像是饥饿，然而，她又没有吃早餐或其他任何东西的胃口。她只想蜷在床上，让整个世界都消失掉，尤其是那些无休止地循环在她脑海里的失败和受屈辱的画面。如当她犯了一个严重的错误，无奈去汇报给老板时，老板当时那张阴沉的脸；以及她前任情人那张不耐烦的脸，还有当时的话语："这样是不行的，Carys！你的要求太多了。"她感到自己生活中的一切都不对劲儿了，她只是一个无用的、糟糕的女人，对任何人而言她都是一个毫无价值的人。

抑郁症的一个显著症状是躯体方面的感觉。或许源于这个原因，人们通常把抑郁症描述为一种生物化学物质的失衡，这就暗示，抑郁可能是一种不明缘由的脑功能障碍，也可能是由个别基因导致的结果。在治疗抑郁患者的过程中，Peter Fonagy教授曾连续询问20位患者的父母这样一个问题，在他们看来，究竟是什么因素导致自己的孩子产生抑郁。答案基本在预料之中，这些父母都把大脑化学物质看作导致孩子抑郁的首要原因，排名第二的因素是"坏的基因"（Fonagy，2003）。科学研究已经证实，抑郁症确实与大脑神经递质中的生化物质变化有关。在抑郁症患者的脑部，确实通常会存在一些低含量的5-羟色胺和去甲肾上腺素的化合物。然而，在实验中，当研究者给个体注射一定剂量的上述神经化学物质后，结果发现这些物质本身并不会使被试者产生抑郁。即使你通过控制个体的饮食，使其体内的5-羟色胺含量缺乏，一个正常的人也不会因此而产生抑郁的体验（Duman et al. 1997）。由此可见，抑郁症的产生并不仅仅是由于某种生化物质的存在或缺失。事实上，这些生化物质的匮乏和不足，很可能恰恰是应对压力情境时，个体所产生的过度应激反应的一种副产品。

如果 Carys 去向医学专业人员求助，医生十有八九会给她一些药物，用来调整所谓的脑内生化物质的失衡。有些抗抑郁症药物，如百忧解（Prozac），现在已经是家喻户晓，基本上已成为治疗抑郁症的首选药物。在有些情况下，这些药物对恢复患者的体内平衡确实是有效的，不过，药物的实际疗效其实很有限。只有一些接受药物治疗的抑郁患者起效，不过只有 1/3 最终痊愈。另有 1/3 患者的状况有所改善，但症状依然存在，最后的 1/3 患者则对药物没有任何反应（Tranter et al. 2002；Kirsch 2008）。制药公司试图通过不发表这些结果不理想的研究来隐瞒这些证据（Turner et al. 2007；Davis 2013）。

另外，当 Carys 知道抑郁症的成因可能还有基因倾向时，她可能还会产生些许宿命式的满足。对双生子的研究表明，与异卵双生子相比，同卵双生子同时患抑郁症的可能性更大（Andreasen, 2001：240），但是，至今人们还不得而知，在此过程中，基因到底传递了何种信息，从而最终导致了个体的抑郁。根据 Willner 的看法，这就如人们无法确定，为何在某些情境下，内向的个体更容易患抑郁症一样（Willner 1985）。当然，无论基因的预先构成形式如何，如果要使其性状显现出来，必须依赖于环境因素的激发。没有特定的环境，相关基因是不会自动导致个体的抑郁发作。因此，到底是哪些环境因素导致了个体的抑郁呢？这是一个至关重要的问题。

面对抑郁症的不断蔓延，抑郁症不久将成为世界性疾病负担（burden of disease）的第二大最普遍成因（Mathers and Loncar 2005），研究者正在努力寻找其起因。抑郁症的起因可以涉及多种因素——如维生素 B 和 Ω-3 脂肪酸的缺乏，幼年丧父或丧母，或者是生活中的压力事件（如亲人的离去，搬家等）。显然，抑郁症既有生理的基础，也有心理的原因。至于 Carys 患抑郁症的起因，一方面可能是由于她脑内特定化学物质含量较低，由此导致大脑前额叶部分皮层的活动受抑制，从而使她的情绪低落；另一方面，她头脑中反复出现的不愉快的画面和想法，最终激发了抑郁症的迸发。尤其是她被别人拒绝和抛弃的想法，这是最常见的引发抑郁的因素。

我认为，抑郁症的核心在于脆弱的自我意识，这是内心深处的一种无助感。每当柔弱个体的积极念头殆尽时，无助感就会周期性地冒出，无论这种积极念头消失的起因是由于缺乏必要的营养物质、人际关系的破裂、被羞辱的体验、身体疾病或被人盗窃等。一个有趣的事实是，在痛失亲人或遭受重大损失时，很少有人会变得严重抑郁。虽然在这些事件中，大家都同样体验到了悲伤和痛苦，但多数人并没有被此压垮。然而，对于那些抑郁的易感人群而言，这些压力事件通常会成为其抑郁爆发的导火索（Brown & Harris1978；Carr et al. 2000）。

那么，这些脆弱的自我意识又是从何而来的呢？和多数抑郁症来访者一样，Carys 向我讲述了在她记忆中的一些童年往事。其中的一些事件和话语片段至今仍深深地印刻在她的脑海中，如"你真自私""继续改正自己吧"。在我的无数个来访者中，我都听到了诸如此类的话语，"你知道，那样做是不行的""我本来就知道，你会把它弄得一团糟的""你可真可怜""难怪她不喜欢你""你的兄弟的人缘多好啊，但是，你却一点都不讨人喜欢""你永远都不可能把这件事做好，最好还是让我来做吧""你简直是个傻瓜"。表面看来，这些话语似乎也称不上恶毒，但是却营造了一种特定的负面氛围，而那些抑郁症患者正是在这种氛围中长大。日积月累，这种氛围会给像 Carys 一样的个体传达这样的信息，他们是无能的，是不称职的。

这让 Carys 处在这样一种状态，一方面非常渴望从父母那里得到赞同，即所谓的"社会强化"，从而满足自己爱和归属感的需要，同时又对自己能否获得父母的认可毫无信心。但是，对于已经成年的她而言，是否能够很好地安排自己的生活呢？事实的情况是，Carys 已经 50 多岁了。她结过婚，生过孩子，后来又离婚，她也曾有过几段恋爱史。现在她从事着一份兼职工作，做一名接待员——这是一份低于她实际能力的工作。但是，她仍然不能与别人建立满意的关系模式，从而使自己得到情感上的满足。虽然表面看来，她现在的生活基本正常，但在无意识中，她其实一直生活在童年时期所接受的负面评价的阴影之下，即在某些方面，她低别人一等。在她的童年经历中，她已经建立一个关于自我的内在运作模式，她认为自己不是个好孩子，甚至可以说是"坏孩子"，因为她总是不能达到父母的期望，总是难以获得父母的注意。

Carys 内心这种无意识的运作模式，很容易被生活中的新生事件所激发。每当她的人际关系出现问题时——如邻居因为她的收音机音量太大而抱怨她，或是情人与她分手——她都会被击垮。这时，她就会想到自杀，因为这些事情都让她感到绝望和无助，她会认为自己是一个坏女人，从来没有人会真正地喜欢自己。就像托尔斯泰小说里的女主人公 Anna Karenina（安娜·卡列尼娜）一样，她是如此没有安全感，从而把别人的一时误解无限放大，并且感到自己正在被抛弃。在小说里，只要Vronsky 伯爵对 Anna 的想法表示不赞同，Anna 就会认为他讨厌自己，她把对方的每一个细微变化都放大为剧变性的抛弃，头脑中总是出现最糟的念头："我终于看得更清楚了，他已爱上了另一个女人。"当她走进自己的房间时，总是自言自语："我需要爱情，可它正在离我而去。因此，所有的一切都将结束了！"她不断地重复自己的话，"这一切一定会结束的"（Tolstoy，1877/1995）。不久以后，Anna 确实自杀了，正如大约 15% 的严重抑郁症患者所采取的行动一样。

为什么抑郁症在蔓延

由于抑郁症的患者众多，并且会严重影响人们的生活，因此这一病症也得到了许多研究者的关注。美国最新的统计数据显示，在美国成年人群中，大约有 19% 的人在生命的不同时段正遭受着不同程度的抑郁症的困扰（Kessler and Ustun 2011）。从20 世纪 50 年代开始，抑郁症患者的比例开始迅速增长，并且从那时起，就一直保持着稳定的增长势头（Andreasen 2001）。不过巧合的是，抗抑郁症的药物也是出现于 20 世纪 50 年代。这就引发了这样一个问题，是否由于有效治疗途径的出现，导致出现更多被描述为"抑郁症"的求助个体，从而最终使得抑郁症患者的统计数字增加呢？

在文学作品中，对抑郁症的介绍仅仅局限于症状的描述。在医学领域，研究的焦点则是成人脑内的化学物质以及个体的认知体系，这也是治疗的中心目标。事实上，抑郁症的起因可以追溯到个体处于母体子宫内的阶段，此时个体的大脑已经开始逐步发育，这一时期的母体环境，以及胎儿的发育情况，也会为日后患抑郁症的概率埋下伏笔。但是，至今为止，这一观点还很少被人们认识。然而，有大量证据显示，在适应环境的过程中，大脑的过度应激反应，以及婴儿时期形成的其他脑系统结构，都可能会导致日后的慢性抑郁症。还有证据表明，在情感上对自我的怀疑，以及不良的内部运作模式，都是形成于生命的早期。在下面部分，我将介绍在讨论抑郁症成因时，一向被人们所忽视的这一角落。

圣母玛利亚和她的婴儿

我们都很熟悉那幅庆祝耶稣诞生的画像，在这幅绘画作品中，母亲和孩子被笼罩在一片祥和欢愉的氛围中，母亲怀抱着吃奶的孩子，母子沉浸在平静和幸福之中。事实上，母乳喂养本身确实可以降低母亲的应激反应，母亲的杏仁核会减少促肾上腺皮质激素释放因子（CRF）的释放量，从而可能会减少焦虑和恐惧的感觉。母乳喂养时产生的后叶催产素提供了一种平静的感觉。此外，母亲脑中呈现的母乳喂养情景，可以使她更有能力来安抚孩子、缓解孩子的压力。母子之间的这种关系一旦建立（但实现起来通常也并不容易），母乳喂养便能成为母亲和孩子生命中的一个强有力的巨大生存源。

在这样的关系模式下，母亲就会产生出更大的潜能，从而更为有效地抑制孩子的应激反应，并确保婴儿的皮质醇保持在低水平。这些效果可以通过母亲守护在孩子身边、喂养和抚摸孩子得以实现。在这种状态下，婴儿便被保护起来，从而免受压力和不适情绪的困扰，作为对这种环境的反应，孩子的大量大脑细胞也会发育出更多的皮质醇受体。大脑通过早期经验而储备的这些皮质醇接受器，能够很好地吸收掉将来体内释放的应激激素（皮质醇）。 大脑的这种结构仿佛是一个抗压装置，在面对压力源时，婴儿便有能力调整皮质醇的分泌，当压力情境过去时，及时关掉应激反应系统。

但是，如果婴儿没有这种被母亲双臂保护的经历（不管是通过奶瓶喂养还是母乳喂养），或者母亲与孩子长时间无反应、分离，这时孩子的应激反应就会过早挣脱束缚，在还没成熟时就被激活。此时，婴儿体内就会产生过量的皮质醇，最终皮质醇接受器将会关闭。这就意味着婴儿长大后，只会有少量的皮质醇接受器。因此，在应激状态下释放的皮质醇就无法被充分吸收，尤其在脑部的海马体和下丘脑里，这种情况更为严重。于是，多余的皮质醇就会继续刺激大脑，从而产生更多的皮质醇，使得个体无休止地处于应激状态，最终，个体便会形成这种特定的应激反应系统。事实上，有许多研究都把抑郁症和这种过度的应激反应联系在一起。

不管是 Carys，还是 Anna Karenina，都不是天生的悲剧女主角，也不是天生就容易被内心的自我世界卷入到痛苦之中。造成她们命运的主要原因，可能都是源于婴儿时期的不良体验，这些体验导致她们的应激反应系统遭受损伤，神经递质被损失耗尽。幼年时期，她们的母亲可能处于压力或抑郁状态之下，或者她们曾被保姆、保育员抚养，这些照顾者可能缺乏小婴儿健康成长所必需的注意力，这种注意力被心理分析学家 Donald Winnicott 称为"基本母性关注"（primary maternal preoccupation）。

人与人之间的连接等同于大脑里的连接

正如前面所述，如果婴儿在早期缺乏母亲的安全庇护，不仅会影响个体将来的应激反应，还会损伤个体调整脑内皮质醇释放的能力。此外，如果母婴之间缺乏积极友好的互动交流，还会对婴儿脑内的生化物质产生负面作用。这会损坏在1岁之内建立起来的后叶催产素系统，并且具有长久的持续后效（Feldman et al. 2013）。尤其是当母亲忽视孩子，或者经常不在婴儿身边时，将会导致婴儿脑内去甲肾上腺素含量降低，从而使得婴儿将来难以维持较长久的注意力，也无法专注于某件事情。在抑郁的成人中，这种生化物质的含量通常很低，这会阻碍个体的适应能力，使个体表现出过多的刻板和重复行为，即使这种行为对他是有害的，个体也难以改变。另外，婴儿时期消极的亲子关系模式，还会抑制其成年后从生活中获得快乐和强化的能力。造成这一能力缺乏的原因，是由于婴儿脑内多巴胺接受器和类阿片活性肽（opioid）接受器数量太少，尤其是在前额叶皮层区，那里通常是这些激素的密集区。研究表明，婴儿时期的社会交往剥夺或压力情境，会导致脑内的多巴胺神经元数量永久性减少（Rodrigues et al. 2011；Martin 1997；Lagercrantz and Herlenius, 2001），从而影响个体将来对积极情绪的感受能力（Depue et al. 1994）。

另一方面，一个有着许多积极交流体验的孩子，或者一个基因组合更好的孩子，会有更多的多巴胺突触（Collins and Depue 1992），这将直接影响个体的生活模式。当脑内的多巴胺维持着足够的活动水平时，个体就会产生许多积极的体验。那些流经眶额叶区（Orbito Frontal Cortex, OFC）的多巴胺，可以帮助这一脑区对生活中发生的事情进行评估，从而使得个体快速适应环境。多巴胺还可以帮助孩子延迟满足，适时地停下来思考和选择下一步行动。那些脑内多巴胺细胞含量较少的孩子，很少能够意识到有可能得到的积极奖励，他们很难适应环境，也很少去动脑子思考。他们可能身体发育迟缓，更容易出现抑郁症状，也往往更容易放弃某件事。

人类感知觉经验的形成，有赖于神经通路中神经递质之间的相互连接，以及大脑对这些传导信息的编码。不同的感觉经验，其实质是"皮质醇突触的神经化学传导的变化"（Collins and Depue 1992）。因此，这些神经递质的减少，会直接影响大脑内部不同皮层之间的相互联系。特别需要注意的是，这些神经递质的减少，可能会导致前额叶皮层和其次级皮层之间重要的调控性联系减弱。

在当今社会，母乳喂养的时间不断减少，只有少数母亲能够坚持母乳喂养孩子数月以上。事实上，母乳喂养可能对婴儿的大脑发育起着重要的作用，因为母乳提供的脂肪酸中含有个体良好发育所必需的一些元素。与奶瓶喂养的婴儿相比，母乳喂养的婴儿体内所含的多分子不饱和脂肪酸（Poly Unsaturated Fatty Acids, PUFAs）的水平更高（Larque et al. 2002）。现在有些配方奶制品包含多分子不饱和脂肪酸，在一定程度上起到了母乳喂养的部分，而不是全部益处。母乳喂养的好处之一是母乳能够为婴儿提供量身定制的抗生素。当母亲和婴儿的身体亲密依偎在一起时，仿佛在给婴儿皮肤上的病菌进行"取样"，从而激发专门针对这些细菌的记忆 B 细胞。根据免疫学家 Lauren Sompayrac 的研究："接下来，这些记忆 B 细胞被运输到母亲的乳房，在这里产生婴儿所需要的抗体。"（Sompayrac 2012）。

在人体制造神经递质（如多巴胺和血清素）的过程中，尤其是在前额叶皮层的部位，这种多分子不饱和脂肪酸也发挥着一定的作用（Wainwright 2002）。对动物的研究表明，如果在幼年时期体内缺乏这种多分子不饱和脂肪酸，可能会对动物今后的发育产生不可逆转的永久性负面影响。如果动物幼崽在断奶之前，大脑没能得到它所需的营养素，即使以后再加以补充，大脑发育因此而受到的损伤也不能得到完全修复（Kodas et al. 2002）。如果这些研究结果同样适用于人类婴儿的话，这就有助于解释神经递质的平衡建立于生命早期这一观点，也包括涉及抑郁症的 5- 羟色胺和去甲肾上腺素通道。一个有趣的现象是，体内多分子不饱和脂肪酸缺乏和人类抑郁症状间的关系已经找到（Golding et al. 2009；Maes et al. 1991；Peet et al. 1998；Bruinsma and Taren 2000）。在大脑里，低 $\Omega-3$ 脂肪酸也与前额叶皮层和前扣带回的活动缺乏联系在一起（Sublette et al. 2009）。反过来说，补充富含多分子不饱和脂肪酸或油鱼（oily fish）的饮食有助于抑郁症患者的康复（Lin and Su 2007；Peet and Horrobin 2002）。

力量博弈

如果一个婴儿没有得到成人充分的关注，或者在处于困境时没有得到成人的及时保护，那么，婴儿便会意识到自己的无助和脆弱。但是，对于婴儿来说，这种对自己无助和脆弱的意识还远不成熟，因为实际上，年幼的婴儿并没有能力按照自己的需要来控制自己的情绪和行动。如果成人对他的反抗和哭喊无动于衷，他将无计可施，除非他让自己学会对成人的反应也不予理睬，或者去"装死"——事实上，这可能是最为安全的行为方式，如果婴儿的需要让照看者感到厌烦的话。

这种消极的行为模式，和 20 世纪 80 年代 Martin Seligman 研究中的老鼠的行为很相似。当老鼠被放置在无法逃避的不愉快情境中时，它们无力做出改变，最终只得屈服。于是，老鼠便退缩到一种绝望的无助状态。不过，Seligman 研究中的一个重要启示在于，即使当条件已经改变，老鼠已经可以自己控制情境时，它们依然保持着绝望的无助状态。当不愉快的情境可以自行控制、加以逃避时，老鼠仍无动于衷，不会再试图逃跑。Seligman 称老鼠的这种状态为"习得性无助"（Learned Helplessness，Seligman and Beagley 1975）。

在这种绝望和压力的状态下，个体体内会产生高水平的皮质醇。正如 Sapolsky 对狒狒的研究所显示，在有着强弱老幼等级的动物群体中，处在生存底层的个体往往处于压力的状态之下。对于婴儿来说，如果父母或者照看者无法给予孩子足够的关注，或者不能满足孩子的需要，那么婴儿也会感受到同样的压力。不管是对于狒狒，还是婴儿而言，它们面临的首要任务都是生存。作为群居的社会性动物，它们无法单独生存。因此，对他们而言，被他人忽视、羞辱、威胁或是陷害，都是很可怕的，会让个体产生不安全感。相反，拥有社会力量的人（或动物），会有更多的安全感，更愿意展示自我，并且会更多地期望自己的需要得到满足。但是，如果没有这些社会力量，个体唯一能够感到安全的方式就是退缩和向他人屈服。

Andrew Solomon 在他关于抑郁症的经典著作——《中午的恶魔》（ *The Noonday Demon* ）中，提出一个颇为有趣的观点，他认为退缩和抑郁有进化方面的原因（Solomon 2001）。当遭受到群体中更为强大的成员的攻击，却难以取胜时，失败者会形成退缩行为。这种退缩行为预示着个体已经承认自己低人一等的社会地位，这样做的目的，是为了逃避更为糟糕的结局——死亡。与此类似，在家庭群体中，为了存活，一个不受重视、常被指责的孩子也会接受自己在家中低人一等的地位，形成退缩或抑郁行为。与我们的祖先相比，现代人类的冲突更多发生在心理层面上，但所有的这些冲突，其本质都相同，都是生存所必需的防御手段。

当个体感到力量丧失或对某件事情失控时，尤其是当这些感觉的出现难以预测时，皮质醇的分泌水平会变得最高。如果个体可以预期某种不愉快经验的出现，并在精神上做好一定的准备，那么，就可以提供一些抵抗应激的保护作用，而且会减少皮质醇的分泌。由此可以推定，精神上的准备可以提供一定程度的控制感。Brier 的研究发现，即使是抑郁症患者，如果对应激源有一定的控制力，在面临应激情境时，他们所分泌的皮质醇水平仍处在正常水平。但是，如果面对不可控的应激源时，他们的皮质醇分泌水平便会骤然上升（Brier et al. 1987）。这就可以解释，为什么一些抑郁症患者会表现出这样一种倾向，即他们总是对低风险的人际关系或工作情有独钟，因为这些情境都是可以被预测的，都是个体所熟悉的。诚然，对他人或困难发起挑战可以提高一个人的地位，但是也可能会以自取其辱而告终，与其冒这样的风险，抑郁症患者更愿意接受自我的弱势地位。毕竟，如果全力以赴地去争取他人的欣赏和接纳，最后却以失败收场，这种经历是相当痛苦的。

左半脑和右半脑

高皮质醇水平也和高度活跃的右半脑，以及不太活跃的左半脑之间存在一定的联系，皮质醇分泌水平高的个体，他们的大脑也不同于常人。从 Tomarken 和 Davidson 的研究可以知道，大部分人的大脑左半球比右半球更为活跃，他们发现，大脑两半球功能上的这种不对称，是人脑的一个固定特征——是一种稳定的特质，而不是一种暂时的状态（Tomarken et al. 1992；Kalin et al. 1998b）。左半球更为活跃的个体，通常表现出许多积极的个性特征，他们会有更多的积极感情体验，情绪更为愉悦，性格外向，喜欢与人交往，他们也通常喜欢看一些逗人发笑的娱乐短片。然而，不是所有人的大脑都是一样的。也有很大一部分人的大脑右半球更为活跃，他们往往不喜欢看娱乐短片，却通常对那些描写消极事件的、灾难性的短片表现出强烈的兴趣（Tomarken et al. 1990）。抑郁人群就是这样，因此，抑郁人群并不仅仅是一时的抑郁，而是总是以一种消极的态度对待周围事物。

抑郁人群的大脑左半球往往反应迟缓，当一连串的消极感受在大脑右半球爆发时，左半球对此却无能为力。特别是当处在抑郁的状态中时，在他们的左背外侧和左侧角的脑回中，大脑血流量也会变得更少——这种情况是与个体的冷漠和语言贫乏相联系的（Lichter and Cummings 2001）。此外，抑郁人群也存在一些认知方面的损伤，这些损伤通常与左侧前额叶皮质部分的血流量减少相联系（Bench et al. 1993；Drevets et al. 1997）。一些用老鼠进行的研究显示，压力事件最初激活的是左侧前额叶皮质，但是，如果压力持续存在，并且开始失去控制时，才会激活右侧前额叶皮质。因此，左侧前额叶皮质的功能就好像一个缓冲器，可以阻止微弱压力演变成大幅压力——而这恰恰就是抑郁人群所缺少的压力缓冲装置（Sullivan and Gratton 2002）。

那么，抑郁人群大脑的这种不同运动方式又是如何产生的呢？现在，人们还无法回答，婴儿是否在出生时大脑就已经具有某种倾向。当然，确实可以发现一些婴儿，他们大脑右半球极度活跃，左半球的反应却相对迟缓。但是，目前还没有研究可以证明，婴儿大脑的这种反应模式究竟是先天就有的，还是后天经验的结果。不过，个体左半脑与右半脑在功能上的这种不同活跃状态，是一种永久性的、稳定存在的状态，由此可以推知在其中一定发生了某种生理结构上的改变。对于这种现象的一种解释是，早期的生活经历会影响到大脑的结构。这种影响最有可能发生的时期，便是婴儿阶段，因为婴儿期是大脑发育的黄金时期。有关抑郁的母亲和她们孩子之间的交互作用的研究，便在一定程度上揭示了这一问题。

我们知道，母亲是抑郁患者的孩子，往往会表现出这种大脑两半球的功能失调。他们没有其他婴儿所拥有的左半脑优势，即使在他们兴高采烈地玩耍时，也是如此。这些左半脑活跃程度较小的婴儿，通常被描述为冷漠无情的，他们在玩耍时也不太情愿与母亲亲近。这可能是由于母亲的左半脑本身就不活跃，她无法刺激孩子的左半脑活跃，她也无法教会孩子如何调整自己的左半脑。

步入成年之后，与普通家庭的孩子相比，母亲为抑郁患者的孩子更可能自身也患抑郁。这些孩子中约有40%在16岁之前经历了抑郁症，特别是那些没有同母亲建立起安全依恋关系的孩子（图4，Murray et al. 2011）。

其实，即使在婴儿时期，已经可以从他们身上看到抑郁的苗头。他们通常性格孤僻，避免和他人的目光交流。当然，这可能是因为他们从幼年开始，就不再期望从抑郁的母亲那里得到关注和正面反馈。已有研究指出，许多患有抑郁症的母亲不能积极地响应婴儿的哭泣。功能性磁共振成像（fMRI scan）显示，同那些非抑郁症的母亲相比，抑郁症母亲的前额叶皮层相对不活跃（Laurent and Ablow 2012）。毫无疑问，这些缺乏同孩子之间积极互动的母亲，会对孩子的大脑发育产生明显的消极影响。一项最新的研究发现，那些母亲持续具有抑郁症状的孩子，在10岁时他们的杏仁核体积明显小于对照组（Lupian et al. 2011）。但是，即使母亲的抑郁症只发生在孩子的婴儿期，也可能会对孩子的发育产生烙印。一项研究显示，当这些婴儿时期母亲患抑郁症的孩子长到13岁时，其中的一部分孩子会表现出异常的应激反应，并且他们体内的皮质醇水平会更高（Murray et al. 2010）。

患有抑郁症的母亲与正常母亲的举止是不同的。一项研究（由Jeffrey Cohn和他的同事们完成的）发现，正常的母亲和孩子之间的游戏互动是在积极和中性之间来回波动——两者大约对半开。但是，她们几乎不提供与孩子之间的积极互动。在与孩子的相处中，大约有 10% 的时间，她们都对孩子的行为无所反应，或者干脆袖手旁观。在其余的时间内，她们对待孩子的

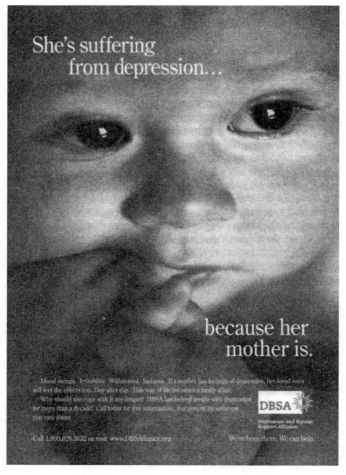

图4 她正在遭受抑郁的痛苦，因为她的母亲也是抑郁症患者

态度绝大多数都是怒气冲冲、粗暴干扰，或者蛮不讲理。当母亲发怒时，不管是暴躁失态还是面有愠色，这些孩子大都会转过脸去，不再理会母亲。显而易见，虽然孩子可能非常希望离开母亲所在的房间，但是却无能为力。对一个孩子来说，最为痛苦的经历似乎就是无法得到母亲的关注。当母亲的注意力转移到其他地方时，婴儿会尽其所能地进行反抗，在他们看来，被母亲忽视似乎比受虐待更难以承受。总而言之，对母亲为抑郁患者的孩子而言，他们所经历的消极体验要多于积极体验（Cohn et al. 1990）。

大多数正常母亲的孩子很少经历这种消极体验。这就对Klein 的心理分析理论提出了质疑，该理论认为，婴儿最初就是充满嫉妒与贪婪的（Klein 1988）。这更像是说，过多的消极情绪体验，是与童年时期的不良母婴关系相联系的。显而易见地，Klein 的理论和很多人发生了共鸣，也许这些人幼年时期都有着不愉快的经历，他们将这些经历归咎于婴儿自身的嫉妒和贪婪。在我看来，在分析母婴之间的关系时，更应该强调抑郁的母亲对自己孩子——而不是孩子对母亲——的敌意和嫉妒，这样的做法才更为恰当。

贫穷和抑郁

抑郁这个词汇，似乎总是和贫穷、社会排斥等联系在一起。Brown 和 Harris 的研究发现，那些没有经济来源的人，确实在生活中也会碰到更多的羞辱、阻挠等消极事件，这些都可成为引发抑郁的契机。与此类似，Lyons-Ruth 也指出，虽然低收入和各种问题事件和抑郁之间存在着联系，但这些因素本身并不会直接导致抑郁。

Lyons-Ruth 分析了一个在生活环境贫困、在抚养孩子方面存在问题的妇女样本。在谈及这些贫困的母亲时，研究者形容她们是忽视的、感情冷漠的，或者愤怒的，却没有人认为她们是抑郁的。然而，最终的结果显示，这些母亲确实具有明显的抑郁症状，她们通常处于一种初级的、慢性的抑郁状态中，这种状态被 Lyons-Ruth 描述为"倦怠的"，他们处理问题的能力似乎已经耗到了某种极限。在这些贫困的人群中，也有一些妇女可以很好地胜任抚养孩子的职责，她们在其他方面都与前一组妇女相匹配，虽然两组母亲在经济上都同样贫困，她们的抑郁症状却明显少得多。

Lyons-Ruth 指出，这些女性在养育子女方面所经历的困难，不能单独地仅仅归咎于贫穷，或当前所面临的困难，而是应当对她们自身的成长历程来进行回溯性的分析，从她们童年时期的经历来理解她们现在的行为。最为关键的是，一定要关注这些女性在童年时期与自己母亲的关系质量如何，这对于成年之后是否会出现抑郁症状、能否能胜任母亲的角色，具有很好的预测作用。

在我对亲子关系进行分析和治疗的工作中，接触最多的便是抑郁的母亲。这些女性通常自身非常渴求来自他人的关注，在对自己成长经历的介绍中，她们中的大部分人都描述了自己和母亲之间的不良关系。例如，Benita 有一个残疾的母亲，所以她觉得无法让母亲满足自己的许多需求；Sally 有一个情绪多变、喜欢酗酒的母亲；Jill 的母亲是一个职业女性，但工作的繁忙使她无暇理会和照料孩子。在这些来访的母亲中，也有一些认为自己曾有一个称职的母亲，自己与母亲之间的关系也很好，但是，她们却无法列举恰当的事例，来证明母亲曾经对自己的细心呵护。在这些来访的抑郁母亲中，有很多人在童年时期没能得到她们所需要的关注，现在她们发现，自己也很难把这样的关注给予自己的孩子。面对自己的孩子，她们常常感到无能为力，不知道自己该为孩子做些什么，不知道如何才能让孩子停止哭泣，也不知道如何才能让孩子晚上好好入睡。她们只是希望，孩子能够快点长大，这样的话就不需要那么多的关注了。

不管是出于何种原因，如果一个母亲无法给孩子提供精神上的支持，这对孩子大脑发育产生的负面作用，基本上类似于对孩子早期经验的明显剥夺，如把孩子完全隔离。作为社会性动物，婴儿天生需要同他人之间建立社会交往，这样才可以促使孩子大脑的发育和完善。如果在幼年时期，孩子没有得到足够的关注和呵护，或者说，如果孩子没有一位称职的父母来照顾自己，那么，在他们的成长过程中，大脑的某些重要区域的正常发育将受到影响。

在大脑的这些区域中，大脑前额叶皮质，即所谓的社会性大脑（Social Brain），会明显受到早期亲子关系的影响。大脑前额叶皮质与抑郁症之间有着密切关系，抑郁人群的大脑前额叶皮质通常较小，尤其是在左半脑，这一趋势更为明显。大脑前额叶皮质与抑郁症之间的这种联系，已经被一系列的研究所支持，在对青少年抑郁症患者的研究中，也再次印证了这一结果（Steingard et al. 2002；Frodl et al. 2010）。除非在今后的研究中，人们可以进一步证明，较小的前额叶皮质是由遗传因素决定的，否则，上述研究就可以有力地支持以下观点：即抑郁症和婴儿时期社会大脑的发育不良之间存在着密切联系。尤其值得注意的是，抑郁症患者前额叶皮质的背外侧部分的神经元密度通常较低，这个部位是在儿童蹒跚学步时发展的，具有表达个体内心感受的功能。个体的抑郁程度越严重，其前额叶皮质的活跃程度就越低，前额叶皮质血流量就越少，并且，神经递质（如复合胺和去甲肾上腺素）的分泌量也会更少。尤其需要指出的是，重度抑郁患者的前额叶皮质的眶额叶区也更不活跃，这就使得抑郁人群更难以客观地评判情境，从而更好地控制自身的反应。

抑郁患者社会大脑的发育不良，可能与婴儿时期父母亲关爱行为的多少有着直接关系。当婴儿处于困境，无法抑制自己的恐惧和悲伤时，他们便会大声哭泣，这时，如果孩子的照顾者没有采取有效的措施，来安抚婴儿情绪的话，持续的哭泣会使得婴儿脑内分泌出大量的皮质醇。不幸的是，婴儿被照顾的方式通常会产生持续效应。4 个月大时经常哭泣的婴儿，在 1 岁时会表现出内向、退缩行为，由此可以肯定地断言，这些孩子在 4 岁时又会变得害羞。举一个简单的例子，罗马尼亚的孤儿由于从小失去母亲，他们几乎从没得到过母爱，与同龄的对照组孩子相比，他们大脑的眶额叶区、杏仁核、海马体，以及颞叶的活跃程度都更低，而这些部位，恰恰担负着人体应对压力的职责（Chugani et al. 2001）。

关闭压力反应的开关

大量的研究表明，大部分重度抑郁症患者的皮质醇分泌水平较高，但是，如果让皮质醇的分泌水平恢复正常，那么，抑郁症状就会减轻。正如 Andrew Solomon 所描述的，高水平的皮质醇分泌，就好像整天给一个房间加热，即使房内空气已经热得难以忍受了，加热器还是无法停止工作。抑郁也是如此，即使周围没有明显的压力，个体的压力反应也会持续下去，生活中每个细小的事件都会成为压力的来源。问题在于，开关的"关"按键出了故障。

那些皮质醇分泌水平容易异常的人发现，当经历不愉快事件时，他们无法像正常人那样对待，也无法让自身的皮质醇含量恢复正常，因为他们的恢复机制出现了故障。于是，这次消极的体验又一次体现在他们的生理和心理两个水平上。在生理水平上，大脑中的消极反馈循环出现了问题。当皮质醇含量长时间地维持在较高水平，海马区的功能就会逐渐受到影响。对于正在发育中的大脑而言，这一问题尤其严重。最近用猴子进行的研究发现，过多的皮质醇含量可能对正在发育的海马区尤其有害，对成人海马区的危害则相对较弱。当研究者在较长的时间内，持续给成年猴子注射皮质醇时，对它们的海马区几乎没有产生影响。

如果海马区出现了问题，就无法通知下丘脑何时需要停止 CRF 的生产。因此，下丘脑就无法使用它的开关中的"关"按键。下丘脑与大脑的许多部位之间都存在着连接，包括产生恐惧情绪的杏仁核结构在内。如果无法关闭下丘脑的开关按钮，个体的应激反应就会一直持续下去。

最新的理论对这个问题加入了其他的维度考虑。异常的压力应激反应也可能会对免疫系统产生作用。正常来说，皮质醇会在初始激发后的几个星期内关闭炎症反应，初始激发通常要么是感染，要么是压力事件。当其失败时，炎症反应会失去控制，促炎症因子例如 IL-6 会翻倍生成。

令人好奇的是，这一切并不会影响个体健康，也不会诱发抑郁症。一些很棒的追踪研究发现，那些有着高水平的炎症因子或者促炎症因子的成年人最有可能患抑郁症。一项追踪了 11 年大量白宫的公务员的研究显示，是细胞因子激发了抑郁的产生（Gimeno et al. 2009）。

这些强壮的中年个体怎么就最可能体内细胞因子水平更高呢？对于一些人来说，这似乎是对于当前压力的反应。研究发现，那些苦恼于职场中不公平事件的男性公务员体内的炎症因子更高（Elovainio et al. 2010）。不过，对于另外一些人来说，这可能源自幼年时期所经受的压力。遗憾的是，这个研究无法获知这些被试者的童年是否充满压力。然而，研究者都承认最新的研究发现，充满压力的童年也可以导致过度的炎症反应（Danese et al. 2008；Miller et al. 2011；Pace 2006；Bilbo and Schwartz 2009）。作为一种心理水平，高浓度的皮质醇导致抑郁症患者陷于焦虑状态，而高炎症水平则会导致个体容易出现病态行为，比如嗜睡的冲动或者退缩。从这一状态来看，抑郁患者很难摆脱消极的念头和感受，他们体内消极的内部工作模型很容易被激发。George Brown 和 Tirril Harris 发现，成年人的抑郁心结，常常因精神支柱的坍塌所触发，或是由遭人拒绝、自尊丧失的情境（Brown and Harris 1978）。抑郁人群往往认为自己一无是处，对他人而言可有可无，这就导致了他们对自我的诸多消极评价，如"我是一个白痴""我一点都不好""我不值得被别人关注""我真不幸"等。因此，他们个体内心深处渴望得到他人的积极反馈和关注，但当这些需要一时没有得到满足时，他们内心又会产生一种羞耻感。

在19世纪70年代所做的经典研究中，Brown和Harris指出，有些人似乎更容易受到羞耻感的困扰。在他们进一步的追踪分析中，发现那些在11岁以前失去了母亲的人更容易受到羞耻感的侵袭，另外，"非安全型"依恋的个体也是如此。他们提出，在这些人的身上，出现了某些自尊成分的缺失，因此，这类人很难相信"无论怎样，自己身上还会有其他闪光之处"。那些容易受到抑郁侵袭的人，几乎无法修复由心理创伤所引起的自尊上的裂痕。

现在，我们可能会认为，个体如果无法从心理打击中恢复过来，那就可能是其自我调控方面出了问题。抑郁人群通常会"反复思考"，在他们头脑中，总是痛苦地回味自己的情感上的伤痛，他们几乎很少思考如何才能改善自己现时的境遇，也无法在这个方向上向前迈步。抑郁患者总是竭力避免别人对自己的否定和拒绝，然而，对于如何赢得自己所需要的支持和认同，他们又会感到如此绝望和无能为力。他们处在自己编织的怪圈中，一方面无法放弃自己的目标，同时却又缺乏能够达成这些目标的信心（Carver and Scheier 1998）。

人际关系的修复能力建立于婴儿阶段

抑郁症的一个典型特征便是绝望，Allan Schore也对这个关键的维度非常关注。在社会背景下，绝望是无法正确处理事情的结果，这不仅仅指对自我的消极念头——抑郁症的一个关键要素在于，个体会绝望地认为自己无法改进自己，也无法赢得别人对自己的认同和欣赏。例如，Carys 常常会放弃自己正在着手的事情，或者交往中的人，因为在她看来，任何努力都无法改善她如今的处境。在一次偶然的情况下，有一个病人需要急诊，作为助手的她却忘记告诉医生了。这可是一个严重的疏忽，也许会对病人造成难以挽回的可怕后果。Carys 为此而忧心忡忡，她担心自己可能会因此而丢掉工作，这样的话，她再也无法找到这样的一份好工作了。那位令人尊敬、待人和善的医生，肯定会对她勃然大怒，再也不会理她了。但是，这能怪医生吗？只能怨自己的愚蠢和玩忽职守，是自己让别人失望了。于是，她终日被这种内疚的感觉所折磨，以至于无法振作起来重新工作，她无法面对和接受所发生的一切。结果，她的情况日益糟糕，最后变得无法收拾，医生最终也只得解雇了她。在整个事件的过程中，她完全没有换一种思维，没有想到自己可以向医生解释或者道歉，没有想到应该告诉医生那天她是多么疲惫，因为她的女儿在半夜流产把她叫醒了，这样的话医生也许会原谅和理解她，事情的发展也会截然不同。但是，除了陷入一味地自我谴责和焦虑之外，她没有做任何努力去修复和弥补自己所犯的过失，即使她必须因此而丢掉工作，至少也应该努力去赢得相互间的尊重和理解，可是，她却什么也没做。

Schore 称 Carys 的这种情况为"破坏与修复"循环。人与人之间的冲突和压力是在所难免的，当这种情况发生时，应该学会如何及时进行修复和弥补，努力重建积极和谐的关系，这一点非常重要。这是亲子之间依恋关系建立的关键，也是安全感和自信心的重要来源。这种对于人际关系的修复能力，建立于新生儿阶段，在 1 岁左右正式形成。安全型的儿童会形成这样一种认识：当自己不舒服或难受时，父母会及时出现，对自己进行安抚和帮助，让自己平静下来，父母是自己的安全港湾，他们不会离开自己，也不会让自己遭受痛苦和焦虑。但是，如果婴儿认为，当自己难受时无法向父母寻求安慰，因为父母会忽视自己的需求，甚至会更加严厉地惩罚自己，那么，孩子就会陷入痛苦焦虑的状态之中，他们的皮质醇会持续处于高水平，无法降低。孩子到底会产生何种认识模式，关键在于父母，因为于小婴儿而言，他们还没有能力来调控自己。

那些幼年有着较多的压力体验，又没有得到父母及时安抚的儿童，就会像 Carys 一样长大，在人际关系产生冲突和压力时，他们只是一味地处于压力情境之中，认为自己没有能力来处理这些问题，她们无法修补和恢复人际关系中出现的裂痕。但是，这种人际关系的修复能力并不是一种天生就拥有的个人特质，而只是一个自我调控的问题，是后天习得的。最近，研究者的关注重点发生了转移，人们开始关注抑郁患者管理自身情绪的方式。Judy Garber 做了一系列饶有兴趣的实验，来研究抑郁人群及其调控策略（Garber and Dodge 1991）。研究发现，抑郁人群的调节模式相当不成熟，他们对自身的调控仅仅是以"进攻还是逃走"这样的简单机制作为基础。他们似乎缺乏更为高级和复杂的、与前额叶发展有关的调节策略。他们不会积极地解决与他人之间的冲突，也不会从头至尾地详细分析情况，而且缺乏解决问题的信心。面对人际冲突，他们要么采取退缩、回避的态度，要么就气势汹汹地向他人发起攻击。

Megan Gunnar 和 Andrea Dettling 对高皮质醇水平的儿童进行了研究，他们的结论与上述相同。他们发现，高皮质醇水平的儿童认为，当自己与别人发生冲突时，他们不知道该如何有效地处理。老师对这些儿童的评价是：与其他孩子相比，高皮质醇水平的孩子在社交方面存在较多问题，这些问题基本都源于同样原因——这些孩子在处理人际冲突和消极情绪时，或者退缩，或者采取攻击的方式（Dettling et al. 1999，2000）。

修复这些人际问题的困难在于抑郁症患者大脑中正在进行的活动，这些大脑通常在修复和重新产生自身的神经元中存在很大困难。这似乎是高压力所导致的另一个不幸的副作用：过于活跃的促炎症因子会对神经生成产生作用。这些细胞因子能够抑制脑源性神经营养因子（BDNF）的表达（Lin and Su 2007），并且阻碍压力事件后的大脑重生能力（Bilbo et al. 2012）。然而，幼年时期母亲温暖、支持性的抚养方式会促进神经的生成（Branchi et al. 2012；Luby et al. 2012；Lin and Su 2007）。

支持型的父母也是那些会帮助孩子调整心灵状态的父母。Garber 和 Dodge（1991）发现，在对母亲的期望上，抑郁儿童也不同于其他正常儿童。抑郁儿童通常认为，与其让母亲帮助自己进行行为调控，其效果还不如自我调整。当然，在他们的心目中，自己也不能够改变自身的消极情绪。可能正是部分源于这个原因，抑郁患者非常容易陷入各种消极观念的包围中，诸如"我是愚蠢的"或"我是糟糕的"。当他们还是儿童时，他们也曾经试图去解决自己所遇到的冲突事件。但是，按照儿童的思维和视角，他们不可能意识到，对方小朋友的想法、行为和自己的会有所不同，因此，他们的努力也往往以失败告终，这时，他们便会产生自责，认为这是由于自身的无能和过错所导致。这种进退两难的局面，被称为"道德防御"（moral defense），是由苏格兰心理分析学者 Ronald Fairvairn 在 19 世纪40 年代提出的，他指出，在内心深处，儿童是不情愿承认自己的父母不称职，因为对于儿童而言，父母是他们赖以生存的主要依靠，当认为父母比自己更强有力时，儿童才能感到更为安全（Fairbairn 1952）。

有证据表明，与其他家长相比，抑郁家长给予孩子的恰当调控尤其少。他们对孩子的漠不关心，可能导致了无法向孩子灌输良好的调控策略。因此，在如何调整自己，与他人友好相处方面，他们的孩子也可能会缺乏信心。然而，那些非抑郁儿童（并且他们的父母也不是抑郁患者）在应对消极事件时却会表现得截然不同，他们会采取实际行动来应对这些压力情境，譬如，他们会主动解决问题，会故意地暂时转移注意力。当出现问题时，他们或者告诫自己要加倍努力，或者放弃现有的策略，再另辟新径。他们不会认为自己已经无路可走，也不会把问题一定归因于自己的无能。

抑郁患者的被动与冷漠，可能有其一定的生物化学基础，但是，在行为的层面上，它也是内部工作模型的运行结果，这种内部工作模型则形成于婴儿时期。研究表明，在母亲为抑郁患者的儿童中，有 29% 会出现情绪障碍，而在母亲有身体疾病的孩子中，出现情绪异常的比例仅为 8%（Hammen et al. 1990）。这些母亲为抑郁患者的儿童，不会期望得到他人的支持和帮助，不会期望从父母那里得到安慰和理解，也不知道如何调节他们的消极情绪。因为对裂痕的修复不抱希望，他们也不会向他人求助。因为没有人教导他们如何集中精力，一步步地解决问题，他们也想不出任何解决途径。他们深陷在自己的消极情绪之中，除了逃避，他们不知道该如何疏散自己的压力。最近的研究显示，那些患有抑郁的父亲对于他们的婴儿也会产生影响，会影响他们孩子幼年的行为和情感发展（Ramchandani et al. 2005）。

不幸的是，抑郁也具有累积的效果。一个人感受到绝望的次数越多，这种思维模式就会越容易被唤起。人们发现，一个人经历抑郁的次数越多，克服抑郁就会变得越发困难。如果婴儿时期，个体没有建立起足够自信，那么，在以后的生活中，一次次地经历失败的情境时，个体的信心也会变得日渐腐蚀。此外，由于神经递质的缺乏，以及前额叶皮质的发育不良，这就导致大脑在应对压力时的动力不足，难以产生新的问题解决途径，也无法控制和缓解体内过度的应激反应。

显而易见，如果要防止抑郁的恶性累积效果，最好的办法就是防患于未然。如果人们能够认识到，婴儿阶段是抑郁形成的关键期，那么，为了防止抑郁，最为关键的任务便是尽可能早地帮助患有抑郁症的父母。当母亲被成功治疗，并在3个月内显示出明显效果后，结果发现孩子的情况也开始好转（Weissman et al. 2006；Pilowsky et al. 2008）。反过来说，充满压力的父母会抚养出内心充满压力的孩子。所以给早期抚养提供一个更有支持性的人际环境，并且帮助父母能够给予年幼孩子其自身都缺乏的情感调节技巧和信心，这些至关重要。

7

主动的伤害
童年期创伤和成年期创伤之间的联系

　　一架飞机猛地坠毁在一片空旷的乡间空地上，幸存者在一片烟雾中，踉踉跄跄地趟过一片齐人高的玉米地，"吱嘎吱嘎"的脚步声，伴随着吃力的呼吸，这些都让他们觉得仿佛又回到了失事现场——在飞机的残骸周围，一片混乱，到处都是火苗、尸体，以及惊慌失措的喊叫……这是影片《无所畏惧》（*Fearless*）开始时的一幕，在影片中，由 Jeff Bridges 成功塑造的男主人公，面无表情地经过一名正在哭喊着寻找自己婴儿的母亲，一位到处搜索自己父母的孩子，他平静地看着这混乱的场面，似乎无视于火焰的肆虐、警笛的鸣叫、人们的哭喊。然后，他静静地靠近一辆出租车，并驾驶着离开了失事现场。

　　这部影片刚开始的这一幕，向人们揭示了一个有着创伤经历的人的内心，这次事故过去几个月后，他才开始正视现实，他是幸存者——他的朋友和商业伙伴都死了。这次创伤经历影响了他的人际关系：他无法再和自己的妻子、儿子生活在一起，而是与那次事故中的另一幸存者——一位失去自己年幼孩子的母亲生活在一起。他常常回忆那场灾难，回忆飞机坠毁前的那一刻。他经常会用自己的身体做一些极其冒险的事情，比如若无其事地横穿川流不息的高速公路。他的生活仿佛已经与现实相脱离。

上述影片中的这些描述，就是当人们经历了很大的创伤性事件（如被强奸、抢劫、车祸、战争等）之后表现出的症状。创伤经历能够以极限来挑战人们处理压力事件的能力，在这种情况下，大部分人会感到惊慌失措，难以有效地应对这突如其来的打击。精神病学上对创伤的定义包括，任何威胁到你生命或身体的经历，以及任何强加给你的恶意伤害（APA20013）。专家还发现，创伤事件的目击者（灾难中的受害者或看到灾难发生在其他人身上的人）也会受到同样的影响，这就意味着，我们无法避免自身对他人所受伤害的认同。当受害者是同我们关系密切的人时，这种痛苦是非常沉重的，尤其当事故中失去的是自己的孩子时，这种痛苦更是难以承受。在 2002 年秋天的一个下午，一个 10 岁的小孩 Nicky Fellows 准备去看她的一个朋友时，在路上被一个陌生人拖到一个附近的小树林中强暴并且杀害了。她的母亲——Susan Fellows，事后描述了那件事情是如何影响她的婚姻生活："我们各自对待悲痛的方式是不同的，我们不断地责备对方当时没有在孩子身边。我不让丈夫靠近我……在此后很长一段时间里，我都不能容忍他碰我。我也试着告诉自己，那不是他的过错，而只是因为发生在 Nicky 身上的悲剧——被性强暴——不断地浮现在我脑海里。"（Guardian 25 November 2002）

从本质上讲，创伤是对生理和心理所受伤害的一种正视。这种伤害可能是身体上的致残或是死亡，也可能是心理上的自我受到了伤害或毁灭。在任何一种情况下，其实质都是一个人的主观性被他人否定了。这种仇恨可能会把我们带到生命的边缘：正如在 Peter Weir 的影片中，Jeff Bridges 所扮演的角色走在摩天大楼顶端一个非常危险的小矮墙上，生命随时危在旦夕的情景一样。因而，创伤也是一种最为原始的恐惧，是一种彻底绝望的恐惧，在这种状态下，你知道没有任何人可以挽救、保护你或你爱的人。你和其他人之间的联系被切断了，你的身心健康都被破坏了。你曾经拥有的、习以为常的世界，以及周围生活中一切都在突然间坍塌。你的整个世界都变了，也不再安全了。

创伤性事件过后的压力失调

　　面对创伤经验，人们的正常反应是恐惧。当事件发生时，个体的杏仁核会让人产生攻击或逃避的反应，并会使各种系统都参与这种应激反应。交感神经系统会释放肾上腺素，个体的心率会加快，血压也会上升。然后，下丘脑将会产生系列的连锁反应，这种反应会导致皮质醇的分泌。然而，通常在几个小时之内，机体的这些所有反应都会自行消失，恢复到正常状态。然而，如果这些创伤极其严重，或者延续时间很长时，机体就难以在几小时之内恢复到正常水平，而是可能会在创伤事件之后，需要一年或更长的时间来逐步恢复。

　　然而，创伤事件后的压力失调（Post-Traumatic Stress Disorder, PTSD）鉴定，已经成为用来鉴别创伤反应是否异常的一个公认标准，所谓创伤反应异常，其实就是指恢复期超过了正常的期限。当人们遭遇可怕的事情时，精神病学家承认，个体确实难以把这些创伤经历同原来的正常自我整合在一起。这时，个体最常出现的症状便是对创伤经历无法遏制的回忆、噩梦、失眠、易怒、焦虑、自残以及为避免谈及创伤所做的挣扎（Green 2003）。受创伤者也可能会经历灾难重现、惊恐和抑郁。他们一遍一遍地回忆创伤事件，对曾经的创伤非常敏感，同时又过分地担心类似事件会再次发生。但是，对于一个情绪反应正常的人而言，他们可以从这些创伤后的行为表现中获益，他们至少可以因此而从别人那里得到安慰，最终找到一种接受创伤方式，并且在最大限度上，让自己的生活恢复正常。就如同丧失亲人一样，随着时间的流逝，这种创伤经历所带来的痛苦也会逐渐变得可以控制，或者只是间歇性地发作。对大多数人而言，可以在一年左右的时间里从痛苦中恢复过来，但是，PTSD 是用来诊断那些几乎不能恢复正常的个体。

在对成年期创伤事件的反应中，有 8%（Russoet al. 2012）的个体属于病理学反应，为了解释这种反应的起因，我们的视线需要再次回到童年时期。事实上，很多难以从创伤经历中恢复过来的人，往往童年时期建立的情绪系统都比较脆弱。实验胚胎学弄明白了这一点，早年的逆境能够改变负责应激活动基因的功能（Weaver 2007）。这些改变了的基因使人对于创伤更加脆弱，更容易患有成年 PTSD（Seckl 2008；Seckl and Meaney 2006；Yehuda and LeDoux 2007）。显然，曾经出现过情绪问题的人，倾向于用一种悲观的心态来看待现在正在发生的事情。他们通常会对压力产生过激反应，也倾向于从消极的角度来解释正在发生的事情。当在无意识中，把所处情境评估为危险的或无法控制时，他们更有可能产生过度的应激反应。当然，面对压力时，对周围环境的评估确实非常重要。当我们认为所处环境没那么危险时，应激反应也就不会发生。比如，Bessel van der Kolk 描述了一位妇女，这位妇女曾被人强暴，但她成功地克服了这一创伤经历，在事件过后的很长时间里，她的状态一直维持得不错。然而，一次偶然的机会，这位妇女得知强暴她的那个歹徒曾经杀死过一名受害者，于是，她就突然出现了 PTSD 中所描述的适应异常症状。其实，她之所以突然出现适应不良，只是因为她对环境的危险度评估发生了变化（Van der Kolk and McFarlane 1996）。

另外，幸存者获取自己所需支持的能力，也会影响到他们经历创伤后的恢复能力，而这种获取帮助的能力，又会受到过去经验的影响。对于那些幼年有着非安全型依恋关系，或者有着创伤经历的个体而言，由于缺乏赢取别人支持的信心，因此，去寻求援助的可能性也更小，但是，在创伤经历的恢复过程中，现有的社会支持力量扮演着重要的角色。安全型关系能够帮助我们调节情绪。只是通过握住你所信任的人的手，个体大脑中恐惧环路的活动就会减少（Coan et al. 2006）。当你认为他人不再能够让你有安全感时，创伤会变得更严重。当孩子曾经被那些他们非常信任、认为能够保护自己的人身体或者性虐待时，他们 PTSD 患有率更高（他们成为成人后面对创伤性经历最有可能患 PTSD，Charuvastra and Choitre 2006）。

但是，同样地，我们都需要在外部的社会世界拥有信任感。我们需要通过安全型依恋关系获得安全感，不过，我们也需要知道自己所生活的社会网络对他人而言也很重要。一些针对在伊拉克战争中患了 PTSD 的老兵的新研究发现，他们的创伤并非主要是恐惧自身的安全，而是源自他们内心对于完美道德世界的归属感的坍塌。在侵略刚开始之际，这些士兵并不确定哪些人是敌人，最终杀害了一些平民，包括女人和小孩。一个叫作 Lu Lobello 的士兵的头脑中无法磨灭这样一个记忆，一个女兵沿着地上的圆圈一边走，一边自言自语地尖叫："我们杀了一个孩子！ Lobello，我们开枪打了一个孩子！"这些老兵承受着"道德上的创伤"，被羞耻感、罪恶感和遗憾所占据着（Dokoupil 2012；Maguen et al. 2009）。

能否从严重的创伤性经历中恢复很大部分取决于在生命早期所建立的关键结构，从杏仁核的过度活跃以及异常的应激反应到海马体、前额叶皮层的情绪反应。所有这些，在很大程度上都会明显地受到婴儿期所形成的依恋类型的影响（但是，非常严重的创伤经历也会打破个体幼年建立的情绪反应系统，即使这种应激系统曾经运行得非常良好和有序，正如纳粹集中营中的幸存者，他们中的很多人幼年时就曾经拥有温馨、幸福的家庭）。

对于发生在 19 世纪 40 年代的纳粹大屠杀，幸存者和研究者详细描述了人们对那段经历的反应。Victor Frankl，一个曾在集中营里生活过的人，深深地感觉到，即使面对逆境，个体也能够选择不同的应对方式（Frankl 1973），个体仍旧有能力去思考（当然，实际上是运用前额叶皮质），仍然可以坚持自己的信念，即使在被如此严密监控的情况下："……（在那种氛围下）的确可以采取另外一种态度。可能在每一个集中营里，都有一些人能够克服敌人的冷漠无情，并且压制自己的怒气，这些人是自我克制和自我牺牲的榜样。他们不为自己寻求任何利益，只是在集中营的空地和营房里走动，给别人一个友善的问候，或者把手上仅有的面包送给他人。"Victor Frankl 认为，这种行为可以被看作精神上的胜利（Spiritual attitude）。另外一些人，却很难冲破逆境，以乐观的态度对待曾经的创伤。比如，Roma Ligocka，是 Stephen Spielberg 的电影《辛德勒名单》（*Schindler's list*）中，在波兰居住的穿着红色衣服的犹太小女孩，在最近的一次访谈中，她指出，尽管自己现在已经是一名非常出色的戏剧导演，但当年那些灾难在她心灵上留下的创伤，仍然没有愈合。她说她现在依然会经常感到恐惧、抑郁以及失眠——"时间不能治愈伤痛"（Guardian, 16 October 2002）。个体面对创伤的这些不同反应，一方面会受自身选择的影响，但在更大程度上，则是来源于他们幼年时期的经历。由于自身不良的早期体验或者通过父母传递给他们的创伤经历，这些人的内在系统是不稳固的。表观遗传学的一些极端发现强调了这些事实，父母自身对于生活的适应能力能够改变基因，并遗传给他们的孩子，从而在面对逆境时，更加容易受到伤害（Yehuda and Bierer 2009）。

幼年的惊恐经验与PTSD的关系

很多研究都发现，杏仁核的反应是导致 PTSD 的关键因素，杏仁核是大脑中的一个基本结构，它的这种反应是由于幼年的惊恐经验所致。那些遭受过创伤的人，杏仁核通常处于过度活跃状态（Shin 2009；Etkin and Wager 2007,2010；Liberzon et al.

1999）。杏仁核的过度激活会使人处于警戒状态，并且，会出现由交感神经兴奋所引起的呼吸加快、心悸、冒冷汗、紧张、失眠等症状，他们会认为危险无处不在。处于这种状态下的个体，会把所有精力都集中在创伤性事件上，通常都在尽力回避任何可能引发有关创伤经历的情境，尽管在有些情况下，受创者也可能会冲动地置身于极其危险的情境中，就如电影 *Fearless* 中的 Jeff Bridges 那样。然而，绝大多数的受创者会有意识地采取各种手段，努力让自己摆脱曾经的创伤，比如，他们会远离人群，运用酒精和毒品来麻痹自己，尽量让自己忘掉一切，因为不管怎样，没有感觉总是要比感到痛苦好受很多。

但是，由于以下因素的影响，使得他们在关闭自己的恐惧系统时存在着一定困难。首先，当还处在母体子宫内，或者婴儿时期时，受创者的杏仁核可能已经对恐惧经验变得过度敏感；另外，早期儿童创伤或者压力影响到受创者的前扣带回和前额叶皮质的发育，正如我们在前面篇章提到的那样，这一部位的发育会影响到杏仁核的功能。很多研究发现，那些经历童年创伤事件或者压力的孩子其前扣带回比较小（Woodward et al. 2013；Cohen et al. 2006；Bremner 2006）。当大脑的这些部分讷于反应或者过度反应（Ethin and Wager 2010）时，他们可能会动力不足，更加难于抑制杏仁核和控制恐惧感。这些不但增加了个体未来在战争场景中患上 PTSD 的可能性（Shin et al. 2001；Woodward et al. 2013），也适用于成年生活的其他创伤性情境（Kasai et al. 2008）。

早期压力能够影响杏仁核和其周围的环路，当然还会产生其他后果。糟糕的幼年依恋经验会导致后叶催产素的缺乏，也会对压抑杏仁核的恐惧反应造成困难（Fries 2005；Chaauvastra and Cloitre 2008）。

早年的压力也会减少5-羟色胺的数量，而5-羟色胺有助于杏仁核和前扣带回以及两者之间的通路运作完好。孩子经历压力的时间越早，可用的5-羟色胺的数量越少，他未来患上PTSD的风险就越高（Murrough et al. 2011；Krystal and Neumeister 2009）。

很多长期的PTSD的患者（虽然不是全部），但似乎与童年早期的不良遭遇之间存在着关联（Schmidt et al. 2011），体内的皮质醇处于较低的基准水平（Schmidt et al. 2011）。因为皮质醇可以终止个体应激反应，对修复不良遭遇记忆重现和高唤起状态起到至关重要的作用。低水平的皮质醇，可能会导致炎症反应难以遏制的活跃，个体难以走出早期压力的影响，导致自体免疫疾病。最近的研究发现患有PTSD的个体的基因中会发生表观遗传学上的改变，从而影响到炎症和免疫系统（Beals 2010）。

一位在纽约从事这方面研究的专家——Rachel Yehuda指出，在PTSD患者中发现的低水平的皮质醇，可能正是由皮质醇本身引起的升级负面效应。这些患者体内的葡萄糖受体会变得更加敏感，在对压力做出反应时，他们所需的皮质醇含量也会更少（Yehuda 1999，2001）。当这些皮质醇处于低水平的人遭遇新的创伤事件时，他们的应激反应强度要远高于那些皮质醇分泌旺盛的人。

Yehuda对在"9·11"事件袭击世贸大厦时期正处于孕期的纽约市民进行了最新研究，发现那些因此而患上PTSD的孕妇其体内皮质醇含量更低。（而那些没有患上PTSD的母亲体内的皮质醇含量则不低。）不过这个结果甚至可以适用到下一代：那些患上 PTSD 的母亲生下的婴儿体内的皮质醇含量也更低，从而再次证明，婴儿的 HPA 轴压力系统在子宫时期就已经被设定好了程序（Yehuda et al. 2005,2009）。

海马区的作用

作为一种压力荷尔蒙，皮质醇可以影响应激反应本身。不过它还会影响涉及 HPA 轴的大脑其他部位。通过海马体可以影响到下丘脑（即 HPA 中的 H），而海马体能将应激反应变得温和。不幸的是，处于长期压力下的孩子，大脑中过多的皮质醇对于海马体细胞是有毒的，甚至更长时间的持续压力会导致海马体萎缩（Mighaddam et al. 1994；McEwen 2001,2010）。由于海马体在管理记忆中起着重要作用，萎缩的海马体会影响到我们把相关记忆整合到已有的个人历史中，以及常识性地把各种记忆体验按比例存放。

皮质醇的害处还体现在，它会影响海马区的恢复能力，太多的皮质醇会减少 5- 羟色胺和 BDNF 的量，5- 羟色胺会影响海马区新生细胞的生长以及终身恢复的能力（Chalmers et al. 1993，Pitchot et al. 2001）。

脑成像研究发现，长期处于 PTSD 状态的人，海马区会出现萎缩，比正常人小 8% 左右。在对一些长期处于紧张状态、经历持续性创伤事件的越南老兵的研究中，人们发现，这些老兵的海马区要比正常人小 26%（Bremner et al. 1997）。这就初步表明，长时间经历战争之类的创伤性事件会破坏士兵的大脑，由此造成了他们较小的海马区。然而，其他研究对此项结论产生了质疑。最近的研究显示，那些老兵较小的海马区，其实在越南战争之前就已经形成（Gilbertson et al. 2002）。

Gilbertson 及其同事在哈佛大学研究了一对双胞胎，这对双胞胎中的一个曾经历过战争的创伤，而另外一个则在家中正常的环境下成长。结果发现，经历过战争创伤，并且出现 PTSD 症状的那个双胞胎的海马区，比没有 PTSD 症状的越南老兵的还要小，这就在某种程度上支持了已有结论：海马区越小，表明创伤性事件越为严重。Gilbertson 和他的同事还发现，另外一个待在家中的双胞胎的海马区也比较小，这就表明，小的海马区应该是在战争之前就形成了。

现在看起来，似乎由于较小的海马区本身，造成那个经历过战争创伤的双胞胎孩子出现了 PTSD 症状，可能由于不具备发育良好的海马区，因此，在处理创伤事件时，与海马区发育正常的人相比，双胞胎孩子存在着更多的困难。最近的研究证实了这可能和他们的早期经历有关。脑成像研究指出，长期受到身体虐待或是性骚扰的孩子，他们的海马区的体积较小（Bremner et al. 1997；Villareal and King 2001）。此外，那些曾患抑郁症的成人的海马区也比较小，可能也是由于他们的早期经验所造成（Cole et al. 2011；Teicher et al. 2012；Bremner et al. 2000b）。

海马区的发育可能还存在着敏感期，当个体遭遇不良待遇或者缺乏温暖的父母教养时，海马体最容易受到影响。海马发育的关键期被认为是在 3 ~ 5 岁之间（Anderson 2008；Rao et al. 2010；Teicher et al. 2012）。然而，事实状况很错综复杂。在童年早期，萎缩并不明显。到了成年早期之后才变得明显。研究者目前还不完全清楚这些发现的本质。

这可能涉及遗传倾向性。近期发现了有关记忆的基因（PKCa）和关于处理恐惧的基因（Oprll）之间的联系，这两个基因都增加了 PTSD 的风险。然而，遗传倾向性的影响并不能和经历区分开来，特别是早期经历。拥有这些基因的个体，如果生活在郊区中一个安静舒适的地方，可能将永远用不到这些基因。正如 Michael Meaney，一个了不起的加拿大医学教授所说的那样："神经递质和荷尔蒙的活动是被社会互动所影响的，社会互动导致了基因活动和表达的不同。基因组的运行无法独立于其所处的环境。"

把震惊用语言表达出来

情感上"热烈的"杏仁核可以在无意识的水平上，储存那些强烈鲜明的记忆，并且这些记忆是无法改变的，然而，"冷"海马区的记忆是在意识水平上的语言记忆处理，并且这些记忆会不断更新。通过海马区的通知，眼窝前额叶皮质可以对环境进行评估，从而预测其后果。这意味着海马区在适应环境上起到了重大作用。通过存储近期的重要经历，海马区不断更新着我们的记忆，使我们对个人陈述和自我的认识也不断调整。但是，在 PTSD 患者中，这些都不会发生，海马区不能有效运作的人，无法把他们的创伤经历整合到其语言记忆中。

Rauch 和他的同事设计了一个实验，实验目的是探索有过创伤经历的人，当创伤事件的记忆处于活跃状态时，他们的大脑会有何反应（Rauch et al. 1996）。Rauch 用录音带记录了被试者描述的创伤经历，然后她一边重播录音，一边用 PET 扫描他们的大脑。结果发现，海马区左前方和布罗卡氏区的血流量减少了，这两个区域负责语言的组织。与此同时，情绪、味觉和视觉形象比较活跃的右侧边缘系统，以及大脑皮质视觉区域的血流量增加了。由此可见，对创伤性事件的回忆，会使负责感知觉和情绪的右半脑比较活跃，但会抑制负责语言功能的左半脑，就仿佛这两半脑之间不存在联系。当右半脑处于高度唤醒状态时，左半脑的前半部分不能对个体的经历进行加工，也不能把它转化为语言形式。这可以用来解释"瞠目结舌"的现象——在这种情况下，面对突如其来的事件或情境，你会顿时哑口无言或语无伦次。但是，如果没有左半脑、布罗卡氏区和海马区的语言功能，正常加工和评价个体的经历就会变得很困难。通常而言，左半脑可以把个体的经历整合到相应的时间和空间序列中。如果上述的脑区域中，某个部位的功能出了问题，那么，个体便无法让自己的某种经历从脑海中滑走，成为回忆。于是，这些经历便会不停地在脑海中跳跃和闪现，仿佛这些经历正永无休止地、时时刻刻地在眼前发生。这就是"复现状态（flashback state）"，由于没有经过海马区以及其他区域的充分加工，一些支离破碎的记忆会反复重现。

创伤的恢复可能有赖于把这些遭遇用语言表达出来——有赖于激活左脑的相应部位，从而可以把创伤经历放置到相应的情境中去。研究发现，在很多情况下，把压力转化为语言，是面对创伤事件的一种有效方式（Pennebaker 1993）。当然，对于小孩子来说，这种做法是不现实的。正如在上文中指出的那样，大脑左半球和海马区在出生两三年之后才能发育完全。因此，婴儿期和学前期经历的创伤事件，无法被大脑的这些区域有效加工。在这种情况下，创伤经历很有可能被储存在杏仁核和大脑外皮层内。然而，如果没有一个已经发育完善的大脑前颞叶皮层，孩子几乎不会使用眶额叶区的皮质下系统。他无法像电视剧 *The Simpsons* 中所讲述的那样，根据具体的情境，来调整自我（Van der Kolk and McFarlane 1996）。与之相反，他可能会因为杏仁核的过度活跃，以及异常的应激反应，而错误地认为危险会持续存在。

忽视与情绪虐待是一个连续体

一个应激反应系统健全、海马区结构正常的成年人，通常有能力应对创伤经历中的沉重悲伤和痛苦，虽然在克服困境的过程中，他们可能会心力交瘁，并且需要很多的社会支持。但是，对于大脑和身体发育尚不成熟的儿童而言，他们在创伤事件面前就要脆弱许多。他们的身心资源更少，另外，他们在事件中死亡的概率也更大。他们无法独立存活，他们的生存有赖于成年人所提供的食物、庇护、关爱，以及抚慰。如果离开成人的呵护，他们确实会无法生存。因此，对成年人而言，根本构不成生命威胁的经历，对儿童而言，却可能是生死攸关的考验。例如，如果妈妈或照看者不在身边，儿童就有可能遭受威胁的袭击或伤害。同样地，如果母亲或照看者不愿意去保护孩子，孩子也会置身于危险之中。创伤，在某种意义上，也可看作是道德的检验，在儿童时期更容易发生，尤其在今天物质极其丰富的社会，成年人很少会经历饥饿、战争或瘟疫之类的威胁，因此，他们遭遇创伤经历的概率也大大降低。但是，对于儿童而言，他们所遭受的创伤则来源于更为宽泛，甚至看似安全的环境之中。

从成年人的角度来看，虐待似乎是指那些粗暴的、表现在外的行为，如殴打、伤害儿童，或性暴力。我认为，成人的一些其他行为，如对孩子大喊："你真是个愚蠢、没用的人！"或对孩子不予理睬，把孩子独自放在家中等等，对柔弱无力的儿童而言，都是一种创伤经历，因此，都属于虐待的范畴。也许有些成人会觉得我这种观点让人难以理解。其实，创伤最深层的本质特点在于，它是对个体生存的挑战——这种挑战不仅仅针对肉体自我，同样也针对心理自我。就如一个幸存者所言："我不得不相信，我之所以被伤害、被憎恨，都是因为自己不好，所以这些年来我也一直在伤害、憎恨我自己。"（Chu 1998：88）。

儿童需要成人的很多保护和照料，但是，他们也用自己对照顾者的热爱来回报我们。对于儿童而言，成人是他们世界的中心。在西方的家庭里，除了母亲之外，几乎没有其他人可以为孩子提供保护和营养，也几乎没有机会同社区里的其他成人建立亲密的感情纽带，因此，孩子对母亲会极其依赖。在这种情况下，母亲便是孩子的世界，母亲的精神状态决定了她能否为孩子营造一个安全的世界。

不过，孩子对父母的依赖强度越低，父母为孩子所营造的精神世界对孩子的影响也越弱。在 Ingmar Bergman 的影片 *Fanny and Alexander* 中，就传达了成人所营造的这种心理氛围。

在影片的开始，在一幢瑞典的大房子里，装饰得流光溢彩、眩人耳目，祖孙几代正欢聚一堂，共度圣诞节。在影片中，从一个孩子的视角出发，展示了孩子眼中复杂古怪的成人关系。童年的时光似乎以一种慢镜头的形式在缓缓流逝，而在儿童的心目中，成人的每一个动作都会被放大。在儿童的眼里，成人显得非常重要，成人的情绪会引起儿童的剧烈反应，成人任何一个细微的表扬或赞许的暗示，儿童都非常敏感。虽然在影片中，孩子们可以非常兴奋地联合在一起反对成人，然而，对多数生长在核心家庭的孩子而言，父母对自己的拒绝和忽视是最为痛苦的。当然，现在人们已经意识到，对儿童实施的明显虐待会导致各种严重后果，如重度抑郁、边缘型人格障碍，或者创伤过后的压力失调（PTSD）。

那些有着清晰的界定，并且会对个体以后的心理发展产生明显效果的变量，通常是研究者喜欢选择的探讨问题，比如虐待。但是，在我看来，在忽视和情绪虐待之间，其实是一个连续体，其程度可以从轻微逐步过渡到非常严重。并且，两者在本质上是相同的——都是指亲子关系中的情感调控问题。在所有的案例中，如果情感调控出现了问题，那么亲子之间的纽带必然存在着问题，正是幼年时期不良的亲子关系，导致了成年后个体内心的不安全感。在不太极端的案例中，非安全型依恋（如回避型依恋和反抗型依恋）会导致个体成年后的抑郁、焦虑、神经症或自恋人格。但是，在亲子关系问题非常严重的情况下，焦虑可能会演变为彻底的恐惧。这种类型的亲子关系最近才被专门提出，并被命名为紊乱型依恋，属于这种依恋类型的个体不具有固定的防御机制（Main and Solomon 1990）。

早期虐待和忽视对婴儿大脑的影响

那些属于紊乱型依恋、正在蹒跚学步的儿童，与他们的母亲之间没有稳定的关系模式。在判断他们依恋类型的"陌生情境"实验中，在与父母重逢时，他们会表现出混乱的行为方式——有时非常渴望，有时又非常冷漠。我看过一些关于这类孩子的录像带：他们在父母进来时用头撞墙，急切地扑向母亲，但突然又转身跑开；或者只是坐在地上，不看任何人，发出古怪的尖叫。他们可能有肌肉痉挛症，这与右半脑的功能障碍有关（Schore 2003）。这些孩子的所有行为都体现了他们内心的混乱，他们不知道父母那里是否安全。这些孩子处于被 Jeremy Holmes 称为"接近—逃避"的两难困境之中（Holmes 2002）。

大多被虐待的儿童最终会发展为紊乱型依恋。（Schore 2003）。这些孩子会不知所措、行为混乱，因为面对有时会伤害、恐吓自己的父母，他们不知道自己是否应该信任和依赖父母？这是一种异常痛苦的困境，尤其对于儿童来说，因为他们的生存几乎全部依赖父母。一方面，亲子之间的依恋之情会促使你接近父母；但是另一方面，经验又会告诉你，这很危险。你害怕父母可能会攻击你，而不是安抚你。在这一点上，紊乱型依恋和反抗型依恋有些相似，这两种类型孩子的父母的行为表现都具有不稳定的特点。但是，两者的区别仅仅在于，对于紊乱型依恋的儿童而言，他们的父母会不时地让他们感到非常惊恐，但是在某种程度上，父母的这种反馈又是孩子所期望的，这些都是由孩子的攻击性、脆弱性或内心的焦虑感而导致。在每一种情况中，都掺杂着爱与恐惧这两种情感。在成人期，从那些陷入施虐——受虐关系的人身上，我们可以看到这种行为模式。

许多紊乱型依恋的儿童，都会经历这种爱与伤害的双重情绪。由于在家庭中会感受到更多的压力，与其他非安全型依恋儿童相比，他们的皮质醇水平也要高得多（Bernard and Dozier 2010；Hertsgaard et al. 1995）。成年之后，这些儿童很有可能出现严重的精神病理学问题，如果情况再进一步严重，有些甚至会发展为边缘型人格障碍。

与其他形式的压力一样，早期虐待和忽视也会对儿童的大脑产生影响，如对于压力过分敏感、CRF 和皮质醇的分泌水平过高。童年的创伤经验，比如母爱的剥夺，这对婴儿而言，是一个高压力事件（Hennessy 1997），还会影响到大脑的情绪系统，可以切断下丘脑、眶额叶区、前扣带回和杏仁核之间快速发展的连接——这种连接是用来抑制杏仁核的冲动（Schore 2003），还可以改变眶额叶区、前扣带回区域中复合胺及多巴胺之间的平衡（Poeggel et al. 2003）。事实上，这在总体上缩小了脑容量，尤其是前额叶皮质的尺寸。在经历虐待和忽视时，儿童的年龄越小，他们的脑容量就越小，尤其是对前额叶皮质而言，这种减小的效果更为明显，在控制和平息杏仁核所产生的过度恐惧中，前额叶皮质起着关键的作用（De Bellis et al. 2002）。

在大脑发育最快的时候，其应对压力的能力也最脆弱。尤其当大脑区域的新陈代谢变得活跃时，这便表明大脑正在对个体的行为进行调控（Chugani et al. 2001）。这样看来，当压力反应能力正处于发展期时——3 岁之前，创伤经历对其产生的影响也最大。此外，婴儿时期的高皮质醇水平也可能造成海马区损伤，因为皮质醇会提升谷氨酸盐的释放，而谷氨酸盐被看作有害于海马区。这些谷氨酸盐可能会破坏人体的反馈系统，以及大脑的适应能力。不过，在个体建立皮质醇反应的基线水平时，时机也是一个重要的因素。如果从孩子非常年幼时，压力就一直持续存在，那么，皮质醇的反应基线很可能会到达顶峰，然后再跌至正常值之下。但是，过了这个年龄段之后再遇到的压力，就不会以这种形式来改变皮质醇反应的基线水平（Lyons et al. 2000b；Dettling et al. 2002）。总而言之，个体在婴儿时期所遭受的压力，会对其将来应对压力能力的发展产生相当大的负面效果。

周期性忽视或虐待带给孩子的创伤

在这里，我还要说明一点，创伤的发生，并不只是在某些属于极端或者持续存在的困境之下。孩子的依恋创伤也可能源于父母的周期性忽视或虐待。或者如 Jon Allen 所言，"当婴儿处于依恋建立时期时，如果父母对孩子的需求周期性地置之不理，那么，这种错误将是严重的"（Allen 2001）。换言之，当婴儿感到恐惧，需要别人的安抚、劝慰和保护时，其依恋系统就会被激活，如果没有得到这些支持，儿童就会产生创伤体验。那些经历过这样的依恋创伤的婴儿，便会采取一些防御行为，如回避或抗拒，来应对这种创伤体验，成年之后，他们会比较容易出现情绪方面的障碍，如自恋性人格失调、焦虑、神经症或抑郁。虽然在常人看来，他们的幼年经历好像并不属于明显的虐待，但是，在本质上，他们的这些经历和虐待是一回事儿，都处于同一个连续区域上，只是程度的不同。此外，这些儿童所接受的教养方式往往也不理想，他们的父母本身通常就在情绪调控上存在着问题。但是，因为这个连续区域最后渐渐变为常态，也因为许多称职的父母，有时也难免力不从心或无法自控，因此，父母的一贯不良教养行为，到底是如何深深影响婴儿发展的？这一问题变得更加难以回答。通常而言，这些儿童并不会像问题更加严重的儿童那样，对自己肉体的生存产生深层的恐惧。然而，在心理层面，他们却心存恐惧，他们无法确定自己的生存价值，甚至还会怀疑自己是否有权利生活在这个世界。

有关依恋方面的文献研究明确指出，在自身生活经验的基础上，儿童发展出关于人际关系的工作模型。但是，这并不仅仅是关于他人如何表现的模型，而是关于自我和他人关系的模型，关于人与人之间互动的模型，所谓的"他人"，并不只是儿童内部的静止的"母亲"或"父亲"形象。这就意味着，我们用以指导自己行为的内在行为图式，其实是我们自己想象出来的，是我们认为和他人相处时应该怎么样的一种自我感觉。如果其他人一直像对一个傻瓜一样对待你，你感觉自己像个傻瓜，你也会发展出像对待傻瓜一样对待他人的能力。如果你的父母对你的情绪漠不关心，你就会觉得别人也会对你的情绪漠不关心，并且很有可能，你对别人的情绪也会漠不关心。当然，随着儿童的成长和交往范围的扩大，他们的这种内部人际工作模型，还会受到生活中其他人的影响，但是，在婴儿时期，当这些工作模型正在形成之时，在很大程度上，是受到父母和家庭中排行靠前的孩子的影响。在之后的岁月里，个体只是以不同的方式来改进和修正这些早期形成的模型。

但是，在过分忽视、指责儿童的家庭里，个体便会从根本上无法确定自我的价值。这时，在个体的内部工作模型中，会认为自己一无是处、毫无价值，预期别人会以挑剔或忽视的态度对待自己。在这样的内部工作模型下，个体便会有相应的行为表现，于是在很多情况下，又导致别人以预期的方式对待自己，这样就进一步验证了个体已有的内部工作模型。如此下去，便会成为恶性循环。要想打破这些恶性循环，并非一件易事。在下面的章节中，会对这一问题加以详细介绍。

8

折　磨

人格障碍和童年经历间的联系

> 我把自己看作垃圾、怪物、耻辱，并且，更为糟糕的
> 是，我坚信自己之所以会不断出错，都是由于自己邪恶的
> 本性所致。
>
> Marie Cardinal 1984

　　成为别人指责或漠视的对象，就如同酸性物质一样，会逐渐吞噬个体的自尊。正如我们前面所提到的，如果在人格形成的婴儿时期遭遇这种经历，就会导致个体以后的抑郁，削弱个体以往应对压力的能力。但是，有一种更为严重的抑郁表现，这与更为糟糕的童年经历有关，尤其是婴儿期的创伤经历。在精神病学领域，这种症状被称为"边缘型人格障碍"。这种障碍起初是用来形容处于精神分裂边缘的患者，他们通常脱离现实，以自己的内部主观世界来代替现实。比如，担心别人对自己不怀好意的人，可能会认为别人确实正在设法毒害自己。现在，边缘型人格障碍通常被认为属于情绪管理障碍。

　　在人格障碍领域，人们已经将一系列不同的障碍类型进行

了相应分类（按首字母缩写，例如：ASPD、BPD、NPD、OCD等等），以便医生和精神健康工作者在碰到患者时，可以进行明确的诊断和预测。然而，在现实生活中，情况却复杂得多，人们很难严格按照这些分类，将患者明确地归为某种类别。不过，这些术语确实可以方便和简化专业人士的交流和沟通。但是，在这里我还要明确一点：虽然在讨论人格障碍时，常常把其归为心理疾病，仿佛这是一种病症，但实际上，人格障碍并不属于疾病，而这些患者只是在情绪管理方面出现了不同程度的问题。

另一个问题是，在描述这些人格障碍时所使用的一些术语，诸如"自恋""边缘人格"等，总是带有一些贬斥的意味。这些术语确实带有轻微的嘲讽和些许的轻蔑，从中难以捕捉到对患者的同情和怜悯。尽管这样，我还是会坚持使用这些术语，因为它们清晰地标明了不同的领域，可以使问题的讨论简便很多。

在各种人格障碍中，处处可以看到抑郁的影子，就仿佛在不同的乐章中，总会出现熟悉的旋律。在自恋型和边缘型人格障碍中，个体往往都有抑郁的症状。他们都非常脆弱，那些在正常人眼里微不足道的小事，对他们而言，都会形成情绪困扰。但是，边缘型人格障碍患者并不表现为情绪低落、意志消沉，他们的情绪更像可怕的过山车，狂暴而迅猛。在教科书中，这种患者的行为被描述为自我毁灭、冲动、分裂、敌意、羞愧、恐惧被抛弃和苦于不能维持稳定的关系。与正常人相比，边缘型人格障碍的患者明显在情绪的调控方面存在问题，他们往往情绪狂暴，经常失去控制。

但是，如果我们把关注的焦点仅仅集中在边缘型人格障碍的症状上，难免会引起人的误解。事实上，他们的这些行为表现既不是天生的，也不是他们人格特征的全貌。这些症状，是源于他们童年时期某种特定的亲子关系。简单地讲，幼年时期的亲子关系越糟糕，个体成年后的上述症状表现就越严重。当然，实际情况要复杂得多，因为个体本身性情、环境，以及个体经历创伤事件的时间，都会影响到这些症状表现。但是，可以肯定的一点是，个体在情绪方面出现的障碍，来源于他们曾经的不良人际关系模式（Carlson et al. 2009；Agrawal et al. 2004）。

尤其应该注意的是，边缘型障碍可能是植根于婴儿时期。Allan Schore 指出，边缘型障碍的个体几乎都有一个相似的特点：在他们所成长的家庭中，没有人能够帮助孩子有效地处理自己的情绪。母亲可能整天都陪着孩子，但孩子的实际感受却是——"虽然妈妈在身边，还是没有人关注我"。儿童于是在情绪上受到打击，同时其交感神经系统被高度唤起，因为从某种程度上讲，父母在生理或心理上对孩子实施了忽视或虐待。近期的研究证实了父母情感上的退缩对于婴儿的严重影响，事实上这也是预测边缘型人格障碍发展的重要因素，特别是未来自我伤害的可能性（Lyons-Ruth et al. 2013）。这可能是因为父母对于亲密关系的拒绝，使得孩子失去了锻炼情绪调控能力的伙伴，只有在对方的帮助下，孩子才能够从日常的情绪体验中进行学习，从而度过平静愉悦的一天。一些研究者指出，在边缘型障碍的家庭中，如同母亲一样，父亲也通常对孩子的需求视而不见，因此，在这些家庭中，儿童实际上处于一种情感上被遗弃的状态。

边缘型人格障碍个体的父母

大多数情况下，这些父母自身的内在资源也非常匮乏，难以察觉孩子的需求，这通常是由于他们太过于关注自身的感受。例如，对着一个婴儿不停地摇动拨浪鼓，如果婴儿将脸转向了其他方向，这就表示，孩子已经对这种声音厌倦。但是，迟钝的母亲，不管是有意识还是无意识，可能头脑中正在涌动着自己的焦虑和痛苦，哪里还会顾及孩子的反应。她可能会认为，孩子只是对玩具暂时失去了兴趣，于是，就更加猛烈地摇晃手中的拨浪鼓，完全不顾孩子希望得到抚慰或其他新鲜刺激的需求。母亲的这种行为，不仅不能使婴儿的情绪平静下来，还会使孩子更加烦躁。当然，这只是父母抚养孩子的一个小插曲，如果亲子关系整体良好的话，这种偶尔的行为并不会产生什么后果。但是，如果类似的行为模式反复出现，孩子的调控能力就会受到影响。更为糟糕的是，如果在母亲的内心，对孩子抱有一种矛盾、怨恨，甚至敌意的话，她对孩子的调控能力就要大打折扣。

由于本身就缺乏自我抚慰的能力，对这种父母来说，抚养孩子简直就是一个挑战。孩子的哭闹和脏乱，他们会神经紧张、手足无措、乱作一团。在这种情况下，如果缺少来自家庭其他成员的支持，父母就会对孩子产生强烈的厌烦，他们会辱骂、体罚孩子，或者撒手不管，任凭孩子哭闹。

那些具有边缘型障碍倾向个体的父母，通常对他人的拒绝非常敏感。如果孩子不笑，他们就会觉得是因为孩子不喜欢自己，当 4 个月大时，如果孩子开始对周围的世界产生兴趣，他们就会觉得自己已经没有用处，孩子已经拒绝了自己。对他们而言，这种感受十分痛苦，因为他们需要孩子的注意来满足自己巨大的精神需求。于是，他们可能会采取不闻不问的措施对子女进行报复。这里的问题在于，一位自身有着强烈需求不满的父母，首先考虑的往往是自身的需求，他们很难将孩子的需要放在首位，尤其当他们不能从这一行为中获得需求满足时。因此，在心理层面上，他们就无法成为合格的父母。

通常而言，这类父母在自己幼年时也有过被忽视或虐待的经历，他们会像当年自己被拒绝那样，去拒绝自己的孩子。一个让人有些费解的证据显示，那些虐待自己年幼孩子的母亲，通常与孩子相处时都会产生一种厌恶感。此外，还有研究发现，母亲对孩子的虐待行为往往是由他们的哭闹引起的。另一个研究更加出乎人们的意料，不仅在孩子哭闹时，母亲显示了高水平的不快，即使在孩子微笑时，她们也感到十分不快（Frodi and Lamb 1980）。也许，这是由于她们对于自我调控能力，以及自己调控孩子的能力持有很强的怀疑态度，从而认为抚养孩子是一件力不从心的事情，因此对孩子产生一定的敌意。

即使这类父母对孩子有着深深的爱意，但是，由于内心对自我的过分关注，他们很难满足孩子情感上的需要，很容易成为行为反复无常的父母，经常无法很好地回应孩子的痛苦，最终，他们的孩子也常常发展为紊乱型依恋。有时候，这种情况也会出现在那些并没有忽视或虐待孩子的家庭中，这些家庭往往都有过一段难以治愈的伤痛——或者是上一个孩子的夭折，或者是祖辈的过世——这些伤痛一直停留在母亲的脑海中，将她的注意力从现实和孩子的身上转移了。不管在哪种情况下，一个显而易见的事实是，母亲往往不能给孩子足够的关爱，在与母亲的互动过程中，孩子会发现自己的需求得不到的满足。例如，母亲会神思恍惚，或者突然避开孩子，仿佛孩子要伤害她，或者突然贴近孩子的脸等等。母亲的这些行为，更多是由于自己内心的念头所致，与孩子的行为之间并没多大的联系，这些做法不仅会让孩子感到惊恐，更会让孩子感到无所适从（Solomon and George 1993:13）。

对于那些依恋紊乱的孩子而言，恐惧是他们经常产生的一种体验，也许在一定程度上，这是因为在婴儿时期，母亲难以预测的行为模式本身就让孩子产生一种生存的威胁。那些有着相似童年经历的成人，经常将这种感觉描述成坠落或分裂，这些词汇都暗示，那其实是一种情绪调控彻底失败的时刻。

Norah 是我的一个来访者，她有一个襁褓中的孩子叫Ricky，他们之间的关系很不稳定，正是这种不稳定常常使Ricky 感到恐惧。Norah 在心情好时对 Ricky 很好，但是，当她的男友不理她，或答应了却忘记来找她时，她就会感到十分失落和恼怒，并开始虐待 Ricky，比如用粗鲁的方式喂 Ricky 吃东西，以一种野蛮的方式将调羹塞到孩子的嘴里，或者在和Ricky玩儿的时候突然用力掐Ricky的耳朵，让Ricky放声大哭。尽管事后她会觉得后悔，但她似乎无法控制自己的这种情绪和行为。她也会担心 Ricky 会因此而不再爱她。但是，每当同样的情况发生，她都会对孩子产生一种深深的憎恨，仿佛 Ricky 就是那个把她抛弃的世界。

事实上，如果父母不能控制自己内心的痛苦，就会使自己和孩子间的交流产生障碍。Norah 对孩子的虐待，使得 Ricky 总是用一种小心翼翼、充满焦虑和恐惧的眼神望着母亲，这种眼神又让 Norah 怀疑 Ricky 是否爱自己。这是一种恶性循环，如果不及早调整，会让情况越来越糟。幸运的是，Norah 来向我寻求帮助，并开始用一种新的视角来看待生活。她开始知道自己问题的真正根源，意识到现在的易怒其实是源于过去的痛苦体验，于是，她开始用一种不同的眼光来看待 Ricky，开始明白 Ricky 并不是她痛苦的根源。对于这类家长来说，延长治疗周期是十分必要的，这能使他们学会如何去调控自己、关注孩子。

紊乱型依恋儿童

但是，拥有这类父母孩子又将是什么样呢？由于母亲的行为变化莫测，这些孩子很难依靠母亲，让自己的各个方面协调发展。他们无法同自己的母亲之间发展出某种稳定的互动规则，他们不知道什么时候应该向母亲求助，或什么时候应该躲避母亲。他们需要母亲，但母亲可能会使情况变得更加糟糕。正如我在前一章中所述，这就是紊乱型依恋儿童的特征。

紊乱型依恋是情绪失调的极端表现，并会对大脑产生相应影响。由于没有人告诉这类孩子应该如何有效地调控自己的情绪，他们的大脑可能会缺乏使自己冷静下来、控制痛苦情绪的结构。于是，由于大脑皮层的眶额叶区无法抑制杏仁核和下丘脑分泌物的增加，那些微弱的痛苦就可能演变为剧烈的痛苦。这些孩子会发现，当迫切需要做某件事时，他却难以控制自己的情绪，或者无法转移自己的注意力，实际上，这会使一个正在成长中的孩子陷入一种孤立无援的境地，他无法信任自己的感受，常常需要依赖他人的反应才能进行活动和感知。尽管随着时间的推移，他会渐渐长大，但在内心深处，他却依然像一个婴儿那样，等待着别人为他提供面对世界的重要能力。

如果没有一个值得信赖的向导，儿童就难以充分地认识和了解这个世界。但是，这类孩子的父母却通常沉浸于自己的感情世界而无法自拔，这不仅会导致孩子心生恐惧，父母自身也常常会感到害怕，因为他们也无法预料，自己何时会感情失控，对孩子爆发难以自制的暴力和辱骂行为。

Marsha Linehan 是美国的一位临床医学专家，她对边缘型人格障碍的治疗有着较为深入的研究，她指出，在童年时期，边缘型障碍的人群曾经历过所谓的"无能环境"（invalidating environment，Linehan 1993）。她所说的"无能环境"，其实是指在家庭中，父母没有能力去认识和尊重孩子的经历与感受。由于这种无能，父母往往会对孩子的行为横加指责，仿佛孩子是他们的累赘。"闭嘴，你这蠢货！Squeaky 先生（童话书）没了就没了，没空回去找。"父母会这样说。母亲会因为自己内心的不悦，而难以忍受孩子的小麻烦。当孩子遇到麻烦时，母亲不会承认孩子哪里出了问题，而是烦躁地大声呵斥哭泣的孩子："马上给我停下来！不准哭！"实际上，父母的这种教养方式是迫使孩子自己控制自己的感受，即使孩子因为年幼而犯的细小错误，父母也会对他们加以惩罚。然而，这在本质上却没有教会孩子如何控制自己的感受。

如果父母按照自己的喜好，限制孩子的真实感受，也有可能导致孩子患上一种被称为"虚假自我"的心理疾病。"虚假自我"患者的外表和内心是完全不同的两个人。一位名叫 Marie Cardinal 的法国女子，描述了自己从该种心理疾病中慢慢康复的过程，她写道：

> 我被塑造成一个同真实的我完全不同的人。从出生，我就开始伪装自己，从手势、态度到言语。我的需要被压抑，我的欲望被湮没，我的活力被阻滞。但是，一旦压力被去除，我重获自由的时候，那些原本属于我的需要、欲望、动力就像洪水猛兽一般暴发了出来。

自恋型人格障碍

Patti 是我的一个病人，她觉得自己太过于想入非非。她是一个活泼的女孩儿，喜欢散步和旅游，但是，她从没考虑过将自己的任何一种兴趣发展为职业。她总是三分钟热度，所以她一事无成。尽管她没有直接说出来，但从她的描述中，我认为她的父母属于那种不能容忍孩子自身感受和需求的人。他们一点也不喜欢作为婴儿的小 Patti，总是渴望 Patti 快点长大成人。Patti 的母亲总是把自己的需求放在第一位，她从不用母乳喂养 Patti，当 Patti 晚上哭闹时，她也置之不理。她似乎迫不及待地要摆脱小 Patti，买漂亮的衣服、找人幽会、享受假期，这些才是她想要的生活。她完全不是那种为了孩子会牺牲自己的人，她对孩子漠不关心。更为糟糕的是，当 Patti 惹她不高兴时，比如打坏了她随意摆放的一个漂亮花瓶，她就会疯狂地打骂 Patti，所以 Patti 经常被体罚。在自己的成长过程中，Patti 常常觉得自己是一个笨拙、愚蠢的人，她总是努力讨好别人，以求获取他人的欢心。她也曾尝试着去做一个聪明、成熟的人，但在内心深处，她总觉得自己依旧是一个渴望长大的小女孩，就像《爱丽丝漫游仙境》中的爱丽丝一样，她觉得自己失落在一个难以捕捉的世界里。她总是努力让自己产生出虚假的感受，因为，这些感受都是她认为别人期待她拥有的，但却无法找回真实的自我。她的人际交往从来没有成功过，总是失败于一个又一个的原因。Patti 的这些行为表现，其实是一种典型的自恋型人格障碍，这种心理障碍往往会导致个体产生抑郁。

自恋型人格通常被描述为目中无人、忽视他人的存在。许多学者都曾尝试去定义自恋型人格，以下几项关于自恋型人格的特点，基本上得到了学者的认同：

- 自我意识和羞愧（受到批评时的极端反应）
- 自我膨胀（自我夸张）
- 不了解真实的自我，对外界刺激缺乏感知
- 对别人的嫉妒心存恐惧
- 虚幻的自我满足
- 有受虐或施虐倾向，隐藏自己的愤怒（摘自Mollon 1993）

以上所述的大部分人格特征，都具有一个共同的特点——不稳定性，正是由于这种特点，自恋症患者难以很好地与他人相处，因此，也无法借助别人的信息反馈，来更好地调整自己的感受。由于对个人能力感知和情绪方面的波动，他们有时会

感到趾高气扬，认为自己无所不能，有时却又担心别人会伤害甚至毁灭他们。

Allan Schore 指出，自恋型障碍的成因来自于儿童蹒跚学步时。他认为，在婴儿时期，与其他发育正常的孩子一样，这类患者很可能得到过父母足够的关爱，甚至，在很多时候，他们与愉快的婴儿一样，自我感觉会非常良好。但是，在幼年时，这些孩子的父母没能告诉他们该如何对待和处理自己的羞耻感。

事实上，在孩子蹒跚学步时，许多自恋型孩子的父母都算是称职的家长，并不像前面介绍的边缘型障碍个体的父母那样，虐待自己的孩子。他们喜欢自己的孩子，从保护和照顾孩子的过程中，他们会产生一种满足感。在他们眼里，孩子是母亲生命的延续，他们能够完全掌控孩子的一举一动。然而，随着年龄的增长，孩子能够逐步独立行走、思考、支配自己的活动，这时，这些母亲便开始产生一种失落感，他们的抚养行为也不再像以前那样精心。因为，那些母亲真正喜欢的是一个顺从自己、能够满足自己需要的孩子，或许是一个永远长不大、永远不与自己分开的孩子。从某种意义上讲，那些母亲其实是想控制自己的孩子（这就正如前面所述，成年的自恋症患者害怕被控制一样）。

这类父母会产生一种对孩子的不安全依恋感。她的抚养行为也通常会变化不定，一会儿和孩子相处得亲密无间，一会儿却突然不再搭理孩子，变得烦躁而没耐心，甚至就像 Patti 的母亲一样，干脆就对孩子仇视、厌烦起来。

不管是哪种依恋类型，羞耻感是自恋型人格的最重要成因。Allan Schore 还是认为，这些症状都来源于个体无法有效地调控自己的羞耻感，特别是在蹒跚学步时期，这段时期正是儿童的各种社会能力发展的黄金阶段，其大脑也处于蓬勃发育的时期。正如我在第3章中所讲，正是这段时期前额叶的眶额叶区成熟并且运作起来。当眶额叶区开始同杏仁核建立联系，就可以反过来阻止杏仁核激活海马体以及其他自发的结构（Barbas 2007）。这就使得孩子开始能够基于父母的反应控制自己的行为，选择不做出冲动应对。这是父母将他们的规则传递给孩子的关键时期。

人们通常通过撤除合作或积极反馈来达到上述目的。随着前额叶的眶额叶区的发育，个体识别面孔和评估所处社会环境的能力也会随之提高，孩子开始能够识别父母面孔上的反对和消极情绪。通过与自发神经系统的连接，看到这些表情就会激发不愉快的内脏反应——羞耻感，同时血压下降，皮质醇升高。

虽然这一过程是学习社会规则时的必经流程，但同样需要注意的是，当孩子感到伤心和压力时，父母一定要在孩子对亲子关系产生怀疑之前，及时修补这种关系，这一点十分重要。当然，这里主要是依靠家长的判断力，可能在孩子年龄较大时，这种情况还会不断出现。但是，对于那些年幼的孩子而言，良好亲子关系的及时修补更为重要。从生理水平上看，只有同父母重建温馨和谐的关系，他们脑中皮质醇以及与压力相关的其他激素的浓度，才能恢复到正常水平。

那些不善于调控自己年幼孩子的父母，可能会使孩子长时间处于悲伤之中。他们也许无法忍受孩子的消极情绪，因此，当孩子哭闹时，他们会尽量躲避孩子，而不愿去努力接近孩子，抚慰孩子。这些父母常常会奚落或嘲笑孩子，让孩子感到羞耻，比如，他们常常会说："我现在终于明白了，为什么大家总在操场上捉弄你！"或"别总是哭哭啼啼的！"之类的话。如果这时孩子非常生气，这些父母不仅不会去缓解孩子的愤怒，而且还会火上浇油："别用这样的口吻和我说话！"同样地，当孩子兴高采烈、心情愉悦时，这些父母也不知道该如何回应孩子，如何与孩子一起分享快乐，当然，他们也不知道如何将这种情绪疏导到一个合适的水平。随着时间的推移，在这种环境下生活的孩子，会逐渐对自己和父母之间的关系感到失望，并对这种关系的价值和作用失去信心。正如我们在前一章中所看到的，这些孩子最后会变得容易抑郁——因为在幼年阶段对压力的过分敏感，他们很容易因为羞辱和失败而无法自拔。

没有人关注孩子的情感需求

虽然，上面对于 Patti 蹒跚学步时的分析都是事实，但是，在 Patti 的经历中，还有更为深层的一些东西，这些东西难以捕捉，更难以用语言加以描述。种种迹象表明，Patti 的问题不仅仅来源于她蹒跚学步时，而是可追溯到更早，直至她在襁褓之中。她的母亲发现，在对她进行母乳喂养时存在一定困难，她不会紧紧地抓住母亲。她生活中的一些小插曲表明，从很早开始，她母亲就对她怀有敌意。有一次，母亲说她是个丑陋的孩子，把她独自丢在婴儿车里待了很久。后来，在她青春期刚刚开始时，有一次，她们一起出外野营，她被强迫当众清洗她母亲血迹斑斑的灯笼裤，从这时起，她越来越清楚地意识到母亲对她的敌意。然而，这样的记忆并不多，并且她也很难将这些经历都用语言表达出来。

　　然而，在 Patti 与她的心理治疗师的交往过程中，她无声地传递了很多她早期生活的细节，尤其是她对于女性深刻的矛盾心理。她的肢体往往不能放松，表现出极度的紧张，她更愿意将治疗师视作一个在车站邂逅的熟人，大家只是随便聊聊本周的新鲜事，而不愿意将其看作一个值得信任的、可以理解她、帮助她解决心理问题的亲密合作者。并且，她对治疗过程也十分挑剔，不过，她基本上会准时参加每次治疗，虽然有时也会由于假期而暂时终止。她经常会耍一些小把戏，说要请其他治疗师对自己进行辅导，或者以无力支付治疗费为由，威胁要停止治疗。她的这些行为表现，反映出她对被抛弃的恐惧，而这一感觉正是来自于她的母亲。这些经历显示，在以往的生活中，Patti 已经表现出了轻微的边缘型障碍的症状。对于边缘型人格障碍患者而言，他们幼年所建立的亲子关系模式，经常能够有力地体现在医患关系中，因为在他们的经历中，最为痛苦的体验就是缺乏对他人的信任、缺乏对情绪调控的信心。

　　许多研究者会将边缘型障碍与性虐待相联系，当然，Patti 没有经历过性虐待。尽管从表面上看，两者之间的确存在密切联系（Linehan 指出，多达 75% 的边缘型病人曾有过被性虐待的经历，而在其他研究中，这一比例要少许多），但是，性虐待并不是造成边缘型障碍的主要原因。特别是感情上受过虐待，以及肉体虐待和忽视，也一样与边缘型人格障碍之间存在着联系（Widom et al. 2009；Posner and Rothbart 2000）。

　　我同意 Linehan 的观点，性虐待绝不是导致个体边缘型人格障碍的唯一因素。性虐待可能只是功能失调、不健康家庭的一个侧面表现，或者只是家庭功能失调严重性程度的一个标志（Zanarini et al. 1997）。正如 de Zulueta 所指出的，虐待只是拒绝的一种特殊形式（de Zulueta 1993）。这里的真正问题在于，没有人关注孩子的情感需求。但是，边缘型人格障碍的形成与两个因素有关：孩子在生活中所依赖的成人，无法赢得孩子在情感上的信赖；并且，这个成人还会以某种形式虐待和拒绝孩子。这一点可以从美国诗人 Anne Sexton 的案例中得到印证。

Anne 出生在一个富裕的苏格兰家庭，家中姐妹三人，她是最小的一个。她的父亲是一名非常成功的商人，母亲喜欢写作与社交，家中经常是高朋满座、觥筹交错，举行各种聚会。但是，她的父母双方都情绪极其善变，难以捉摸。正如 Anne 的一个姐姐 Jane 所言："你永远无法知道父亲什么时候是清醒的，什么时候喝醉了；至于母亲，你永远不知道她什么时候怒不可遏，什么时候心平气和。有时候，你以为你了解她，而实际上你却往往是错的。"Anne 还记得，当父亲喝醉的时候是多么令人厌恶，"他坐在那里，用一种令人恐惧的眼神看着你，仿佛你犯了什么不可饶恕的罪"（Middlebrook 1991）。他总是喜欢发牢骚，奚落别人，包括厌恶正处于青春期的女儿脸上长的粉刺，"看到她坐在对面，我简直恶心得吃不下饭"。而她的母亲，总是非常蔑视她写的东西，她会把自己十几岁女儿写的诗寄给某个专家，让人家来检验这些诗是否是剽窃别人的。

从婴幼儿期开始，Anne 和她的姐姐们就被一个严厉的、保守的保姆所管制。她负责教导三姐妹的装扮和举止。她们通常被装扮完毕之后去参加父母的晚宴或者是聚会，但是，她们却并不能经常见到她们所崇拜的母亲。长大以后，Anne 变得害羞、孤僻，她形容自己就像一件蜷缩在衣橱的一角，没有人会注意到的一件衣服。她发现，尽管赢取母亲的注意是一件很难的事，但是，她却常常受到母亲的批评，甚至是羞辱。当她4岁的时候，她母亲时常观察她的生殖器官，然后告诫她要保持这里整洁，并且绝对不能随便乱碰。同时，她母亲还坚持每天检查她的排便情况，在她12岁时，曾威胁她，如果不按时排便的话，就给她进行肠部结口手术，最后，她因为严重的便秘被送入医院。

在这个家庭中，Anne与一个人的关系有些特殊，从Anne的童年开始，Anna阿姨就与他们家的关系很密切，并且非常明显地表现出对Anne的喜欢。在Anne 11岁的时候，Anna阿姨搬来和他们全家一起住。Anne大多数时间都和Anna阿姨在一起，一起吃午饭，一起在房间里打牌，一起做家庭作业，放学后还和Anna阿姨一起去看电影，当她们一起躺在床上时，Anne经常依偎在Anna阿姨的怀抱里，用Anne的话说，就是"整日与Anna阿姨拥抱在一起"。有证据显示，她们之间曾以这样的方式进行性接触。Anne成年之后，曾对她的一个女儿实施过性虐待（Magai and Hunziker 1998：384）。Anna阿姨长期独自生活，没有性伙伴，因此，她非常有可能从Anne那里获取性的安慰，把Anne当作她发泄欲望的工具。无论她的动机是什么，这些成年的施虐者，总是把自己的需要放在首位，而忽略了孩子的感情需要。当然，类似Anne的孩子，由于情感需要得不到满足，父母又疏于保护他们，因此，很容易遭受到性虐待。

正如Felicity de Zulueta所指出的那样，儿童遭受性虐待的后果之一，便是会感到自己无处可以寻找安慰。由于性虐待发生在家庭内部，这就意味着，孩子已经失去了父母的保护，并且，以前能够给自己提供精神慰藉的人，如今也成为施虐者。于是，儿童的心理上便会激起极其强烈的震撼，同时，儿童也无法对这种强烈的情绪进行任何控制。在边缘型障碍的人群中，那些在童年时缺乏社会支持和调整的个体，通常会表现出过于强烈的压力反应（Lyons-Ruth 2011；Rinner et al. 2002）。

与 Anne 类似的孩子由于曾经遭受过肉体上和精神上的虐待，他们已习惯于过多的消极感受，以及过度敏感的杏仁核（Brendel et al. 2005）。然而，他们大脑中控制这些情绪的部位，即眶额叶皮质和前扣带回并没有和杏仁核发生有效的连接。相比那些情感更为活跃的个体，这些孩子大脑中的这些结构没有被充分激活，无法及时联手来应对消极情绪。另外，由于多巴胺受体不够敏感，他们的右脑也难以对情绪进行及时调控（Schore 2003）。因此，他们非常容易被强烈的情绪（如愤怒）所困扰。正如 Horowitz 所描述的那样："没有思考，只有炙热的情感。他想去毁灭那些曾经伤害过他的人们。他不知道什么是爱，哪怕是一点微弱的喜欢，他都不再会产生。他也不知道他的愤怒只是一时的，会随着时间的流逝渐渐消退。他只是坚信他会永远地憎恨。"（Horowitz 1992, quoted in ）

Anne Sexton 一生都在情绪调控方面存在严重的问题。当她发现自己被某种强烈情绪所吞噬时，她要么选择酒精、安眠药来使自己镇静，要么就是独自待在一个空旷的地方，凝视前方长达数小时，希望以此来忘掉头脑中难以遏制的情绪。她的这种做法，被称为隔离法（dissiciation），这是人类用来应对精神痛苦的最原始的一种防御方式，个体企图通过这种原始的方式，来忘掉那些导致自己痛苦的人。个体处于这种状态时，其脑干的背部迷走神经节会被激活，从而导致生理节律减缓，血压和心跳会降低，有些类似被天敌擒住时装死的动物。这是紊乱型依恋儿童经常采用的一种心理防御机制。当个体不知道该进攻还是逃避时，只能选择心理上的回避（Schore 2003）。

在她的心理治疗师的鼓舞与支持下，Anne Sexton 开始尝试在心理治疗之外，再辅以自己的诗歌，来更有效地调整自己。她的诗歌精彩地表达出了她内心那种强烈和极端的情感，她成为一名出色的诗人，赢得了许多男性和女性的欣赏和追捧，Anne 和他们中的许多人发生了性关系。这种埋藏在边缘型障碍个体内心的紧张情绪，往往可以爆发出巨大的创造性。但是，当心理医生突然中断对她的治疗时，Anne 选择了自杀，年仅46 岁。

那些具有类似 Anne 经历的孩子，不仅仅在生理上受到过伤害，他们更会被父母在人际关系方面的错误信念所毒害。从这些经历的幸存者的身上可以看到，生理上的伤害，并不是这些经历所带来的主要后果。正如一位女性所言："我可以接受自己被暴打、被强奸，但是，我无法接受自己被人憎恨。"（Chu 1998:12）那种觉得被其他人所鄙视的感觉，会让个体感到自我的价值和意义都消失殆尽。如果连父母都不爱你，那你的存在还有什么价值？在 Anne 的一首诗中，展现出对于这种仿佛昙花一现般短暂意义的感受。

我知道，自己的生命只是昙花一现。

想要做港湾中的一艘鲜红的小帆船，这只是一个奢望。

我的头发迎风飞扬，像是从车窗上升起的烟雾。

如同小小的帘蛤，生命的季节即将过去。

（Sexton 2000）

羞耻黑洞

从一开始，边缘型障碍个体的核心问题就是人性的丧失以及感情价值的缺失。他们的父母就没有意识到，孩子是一个有着自己的意识与感情的生命。Peter Fonagy 曾经致力于边缘型障碍的研究，从依恋研究的角度到临床、精神分析的角度。他非常强调一个被他称为"心理化"（mentalising）的概念——即理解他人心理的能力。他提出，在成长过程中，边缘型个体通常避免思考和心理化，因为如果这样的话，儿童就会意识到，在父母对自己的态度中，包含着一种憎恨以及爱的缺失。于是，他们通常对自己所受的虐待一无所知，更不会去认真反省自己曾经的经历，这就使得这些人群无法从边缘型失调的状态中恢复过来（Fonagy et al. 1997）。

那些严重的边缘型障碍患者，确实很难反思曾经的虐待经历，尤其是他们与父母在一起的经历。如果知道自己的父母曾经无视自己的感受，并且可能在某些方面仇视自己，这对个体而言，确实是难以忍受。这就使心理治疗的过程变得非常艰难。事实上，边缘型障碍个体的确必须知道他们曾经经历了哪些事情，他们必须直面童年时期的痛苦经历，并且能够以某种方式接受这些经历，只有这样，他们才能够获得内心的安全感。然而，在我看来，Fonagy 所强调的是对情感的认识，以及用语言表达情感，这种观点似乎低估了婴儿早期的重要性。对于边缘型障碍个体在情绪调控方面存在的普遍困难，Fonagy 并没有给予充分的关注，而这一困难，正是源于幼年时期在情绪调控方面的失败经验，在这一点上，我与 Allan Schore 的观点不谋而合。

边缘型障碍个体幼年所体验的感受，会激起婴儿对无人帮助、无人照料的紧张和恐惧。在非常极端的情况下，婴儿会陷入一种被称为"羞耻黑洞"的状态，一种非语言的空白状态，没有尽头无限扩大的恐惧状态。如果这时，没有母亲温暖的臂膀来提供保护和支撑，婴儿就有可能会陷入一种恐惧的真空状态。边缘型个体通常会被强烈的消极感受所压倒，并且，倾向于以一种在别人看来有些夸张的方式进行反应。当情况变得糟糕时，他们会认为所有的一切都是糟糕的，并且，这种糟糕的局面会没个尽头。他们会觉得自己是糟糕的。他们会憎恨自己。过去曾有的美好记忆已经不复存在、一去不返。正如 Patti 曾对我说："我无法留住美好的感受。"在他们眼中，所有美好的感觉就像指间的沙子，匆匆溜走，或许，这正是因为在年幼时，父母曾经对他们反复无常，在他们的眼中，这世界上已经没有什么东西值得信任。无法从别人的建议和支持中获益，这就是边缘型障碍个体的最显著特征。

在边缘型障碍者的体内，似乎没有一个足够的自我来处理个体的体验，这里的"自我"是指负责内部调控的自我。毕竟，自我与个体的情绪管理之间有着非常密切的联系，它可以以一种协调一致的方式调控情绪，这种方式是别人可以了解并加以评价的。例如，当别人说，你总是冷静的、具有控制能力的、有毅力的、反应敏捷的、心不在焉的、坚忍不拔的等，他们其实是在评论你的情绪调控风格。对自我的感觉，在很大程度上有赖于他人的这种反馈。我们需要知道别人是如何看待我们，并且需要形成稳定一致的人格或情绪管理风格。但是，如果父母对我们的反应总是消极的，或者干脆心不在焉，我们就会感到自己的精神仿佛要崩溃，认为自己一无是处、非常糟糕。如果没有一个随时可触的支持框架，个体对情感的认识会变得困难许多，并且，对自我的感知觉也会变得日益淡漠。

我的病人 Dilys 40 多岁，生活状态可以说是一片混乱。当她来寻求帮助时，她会以一种极快的速度无穷无尽地质疑自己的行为："我不应该买车，我无力支付汽油费，我应该步行，我为什么要买那辆车呢？""我的女儿希望在她生日时给她买条裙子，但是我不知道应该选哪种，我下不了决心，我不能想这件事。我本来想给她买条粉红色的，但是，现在我又觉得粉红色不适合她。粉红色是个好颜色吗？她爸爸不喜欢粉红色。我昨天应该让她早点睡觉，不应该让她去看电影。我真笨。电影也并不是那么好看。她的老师看不起我，她觉得 Elly 上课时总是很累。我知道我是个糟糕的妈妈。我今天早上忘了给 Elly 洗澡，但是孩子并不是每天早上都需要洗澡，对吧？"诸如此类，她会不停地抱怨自己。Dilys 无法忍受生活中的种种现实，这种感觉她由来已久。她做事冲动，讲话冲动，她不会像正常人那样，按照一定的逻辑来理清自己的感受，然后再决定到底应该怎么做。但是，Dilys 不知道自己究竟在想什么。频繁的自我攻击使她离正常的生活轨道越来越远。她所传达的无助就像一个孩子，需要一个人来时刻照顾她，并把所有的事情都理清楚。她的父亲是个罪犯，母亲是个酒鬼，而当她还是个孩子的时候，曾遭受过她叔叔的性侵犯。

由于缺乏有效的调控机制，她很容易处于恐慌状态，尤其是当她觉得自己被别人所抛弃时。拒绝和抛弃，对于边缘型障碍患者而言，通常是一种致命的恐惧。事实上，同 Dilys 的情况类似，许多边缘型障碍的个体（20% ~ 40%）在童年都遭遇过同父母中的一方或双方创伤性分离的事件（Bradleyand Westen 2005）。但是，即使父母都在身边，如果他们对孩子不加关注或不予理会时，孩子也同样有可能产生遭受抛弃和忽视的感受。在上述任何一种情况下，当孩子的重要关系受到了威胁，或者他们想象这种关系受到了威胁，他们就会感到仿佛整个世界正在崩溃。从这方面来看，为了避免这种彻底崩溃的局面，边缘型人群只得依赖于自我调控的方式，尽管这种方式往往非常简单，甚至鲁莽。由于心理调控机制不够成熟，他们通常采用直接的方式来调控自己的感受，通常做事冲动且具破坏性。例如，为了缓解内心的紧张情绪，他们会以每小时 100 英里的速度疯狂驾驶，或者在和人通话时，因为生气而猛摔电话机。为了缓解内心的痛苦，他们可能进行自残，或者通过蒙头大睡、吸毒、酗酒等行为来麻痹自己。Dilys 的母亲突然去世时，她曾经日夜徘徊在当地的火车站，想以卧轨的方式来结束生命。

很多边缘型障碍患者都有自我毁灭的倾向，而不会去毁灭他人，尽管他们通常会给别人的生活带来负面影响。但是，在下一个章节，我将要介绍边缘型障碍个体的犯罪行为，在某些情境下，他们会采取截然不同的方式——攻击别人——来排解由于幼年受虐待而产生的愤怒情绪。

9

原　罪
为何遭受虐待的孩子难以产生同情心

今天的婴儿将是明天的暴力少年。

　　如果某天晚上，你在街上遭遇一名作恶多端的少年，这会引发你的许多思绪，但是，你想得最少的，一定是他的婴儿时期。但是，事实上，你当时心中所激起的恐惧和愤怒，很可能和他心中的感受非常类似，并且，这种感觉从幼年开始，一直陪他至今。正是这种感觉，把他从一名天真无邪的婴儿变成如今的失足少年。他现在的行为，正是把自己的恐惧和愤怒之情成功地转嫁给受害者。

　　作为受害者，或是可能的受害者，我们会通过惩罚或送进监狱的方式来报复他们。我们会用语言的方式表达自己对他们的拒绝和厌恶，于是我们向他们传递了反对与憎恨，我们控诉他们是懒汉、品味低俗者、小偷、强盗、恶棍、杀手、劫匪等。在我们的头脑中，他们通常是这样一副形象，满口脏话、唾沫乱飞、携带着凶器胁迫他人，他们直接威胁到我们的安全。我们通常持有这样的看法：很明显，他不在乎别人的感受，那么，我们为什么要在乎他们？我们很少去想，这个看似十恶不赦的少年，其实也曾是个天真无邪的婴儿。他越凶残，我们对他的怜悯心就越少。我们无法理解，仅仅为了抢一部手机，一个年轻人就会在大街上向一个陌生人开枪？或者，仅仅为了抢走对方那些少得可怜的积蓄，就无情地把脚踢向一位老妇人的脸？他们怎么可以如此无视他人的尊严？Peter Fonagy 所提供的一个答案是，这些人在婴儿时期，没有同他人之间建立可靠的依恋关系，因此，他们就无法把自己和别人同化（Fonagy et al. 1997）。在他们眼里，别人的感受是无关紧要的，因为，从来就没有人关心过他们的感受。

当我在 Tottenham（伦敦北部的一个贫困地区）同一群少年犯打交道时，我发现，在这些男孩沉闷阴森、满不在乎外表之下，居然埋藏着如此脆弱的心，这让我感到非常惊讶。Delroy，一个年龄不大的黑人男孩，瘦高的个子，看起来有几分羞涩的男孩，20 世纪 70 年代，我在那里工作时，由于盗窃，他在那里曾几次进出，并成为当地法律中心的常客。我经常给他做笔录，意识到他通常尽力为自己所犯的过错进行解释。他往往对自己的行为不屑一顾，认为这只是小小的过失，根本谈不上什么犯罪，虽然就在不久前，他还伙同自己的朋友 Manny 在一辆公交车上用刀子威胁一位老妇人。

当被抓捕时，他用一种非常老练的口吻命令警察出示证件，不过，按照他的说法，当时警察用手去抓他的睾丸，并且还扇了他一耳光，致使他鼻子出血。因此，他又以拒捕的名义被再次起诉。但是，在开听证会那天，他仍没意识到自己行为的严重性，当时，他正在 Tesco 从事一份新工作，他非常不情愿地请了一上午的假来到法庭，那天刚好是他的 17 岁生日。我现在仍然记得，当法庭宣判送他去少管所（这个结果是他始料未及的）时，他脸上的那副表情。当要被送到监狱去时，他看上去如此地惊慌失措，一副受伤的样子，仿佛一个小孩子，一脸的无助。当人们把他身上的钥匙、打火机、小刀拿走，并用浓重的嘲讽口吻说，"你知道，监狱的管理人员可不希望被刺伤"时，他大声哭了起来。在那一刻，我突然意识到，他还只是个孩子，真的还没有长大。

Delroy 的问题到底出在哪里？是他的基因，成长过程，还是他自己错误的道德定向？在 Steven Pinker 的著作—— *The Blank Slate* 中，对这一问题进行了探讨。他在书中指出，像 Delroy 这样的犯罪，很有可能是因为他的基因和我们不同。Pinker 认为，犯罪倾向不仅有可能是学习而来的，也有可能是遗传所致（Pinker 2002: 310）。他强调，毫无疑问，个体是存在差异的，有些人总是更容易表现出暴力行为。例如，男人，尤其是个性冲动、智力水平较低、多动、存在注意障碍的男人，更容易出现暴力行为。Pinker 还指出，这些特质在婴儿时期就已出现，并且会贯穿整个生命，在很大程度上是遗传的，虽然并不绝对（Pinker 2002: 315）。尽管 Pinker 并没有声明，暴力行为并不仅仅是由基因决定的，但是，这种说法确实倾向于让人们把暴力实施者看作是由不良基因产生的劣等品。

天生的攻击性

根据 20 世纪 80 年代和 90 年代的双子研究（Linda Mealey

1995），揭示了基因对犯罪行为的决定性作用（0.60 的遗传力），Pinker（有条件地）强调基因是攻击性、犯罪或反社会行为的主要源泉。同时期收养孩子的研究也发现，如果生理上的父母具有反社会行为，就算孩子被另一个家庭领养，他们将来也更可能表现出反社会行为（Cadoret et al. 1995）。总之，这些研究似乎都为暴力和犯罪行为的基因提供了有力的证据。

尽管遗传可能性很高，基因学家在努力识别产生反社会和犯罪行为的特定基因。一项最新的研究并没有找到与成年人反社会行为有显著关联的基因（Tielbeek et al. 2012）。研究还在继续，但显而易见，代际之间传递反社会行为的过程极其复杂。总而言之，基因不会，也不能像社会定义的行为那样被编码。基因可以为细胞编码，而非特质，比如对运动的热爱、时尚感或者抑郁（Meaney 2010）。简单而言，我们大脑和神经系统中的所有链接，不可能是由足够的基因预先进行精确设定，所以，基因的作用主要是提供行为的基本结构，比如，知道害怕时如何应对，而不是知道害怕什么，或害怕具体哪个人。完全相同的基因只能为不同环境中的不同行为提供选项。例如，从Michael Rutter 身上可以看出，冒险性基因的表达可以是犯罪行为，同样，也可以造就伟大的发明行为（Rutter 1996）。

事实上，我们的行为是学习的结果，我们对于特定环境的化学生物反应成就了我们自己。基因是无法独立于环境起作用的，而是以一种灵活的方式相互作用，甚至在几分钟或几小时之间在需要时就用，不需要时则不用。当基因组，一个储藏了个体所有基因的"硬盘"，经过上百年的缓慢演变，就出现了不同的显现，或者特征的选取，来满足快速变化着的世界的即刻需求。

　　表观遗传学的思想给予了人们其他角度来看待反社会行为如何具有代际传递性。例如，当个体生活在一个贫穷又不安全的社区时，他和他本人的基因就会适应这种环境，他的那些涉及应对压力的基因就会做出调整。最关键的一个过程就是"甲基化"（methylation）——一个使基因不活跃，防止基因表达的生理化学过程。令人惊奇的是，这些基因的改变不仅仅是持续一生，正如我们看到的，还会遗传给下一代（甚至是后代）。虽然这些表观遗传学的变化会发生在生命中的任何时候，但它们影响最大的时期是在怀孕和幼年母亲照料阶段，这时孩子的显性表达还在发展之中，正如我们在 Yehuda 对于 "9·11" 事件的婴儿研究中所看到的那样，这一点并不太出乎我们意料。

　　过去的研究有时没有成功地使用发展的视角，对于子宫期和出生后这段时间的惊人变化没有加以考虑。例如，许多收养孩子的研究并没有清楚地说明收养是在孩子什么年龄发生的，这就存在着这样一种可能性，这些孩子在收养前就已经形成了过度敏感的压力反应或者通过外显遗传传递改变了一些生物系统。Adrine Raine，一个在加利福尼亚的英国科学家，是罪犯大脑研究方面的专家，强调了 Jeffrey Landrigan 的故事。婴儿时期，Jeffrey 生活在一个功能失调的家庭，8 个月时就被母亲抛弃了。最终，正如 Raine 所说，他被一个"品行端正的"家庭收养，有了一个良好"开端"。Raine 将这认作犯罪基因传输的证据，而不考虑他在母亲子宫以及出生后 8 个月这段时期的经历（Raine 2013）。然而，Remi Candoret 在 1995 年的收养研究中提到过去的许多收养研究都有很多缺陷，指出婴儿会被早期经历所影响，所以相关研究应该在出生后的第一周内就尽快展开。

　　遗传学家通常倾向于把婴儿的不同表现归因于个体的基因差异或气质特征，这或许很自然。任何人只要曾经照料过若干个不同类型的婴儿，就会确信婴儿天生具有不同的气质类型，面对外部刺激时，他们会表现出不同的反应倾向。有些婴儿渴望接触外部世界，对周围环境持开放的态度，有些则比较谨慎。有些婴儿身体强壮、活泼好动，有些则娇弱文静。在去除外界因素的影响方面，有些婴儿存在更多困难，他们通常对外界反应过强，在自我调控方面，这些婴儿将会面临更多麻烦。然而，这些特点并非总是源自遗传基因，也并非稳定不变。在出生的第一年内，婴儿的行为模式是可以改变的（Sroufe 1995）。

　　出生时的这些个体差异至少有一些与环境影响有关，而环境自怀孕就开始起作用了，到出生时，婴儿已经受到环境9个月的影响。这些非常早期的环境会对个体将来的犯罪和反社会行为产生极大影响。尤其是母亲孕期的吸烟和压力反应，同孩子将来反社会行为之间的关系最为密切。不友好的子宫正如在第一章所讲的那样，如果母亲在怀孕时遭遇慢性压力，那么这会无意识地影响她的胎儿，虽然我们还不完全清楚这种焦虑是如何传递的，是通过羊水中的皮质醇，胎盘的变化，出生时过轻的体重，还是外显基因的改变（Glover et al. 2009；O'Donnell et al. 2009）。无论是通过何种机制，承受慢性压力的母亲生下的婴儿更可能具有焦虑型气质（Baibazarov et al. 2013），这些婴儿也哭泣更多（Wurmser et al. 2005），在3个月时应激反应更活跃（Oberlander 2008a）。这些婴儿的5-羟色胺浓度水平也更低（Field et al. 2006；Van Goozen and Fairchild 2006）。他们将来有问题行为的危险也更高，例如反社会行为（Rice et al. 2010）。

正在发育的 5- 羟色胺系统也可能在出生后的一段时间被压力所改变。最近关于猴子的研究发现，当猴子幼年同母亲分离，它们大脑某些部位的 5- 羟色胺浓度就会减少 23%，这些部位包括杏仁核、海马体（涉及应激反应的部分）以及前扣带回，尾状核和丘脑（Ichise et al. 2006）。这些猴子在未来更可能出现冲动和攻击性行为。

如果孕妇接触了酒精、尼古丁和其他药品，在孕期营养不良，那么，胎儿也同样处于危险之中。虽然一些研究者发现母亲怀孕期间所服用的酒精量与将来孩子的反社会行为之间存在着直接关联，但这一结果还有待进一步验证。然而，研究者已达成共识，怀孕期间母亲的吸烟量一天超过 10 支，她的孩子未来会更容易出现品行障碍和攻击性（Huijbregt et al. 2012; Cornelius 2011; Wakschlag et al. 2011; Brion et al. 2010）。这种效果会持续存在。几十年来，研究者发现了怀孕期间母亲的吸烟量与胎儿成年后过失行为的程度之间存在着"剂量反应"（dose response）的关联。近期的研究中，皮茨堡的 Marie Cornelius 和其团队发现，怀孕期间吸烟的母亲诞下的胎儿，在 22 岁时更可能表现出攻击性以及犯罪被捕（Cornelius 2012）。孕期的压力和吸烟行为为何会对孩子的未来行为产生这么大的影响呢？正如我们所知的那样，压力会改变皮质醇水平，影响其他神经递质。与此相似，尼古丁也会影响到神经递质系统的正常发育，干扰神经细胞的表达（Slotkin 1998）。这就导致了大脑细胞的缺失，特别是还能影响到眶额叶皮质的厚度（Toro et al. 2008; Raine 2013）。

生物事件和未来反社会行为之间似乎存在着直接联系。有证据显示，低5-羟色胺水平与攻击行为紧密相关（Douglas et al. 2011）。因为5-羟色胺在大脑的很多任务中都要用到，因此会对很多系统产生影响。首先，低5-羟色胺浓度水平会影响眶额叶皮质和腹内侧前额皮质的功能（这里有大量的5-羟色胺受体），会影响到这些区域控制攻击行为和怒火的能力（Phan 2005；Davidson et al. 2000）。其次，当5-羟色胺浓度水平低时，多巴胺系统就不能有效地运作，也无法阻碍多巴胺的过度活跃。这时，不受限制的多巴胺系统就会过于活跃，导致冲动行为和攻击性（Seo and Patrick 2008）。

即使胎儿成长环境和未来行为问题之间存在紧密关联，基因还是在其中起到了重要作用。一种观点就是孕期主动选择吸烟的母亲不同于其他孕妇，她们的攻击性更强，反社会行为更多，也更可能将这一切传递给她们的孩子（Ellingson et al. 2012；D'Onofrio 2008；Brion 2010）。另一个建议就是存在一些特定的基因，更可能表达反社会行为。研究定位了这些基因，例如MAOA-L基因，多巴胺基因DAT1、DR2和DR4，5-羟色胺短等位基因。现在关于社会问题的相关研究取得了令人激动的进展，其中强调了具有攻击性的"武士基因"。

事实上，这些基因并非反社会行为的直接原因。他们的共通之处就是都与情绪管理有关（Buckholtz and Meyer-Lindenberg 2008）。一些研究者发现，同未携带者相比，携带MAOA-L基因的儿童在控制强烈情感冲动或面对威胁时会管理自己的反应；这些5-羟色胺等位基因更短的孩子（敏感的兰花型儿童）在遭受抛弃、丧失、羞辱的压力情况下更可能发生抑郁（Dodge

2009）。换句话说，这些基因使孩子的情绪反应比常人更为剧烈。然而，在父母良好的调控下，还没有证据显示这些孩子会出现问题。总之，大约40%的人口携带MAOA-L基因，但他们中犯罪的人极少。

有越来越多的证据显示，反社会行为可能源自大量的社会互动。可能源自冒险的基因，也可能源自母亲的冒险行为照料，或者源自两者的共同作用。但是，这并不是全部。出生后的因素也一样重要。由上述因素导致的个体糟糕的情绪调控能力，在童年早期仍然能够得到矫正——或者情况更加恶化，这都取决于儿童得到的照料情况。

出生后照料质量至关重要

孕妇尼古丁中毒、营养不良、皮质醇水平过高，也会对发育中的胎儿的情绪调节系统产生作用。但是，在出生后如果得不到照料者的回应，帮助他们调节自身情绪，其中的一些婴儿就会面临双重打击。这就像具有敏感气质的猴子，被易激怒和敏感的母猴抚育时会产生许多问题，当遇到平和的母猴时，两者则相处和谐愉快（Suomi 1999）。Adrian Raine 的一项有趣的研究发现，只有当母亲在婴儿出生的第一年内产生过遗弃孩子的念头（比如堕胎或将婴儿送入养育院）时，母亲吸烟和孩子以后的反社会行为之间才存在联系（Raine et al. 1997a）。换句话说，无论儿童在神经生物学上有多脆弱，出生后的照料质量对孩子以后的行为发展起着至关重要的作用。相似地，那些胎儿期暴露在母亲孕期抑郁导致的生化物质中，之后又遭遇严厉的教养方式或者虐待，他们出现抑郁或者行为障碍的可能性就会增长12倍（Pawlby et al. 2011）。

基因倾向的实现涉及两个阶段的过程。2002年 Avshalom Capsi 的标志性研究得到这样的结论：除非这些孩子没有受到很好的照料，MAOA-L 基因不会导致未来的暴力或者反社会行为（Capsi et al. 2002）。这项研究已经被重复了若干次。相似地，除非这些孩子的父母对他们的照料不够敏感细致，携带多巴胺基因变异体（DRD4-7allele）的孩子才会对于社会奖赏和处罚相对不敏感，更可能肆无忌惮地表达他们的愤怒、受挫感。当孩子的父母把他们照料得很好，他们就不大会这样了（Bakermans-Kranenburg et al. 2008; Bakermans-Kranenburg and Van Ijzendoorn 2011）。同样，除非这个孩子是非安全型依恋，携带短等位5-羟色胺基因的孩子才会在处理情绪上出现问题，但安全型依恋的孩子就能很好地控制情绪（Kochanska 2009）。显然，当亲子关系不良时，神经生物学或者基因敏感性的影响更大。

缺乏父母足够情感支持的孩子更可能变得反社会

任何非安全型依恋都会增加未来反社会行为的风险。在现实中非安全型依恋是如何导致反社会行为的？证据再次显示，是父母和婴儿在彼此适应和学习如何相互协调方面出现了问题。许多父母不知道如何去关注婴儿的身体语言，或者并不擅长调控情绪。但是，没有父母的帮助，婴儿又如何能够获得专注和自我调控的能力呢？事实上，那些不会专注或者自我调控的孩子，恰恰最容易出现外化行为问题（Belsky et al. 2007；Hill et al. 2006；Eiden 2007,2009）。

最近的研究显示，父亲在孩子未来建立良好的情绪调控能力中起到重要作用。Paul Ramchandani 在牛津大学的研究发现，那些父亲不在身边或者不参与照料的婴儿，在 1 岁时出现更多的外化行为问题（Ramchandani et al. 2013）。

如果在婴儿时期，儿童没有同成人之间建立积极友好的关系，那么，在下一阶段，当儿童已经开始蹒跚学步时，培养孩子良好规范的社会行为将是一项非常艰难的任务。这时候，父母无法用轻松幽默的语言，以及互相的理解，同孩子之间建立一种安全的依恋关系，也无法要求儿童抑制自己的冲动，从而保持一种良好关系。相反地，儿童已经处于防御状态，并且预期到父母对自己的一贯严厉行为，因此，当违抗父母意愿时，他根本不用担心自己会失去什么。

对于那些缺乏自信或者具有强烈的自我意识的父母而言，情况会变得更为复杂。对这些父母而言，他们很难树立父母权威，很难采取强硬的手段让孩子听从父母。这就在无意识中强化了孩子的负面和抵抗行为。我们都曾看到过接下来的一幕：在各种强迫手段，如威胁、喊叫、殴打，来管教孩子之后，父母最终发现自己已经无计可施。

敌意的、强迫的、严厉的抚养方式同孩子的情绪调控困难之间存在着密切联系，这种抚养方式也增加了孩子过分表达愤怒的可能性（Seller et al. 2013；Xu et al. 2009；McKee et al. 2008）。研究发现在愤怒表达上存在着性别差异，男性更可能使用"身体攻击"（physical aggression）（Hill et al. 2006），女孩子特别擅长 Hyun Rhee 和 Waldman（2002）所说的"人际关系上的攻击"（relational aggression），例如对他人声誉的诋毁，或者将他人排斥在同龄群体之外。

坦率地说，幼年没有得到良好照料的孩子更可能变得反社会。整体而言，从情感虐待、忽视到身体虐待和性虐待，都属于不良童年经历范畴，这些经历都会提高个体将来反社会行为的发生率（Teisl and Ciccetti 2008；Douglas et al. 2011）。虽然成年人主动的敌意最有可能引发孩子的强烈反应，但是，任何一种不良抚养方式，比如家长的失职、沉溺于自己过去所受到的伤害，或者不能给孩子设定清晰的规则，都将使孩子处于不知所措的境地。任何一种会伤害孩子、引发孩子焦虑感的教养方式，都会使孩子感到安全港湾的丧失，那些应该消除他们恐惧的父母，恰恰是让他们感到恐惧的人（Madigan et al. 2006）。

这些孩子也是紊乱型依恋的最易感人群。在普通人口中，大约15%的人属于这种问题最为严重的依恋类型，但是，在受虐儿童中这一比例至少达到51%（Van Ijzendoorn and Bakermans-Kranenburg 2009；Cyr 2010）。缺乏父母足够的情感支持，这些孩子最可能出现外化行为问题以及更为复杂的精神疾病（Fearon et al. 2010；Cyr et al. 2010）。

紧张的身体

然而，这些影响并非只限于儿童的心理发展。也会影响到他们的生理发展。那些经受虐待的孩子不仅变得更加警觉，他们的右脑（处理负面情绪）也更为活跃，当被同学招惹时他们的心跳频率更快（Lenneke et al. 2009）。他们通常预期别人会对自己怀有敌意，经常将他人的行为解释为侵犯性的或有敌意的，即使很多时候事实并非如此（Dodge and Somberg 1987）。

要求过高、过于挑剔的父母，再加上其严厉的教养风格以及对孩子的体罚，也可能会导致孩子患心脏疾病的风险增加。Ray Rosenman 和 Meyer Friedman 首次提出了 A 型性格这一概念，后来的研究又对这一概念进行了调整和精细化。这一概念的核心特征表现在对别人的敌意和被他人虐待的期望，这些特征能够导致个体表现出妄想、多疑及缺乏耐心的行为特点。才华横溢的生物学家 Robert Sapolsky，《斑马为什么不得胃溃疡》（2004）一书的作者，曾经坦言，Friedman 关于 A 型性格的所有特征都说对了。在患上心脏病之前，Sapolsky 形容他是一个"有野心、所向披靡的婊子的儿子"，虽然他在老年变成了一个温文尔雅的绅士。

随着年龄的增长，孩子学会像父母那样严厉地要求自己。最终他们的应激反应通常过于活跃，交感神经系统也很容易被唤起。这些人的去甲肾上腺素水平很高（反社会犯罪者也是如此），去甲肾上腺素可以提升血压，提高心脏的负荷，但是，它也能够损坏动脉血管内壁，使胆固醇渗出，从而导致血管堵塞。A 型性格的人总是处于高度唤起状态，他们通常神经紧绷、随时准备反应，很难调动副交感神经系统来使自己平静下来。这种调整模式和心脏疾病密切相关。高水平的去甲肾上腺素也会阻碍部分免疫系统、巨噬细胞的活动，这能够解释最近很多关于 A 型人格容易患溃疡、偏头痛、癌症、疱症和视力问题的新发现。

Harburg 和他的同事们（1991）最近对老年黑人的研究表明，那些经常表现出愤怒、"砰"的一声甩门、对他人进行言语攻击的人，往往具有很高的血压，然而，那些能忍住自己的怒火，尽力去解决自己与别人之间问题的人，血压要明显低于前者。

"同情"的文化，能否从家长传递给孩子

显然，这些成为社会问题的孩子在成长历程中缺乏他们所需要的支持和照顾，他们曾经历过某种形式的遗弃或者忽视。但是，Steven Pinker 称这些为虐待的借口，对此，他并无兴趣。有人指出，"如果没有经历重大的灾难性事件，大多数人不会实施可怕的犯罪行为"，对此说法，Pinker 持嘲讽的态度，Pinker 认为，只有无知的人才会重复模仿这样的俗语——"暴力是种习得的行为"（Pinker 2002：178，308）。

一个关于 Robert Thompson 和 Jon Venables，两个杀了人的 10 岁男孩的故事，也挑战了前面的假设。这两个男孩在购物中心拐骗了一个两岁的小男孩，并把他带到附近的铁路线上，然后将小男孩绑在铁路上，并向他扔砖头和铁棒，最终把孩子砸死。正如其他儿童谋杀案一样，他们的行径引起了大众的恐惧和厌恶。但是，10 岁的孩子怎么会有如此多的怨恨呢？他们到底应该对自己的罪恶行径担负多大的责任呢？

Steven Pinker 认为，暴力行为是人类遇到障碍时的一种本能反应，人类基本的本能便是不顾及他人，竭力满足自己的欲望。这种看法有一定道理。当他人成为我们行为的障碍时，我们便倾向于将他们看作一件物品，或者忽视他们的人

性，将他们看作动物，以便于将他们清除。但是，对于 Robert Thompson 和 Jon Venables 而言，被害者 James Bulger 并不是一种"障碍物"，他们这样做并不是为了个人的私利。事实上，他们是将自己的怨恨发泄在一个安全的目标上，一个比他们柔弱的人。

　　那么，他们的这种怨恨又是来自何方呢？怨恨不是天生的，而是一种反应。曾经的经历使他们心中积压着一种怨恨，直到那天早上，这两个男孩逃学，在一个购物中心附近闲荡时才找到了发泄口。尽管在对这起事件的报道中，较少提及他们的成长经历，但是，我仍然相信，在这起凶杀案中，他们的成长环境起着决定性的作用。Robert Thompson 兄弟 7 人，他排行第五。在这个有一群男孩的大家庭中，Robert 和他的兄弟们通常被放任不管，尤其是当 Robert 5 岁时，他们的父亲离家出走，母亲也开始酗酒。这个家庭也有着暴力史，Robert 的母亲在幼年时，经常遭受殴打，直到 15 岁，她还因恐惧而尿床。年仅 18 岁时，她就匆匆结婚逃离家庭——嫁给另一个具有暴力倾向的男人。在 Robert 成长的大家庭中，孩子们在家常便饭式的体罚和恐吓中长大，于是，他们也常常将自己所受的委屈发泄到彼此身上，比如互相撕扯、用榔头打对方、打架，或者用刀子互相威胁（Morrison 1997）。事实上，这个家中的一个儿子曾被送进教管所，当他后来重新回到家庭时，也曾吞服过量的止痛药企图自杀。Robert 的母亲也曾自杀未遂。人们很难想象，这个家庭到底有多么悲惨，其中似乎缺少了一个中心人物，没有人承担责任，并给每个成员必需的关爱。当 Robert 面对审讯的痛苦经历时，他母亲也很少出庭，给予她 10 岁儿子情感上的支持。

Jon Venables 的家庭状况似乎没有那么糟糕，但是，也属于问题家庭。Jon 的父母离异，尽管其父亲每周照顾孩子几天，但是，新闻界没有报道他对孩子们的任何关爱。在新闻中，Jon 的母亲被描述成每天只懂得打扮，生活作风混乱的人，她总是不停地把一个个陌生的男子带回家中。她有很严重的抑郁问题，也曾试图自杀。她曾经将自己年幼的孩子独自留在家中好几个小时，被人发现后，报告给社会服务机构的人员来加以处理，而她对此则不屑一顾，因为在她童年时期，也曾有过父母对自己漠不关心的体验。她认为自己是一个好家长，因为她为孩子提供物质条件，但是，很明显，她自己的不幸经历已经使她成为一个严厉的家长。并且也有报道说，Jon 害怕他的母亲。很明显，Jon 的行为已经严重紊乱，他曾用鞭子抽打自己，躲在椅子下面，或者在脸上贴纸。他被诊断为"多动"，并曾试图在学校勒死一个男孩。

Jon 和 Robert 经常逃学，他们在商场偷窃，或者参与暴力事件。邻居们事后报告说，他们曾用气枪打过鸽子，偷过慈善募捐箱，并且像对待 James Bulger 一样，他们曾残忍地将兔子绑在铁轨线上。对于成年杀人犯而言，这些残酷的童年经历应该是再平常不过了。在年幼时，没有人告诉他们如何控制自己的攻击冲动，他们被忽视，经常挨打，并被剥夺了建立积极的、能帮助他们自我调控的关系。如果他们生来就属于敏感型气质，其父母自身又存在着心理问题，那么，在这样的家庭中，这些自身不幸福的父母是无法为他们提供良好的抚养方式。

Pinker 指出，我们对他人的同情圈是有限的，而且，这种同情的美德有赖于我们同情圈的范围到底有多大。很多犯罪行为都是在不把被害者看作人，并将他们排斥在同情圈之外的情况下实施的，最典型的例子就是大屠杀，但是，大多数的战争、冲突或犯罪行为，其实都涉及对他人人性的否定。显然，在那个下午，Robert 和 Jon 未能意识到 James Bulger 的人性，没有认识到对方和自己一样，也是一个有血有肉、有情感的人。Pinker 相信，将陌生人推出自己的同情圈之外，是人性的"默认配置"，他声称，在此背后存在着一个特定的进化逻辑。

然而，人类文明的特殊性在于，它并不依赖于这样的本能性程序——如攻击性自卫，或采取攻击行为追求自己的目标。暴力行为究竟是通过模仿学来的，还是个体对障碍物的第一本能反应？这不是我们争论的问题。我们所关心的问题是，一种同情的文化，能否从家长传递给孩子？家长承认并尊重他们孩子的内心感受吗？他们会教育自己的孩子如何处理冲突和消极情绪吗？与直接导致暴力和攻击行为的原因相比，上述问题其实更为重要。然而，Pinker 似乎更愿意将这些看作是关于个人自制力，或遗传倾向的问题，而不愿承认家长在传递这些人类文明重要方面(如同情、关爱)的重要性。正是源于上述观点，Pinker 不倡导家庭培训课程，而是倡导采用惩罚的手段，因为在他看来，只有惩罚，才可以使人遵守规范。但是，事实上，虐待型家庭不具备自我调控能力，而这种能力，在形成对他人的同情心中，是必需的。由于这些家长没有学会这种能力，自然，他们也就无法将其传递给下一代。

一些研究者曾证实，控制冲动时需要几种特定的技能，其中主要的三种策略分别是自我分散注意力、寻求安慰，以及寻求阻碍目标达成的信息。一项研究曾发现，具有这三种技能的

3 岁儿童，所表现出的攻击行为和外化问题行为最少（Gilliom et al. 2002）。他们能够充分控制自己，把自己的注意力从挫折事件中转移开，投到其他的事物上，所以，也就不太可能面对挫折，产生攻击行为了。他们也会询问挫折的情境到底还会持续多久，而这对于驱散怒气是非常有帮助的。只有当感到痛苦万分、惊慌失措时，他们才会使用寻找安慰这一策略。但是，如果一个孩子不具备这些技能，并且仅仅只会使用一种策略的话，便会表现出最强的攻击性。这些策略是可以习得的（可以通过模仿父母的行为，以及父母的鼓励来形成），而不是遗传得来的。

发育不良的前额叶皮质与自我控制的关系

这里所讲的技能，大多数都是为了他人而抑制自己的行为。但是，这些技能也是建立在大脑发育的基础上，尤其有赖于前额叶皮质（这一区域的功能便是抑制行为）的良好发育。然而，在这个环式的结构中，前额叶皮质的发育在很大程度上依赖于良好的关系，一种充满慈爱的早年关系，这种关系能够产生足够的类鸦片活性肽，促进大脑的发展。那些成功回应婴儿需求，给予孩子足够反馈的父母，有助于巩固孩子的自我意识，这随之会促进腹内侧前额皮层的良好连接（Mah et al. 2005；Kolb et al. 2012）。因为大脑的这个部位可以帮助个体减轻恐惧感和焦虑感，也对自我调节起到很大的作用（Milad et al. 2005）。首先，因为腹内侧前额皮层与神经系统连接，能够升高或降低血压和心跳频率，从而有助于个体调控自身的生理反应（Hilz et al. 2006；Hansel and Kanel 2008）。但是，最为重要的是，儿童所有这些管理自己情绪的能力，都非常有赖于温暖的和支持性的抚养方式（Eisenberg et al. 2010）。随着婴儿前额叶皮质的发育，他开始能够运用不断增强的自我意识来观察他人的身体语言所传递的信息。随着控制自己身体能力的不断增强，儿童依据他人期待来控制自身行为的能力也不断提高。在这种不断成熟的自我控制能力基础上，"高级的"眼眶和内侧前额叶皮质与"低级的"更加冲动的杏仁核之间建立起重要的神经通路。通过温柔但坚定地鼓励婴儿管理自己的行为，父母能够帮助孩子在这些神经通路上建立起突触连接。父母通过提供中等压力但又可以掌控的挑战，并且之后帮助孩子恢复对自己的信心，从而达到上述目的。在这个过程中，婴儿能够逐渐学会如何使用高级大脑来控制自己对消极事件的冲动反应。

但是，如果没有获得足够的关爱帮助他们建立这些环路，婴儿控制自己行为、管理自身压力或焦虑的能力就会变得很差。更为糟糕的是，不良照料会减小这些调控区域的脑部体积（Van Harmelen et al. 2010；Cerqueira et al. 2005）。从而导致孩子更加难以学会如何调控情绪，或者在面临困境时自信地向别人寻求帮助。事实上，那些内向的受虐儿童倾向于隐藏自身的感受，不遗余力地取悦他人，以此来满足自己的需要。而外向的个体则设法通过干扰他人来使自己的感受得到关注，或者不顾及他人感受一味地索取自己想要的东西。这两种策略都源自同样的困境，即幼年同父母之间糟糕的互动模式。在策略的选择中，存在着有趣的性别差异：女性倾向于选择压抑的方式，而男性倾向于选择进攻的方式。但是，这并不是绝对的。

这是可预测的，早在儿童 6 ~ 10 个月大的时候，就可以依据母亲的抚养行为以及儿童的气质类型两个变量，而非只是儿童气质，来预测孩子将来可能出现的行为问题。那些在与孩子交流时情绪多变、无法满足孩子需求、把自己的意志强加到孩子身上的母亲，更有可能培养出具有攻击性和行为障碍的儿童。

如果任其发展，母婴之间的互动模式会一直持续到孩子蹒跚学步阶段，这时的母亲和孩子之间已经变得相互拒绝、相互攻击。面对照顾一个蹒跚学步儿童的诸多麻烦，这些不善于自我调控的母亲很容易因为力不从心而变得怒气冲冲或心情沮丧。她经常责怪孩子。她很少因为孩子表现好而夸奖孩子，也不会帮助孩子学会自我调控。这个阶段孩子糟糕的自我调控能力已经能够预测未来的外化行为问题（Lenneke 2009）。一项对于两岁女孩的研究显示，情绪管理问题和外化行为问题是联系在一起的（Hill et al. 2006）。

如果父母主动对孩子怀有敌意，或者对孩子进行体罚时，孩子便可能产生他人对自己有敌意的预期，从而产生负面偏见（negativity bias，以及过度活跃的右脑）。重复的暴力体验或者目击暴力，会使孩子脱敏，认为这是正常行为。从这个意义上讲，那些具有暴力行为的孩子的确是自己学会了使用暴力。

在哈佛心理学家 Catherine Ayoub 和 Gabrielle Papport-Schlichtmann（2007）对于受虐孩子的研究中，描述了一个令人心痛的案例。他们要求一个叫 Donald 的两岁半的小男孩用两个玩偶做道具，来模仿自己如何与同伴友好地玩耍。Donald 说出一串富有攻击性的对话："小子，你想打架吗？我要打趴你。对，他打他。他们打起来了。你想打架吗？我正要同你打。"当被提醒故事是要表现得友善时，Donald 又试了一次，只有这次他说道:"来玩橡皮泥吧,伙计,不要离开我,请不要离开我。"正如作者所言,Donald 已经"开始预期攻击和丧失,而非善意和持续的关心"。

两岁时孩子表现出的问题,将会在以后稳定并持久地存在。两岁时积极关爱的缺乏可以预测孩子以后出现的行为问题(Belsky et al. 1998)。然而,相互愉悦、积极关注的幼年经历可以预期孩子未来更为良好的行为表现,对父母更好地顺从(Kochanska 2005)。

如果到 3 岁还没有学会自我控制,孩子在整个童年都会表现出持续的问题行为,将来也更可能出现行为障碍(Caspi et al. 1996)。一项对大规模儿童的多年纵向研究发现,那些 3 岁时自我控制能力差的儿童,在 32 岁时更可能表现出犯罪行为(Moffitt 2010)。

与之相似,4 岁时同父母一方关系紧张的孩子,将来会缺乏良心和道德感。他们无法设身处地地为他人考虑,不会去考虑自己的行为会对别人产生什么影响。这部分是因为没有人曾经这样为他们考虑,另一部分是因为他们没有足够的自控能力来为了别人的利益而限制自己。

特别是当严厉的教养方式同时还伴随着身体虐待和体罚时,通常会导致将来孩子在学校的攻击行为,以及由于犯罪而被逮捕的更大可能性(Lansford et al. 2007)。到 10 ~ 11 岁时,这些多动、悲观的孩子经常变得更加反社会,表现出我们所熟知的行为障碍。这是一个很多孩子都具有的严重问题——大约占学龄儿童的 6%。

那些缺乏自控能力的孩子长大之后会怎么样呢?一种非常

极端的表现就是严重的暴力行为甚至谋杀。当然，很少有孩子会严重到 Thompson 和 Venables 那样的程度，他们显然没有能力对两岁 James Bulger 所经受的痛苦产生同情，也没有能力去想象自己给 James Bulger 的家庭所带来的痛苦。他们似乎被从根儿上切断了感受他人情绪的能力，占据他们头脑的是对自己粗暴或者冷漠的父母以及兄弟姐妹的复仇感。但是，成年谋杀犯都有类似的问题。Adrine Raine 研究了 41 个谋杀犯的大脑，将其与相似性别和年龄的 41 个"控制组"的大脑对比。结果发现，谋杀犯的前额叶皮质发育不良。缺乏能够教会他们同情心和自我控制等社会技能的早期经历，缺乏有助于调整行为表现的大脑结构，他们事实上是隐形的残疾人群，他们不得不依赖更为原始的反应来获得自己想要的东西。他们冲动地杀人，而不是冷血地精心策划谋杀，他们没有能力控制自己的行为（Raine et al. 1997a）。然而，正如 Raine 在自己有时候自相矛盾的书中所承认的，正是早期社交、情感和营养的剥夺会改变个体的大脑，以及相应的行为。他画龙点睛地评论道："相比于基因和生理因素，社会环境才是导致个体放荡不羁的暴力行为的最重要原因。"（Raine 2013：260）。

虽然从广义来看社会环境是重要的，主要通过影响父母继而作用于婴儿的发展。遭受压力的父母通常是严厉的父母，社会资源和经济资源的缺乏都会导致严重的压力。然而，严厉的父母通常具有不同的人格、教育水平和生活环境。他们通常具有一个共同点：都是情绪文盲（Emotional Illiteracy）。在很多案例中，他们自身的独立需要没有被满足，所以他们没有足够的能力承担起抚养孩子的责任。他们依旧需要寻求他人来照料自己。他们中的许多人感到周围没有社会支持，缺乏家庭网络或社会网络，这都会加重他们的困难。这些问题也加剧了他们满足孩子需要的困难程度。

Billy的故事

Pamela Stephenson 在为她的丈夫苏格兰喜剧演员 Billy Connolly 所写的传记中，描述了一个受虐儿童的经典例子（Stephenson 2002）。Billy 的母亲是个穷困的未成年妈妈，由于征兵，她不满 20 岁的年轻丈夫远赴战场，留下她独自抚养两个孩子，她感到孤立无援、心情抑郁。她还没有做好当一个母亲的准备，因此无法尽一个母亲的责任，她只是尽可能地忽视孩子的需要，不理会孩子。从蹒跚学步开始，Billy 和他的姐姐 Florence 就被母亲忽视，被扔在大街上独自玩耍。到 4 岁为止，Billy 一共得过三次肺炎。直到有一天，他们的妈妈关上房门离开了家，然后，再也没有回来，把姐弟两个扔在公寓里，直到孩子们的哭声引起了邻居的注意。从此，在整个童年时期，他们再也没见过母亲。经过家族内部的几番明争暗斗，最终，他们被父亲那边的姑母们收养了。尽管她们的本意是好的，但姑母们还是无法胜任对孩子的照顾。正如 Pamela Stephenson 写道的，尤其是 Mona 姑妈，总是把她的挫败感发泄在 Billy 身上。

　　刚开始只是对孩子口头上的辱骂。她说 Billy"懒家伙，没一点用"，并宣称 Billy 将来也不会有什么出息，遇到他可真算自己倒霉。很快，她就发展为开始羞辱 Billy，她最喜欢的一种方式，就是从后面抓住他的脖子，然后拿他的脏内裤往他脸上擦。后来，她变本加厉，打他的腿，用湿衣服抽他，踢他，用高跟鞋敲他的脑袋。她总是等到其他人都不在时，把 Billy 逼到角落里，然后狠狠地打他，每周四五次，这样持续了好多年。

然而，Billy 通常在学校操场的一些废弃堆里待着，他告诉自己，被扇一巴掌其实也并不是那么痛。他身体上所受的痛苦越多，他就越觉得能够容忍这种痛。他会自言自语："她最坏能拿我怎么样呢？她也只能拼了命地把我往死里打……而且已经有人对我这样做过了啊，也并不是那么可怕啊……我没有死，也没有怎么样。"

事实上，他在身体上、情感上和语言上受到的虐待越多，他就越期待被虐待。最终，他相信了别人对他的评价：他是个废物，毫无用处，是个蠢货。直到今天，在他的内心深处，一直隐藏着这种恐惧，恐惧别人对他的这种辱骂和奚落。

从这本书中可以看出，几乎没有人告诉 Billy，应该如何调控自己的情绪，从婴儿开始，他就遭受着各种压力。因此，长大之后，Billy 变得目中无人、狂放不羁。他曾告诉妻子，他已经习惯于身体上(不可避免，也包括情绪上的)的痛苦。从生理上讲，我想也许对诸如 Billy 这样的儿童而言，由于他们的身体已经习惯了高水平的皮质醇和抵制性调节，大脑便会认为，多余的皮质醇已经不再需要，从而关闭了其余的接收器。因此，当压力逼近时，他们不会像抑郁症患者那样，迅速提高身体对恐惧的预期水平。研究发现，尤其那些从小就有攻击表现的男孩子，体内的皮质醇含量往往较低（McBurnett et al. 2000），这就进一步表明，也许攻击行为是由长期的慢性虐待所引起。

Billy 已经习惯于生活在水深火热之中。他成了一个冒险者。他小时候玩过一种游戏，被称作跳跃式自杀（suicide leap），其实就是在各种建筑物之间来回跨越。他还会搞一些恶作剧，来伤害和捉弄别人，比如电击别人。这样看来，Billy 似乎在主动把自己曾受的虐待重新加诸别人身上，同时，他又觉得自己的身体毫无价值，可以接受任何虐待。很自然地，他也不懂得尊重别人的身体，当被激怒时，他通常会扑向对方，狠狠地给对方点厉害看看，在 Stephenson 看来，Billy 会很轻易地做到这些。换句话说，Billy 在采用暴力手段时，是不会顾及后果的。Billy 的事例，是反社会人格的一个典范。

那么，为什么 Billy 最终却成为一个著名的喜剧演员，而不是一个声名狼藉的罪犯呢？也许，是因为在受虐待之外，来自他人的情感关爱，缓解了他对社会的仇视。特别是他亲爱的姐姐 Florence，给了他很多关心与呵护，她总是充当着 Billy 的保护者。他也参加了很多合法的男孩子的活动，尤其是在童子军团的经历，对他产生了很大的影响。在童子军团的活动中，有一次，他给人擦鞋时遇到一个中产阶级的男子，这名男子非常喜欢 Billy，并且饶有兴趣地和他聊天，这让 Billy 感到，自己其实是有价值的。他也遇到过一些自己崇拜的老师，他们风趣而聪明。后来，当 Billy 在造船所做小学徒时，遇到一个擅长说顺口溜的老焊接工，他的语言天赋很有可能就是在与老人的交往中被挖掘出来，这段经历也使他的自信心进一步增加。总之，生活中的这些正面经历，再加上他和姐姐之间的亲密关系，这些已经足够让 Billy 同他人进行正常交往。因此，虽然早期不幸经历很容易导致他产生反社会行为，但是，在生活中这些积极体验的调和下，Billy 的心理和行为模式也得到了许多缓解。

DJ Goldie 的故事与 Billy 相似。他 3 岁的时候被他酗酒的母亲抛弃，从此，便被多次辗转安置在养育院和抱养者的家庭之间。他告诉记者 Lynn Barber，他的童年是如何的一片空白，他是如何在生存线上挣扎，敌视和质疑所有的一切，然而，在他的愤怒下，其实隐藏着真正的害怕，因为在这个世界上，你孤身一人，无依无靠。不像其他的弟兄那样，最终死于监狱，Goldie 后来被一个叫 Whispering Wheels 的溜冰场所收留，他在那里发现了正常的生活，因为在他看来，"在社会福利机构中，你不可能拥有常态的生活。只有在溜冰的时候，才能感受到足够的自由，从而才能尽情去想象那些生活中不曾出现的美好事物"（The Observer, 2002/11/27）。他曾在英格兰的 B 队玩滚轴冰球，并且自学了霹雳舞。随后，他成为一名涂鸦艺术家（graffiti artist），并且认识了一些电影制片人，他们把 Goldie 带到纽约，并把他介绍给其他的涂鸦艺术家。这些经历为 Goldie 的生活打开了另外一扇窗，使他看到除了犯罪之外的另一个世界。

Goldie 和 Billy 幼年时，都曾处于柔弱无力、任人欺凌、充满压力的境地，但是，他们最终都找到了自己的社会定位，成为一个有价值、有自尊的个体。在此基础上，他们获得了生活的希望，并被社会所接纳。然而，成年之后，作为喜剧演员的 Billy，在他的表演中仍带有很多反社会的因素。他的表演在令人发笑之余，也往往让人感到震惊。他最先打破了不能随意说

"性交"和"放屁"的禁锢，当时，这些俗语还远没有渗透到大众文化之中。利用自己超凡的智力，他超越了低级趣味，把自己的经历编成故事讲给观众听。但是，语言暴力也成为他解决内心压力的唯一途径，通过这种方式，他可以宣泄那些幼年时期积聚在心中的愤怒，同时又不会伤害到其他人。或许，对那些和 Billy 有着相似童年经历的观众而言，Billy 表演中的语言暴力也缓解了他们曾受的伤害，以及心头隐藏的愤怒。

根据他的妻子 Pamela Stephenson 的讲述，成年之后，Billy 的生活仍然受到早期不幸遭遇的影响。比如，早期经受的压力可能影响到他存储信息的能力。尽管他很爱阅读，但他记不住曾经读过的内容，上学时，他也存在着学习困难。事实上，长期的慢性压力会影响到个体大脑的海马区，从而导致记忆效率的低下，这是一种很普遍的现象。Stephenson 还描述了她第一次见到 Billy 的时候，他是多么神经兮兮和高度警觉。他不能够忍受别人碰他，对方的一个突然动作，也会让他惊恐地向后退缩，因为在无意识中，他总是以为对方会打他。对于批评，他也会表现出过度的反应。一个如此可爱、聪明的人，居然被塑造成这种性格，真是让人觉得可悲。然而，我们却不会以这种怜爱的态度对待 Robert Thompson、Jon Venables，或是 Ian Brady 等等，尽管他们与 Billy 类似，都是被童年的生存压力导致了性格的扭曲。

我们知道，童年时期养成的攻击和反社会行为，对社会的危害最大。在人的一生中，幼年阶段塑造出的行为具有最强的稳定性，成人犯罪、吸毒、婚姻暴力都与其有着最为密切的关系，整个社会会为之付出高昂的代价（Scott et al. 2001）。尽管在政府的行政议程中，犯罪问题总是位居前列，并且，人们也越来越清楚，那些具有反社会倾向的青少年的攻击行为，往往是各种主动犯罪的最初目标，但是，很少有人会把这些行为问题与幼年虐待相联系。人们往往把关注的焦点放在解决当前的问题行为上，而不是从个体的幼年开始，去发掘这些行为的早期根源。事实上，现在通常流行的做法是，尽可能增加与罪犯接触，训练他们遵纪守法的行为，强迫他们为自己的所作所为负责。一个自由新闻记者指出，这些欺凌弱小的罪犯都应该被木桩钉死，她已经厌倦了那一套关于低自尊的所谓"心理呓语"（Toynbee 2001）。换句话说，对于那些给别人造成伤害和痛苦的人，她无法在内心对他们产生同情。而这恰好就是那些男孩通常遭受的待遇，他们的问题就在于，从来没有接受过来自父母的同情。他们的情感和需求总是被忽略，当和父母产生冲突时，就会被打骂。他们只能抑制内心对强势父母的愤怒。

通常而言，正是这种无处发泄的愤怒，造成了诸多的社会问题。当愤怒在个体的体内涌动，但又无法适时地被宣泄、被控制或者被调节时，愤怒并不会消失，它只是留在体内，等待可以释放的时机。于是，当新的情境触发了这些愤怒，而触发者又没有当初的父母那么强大，愤怒发泄出来会相对安全些时，这种情绪便会喷涌而出。最后，由于这种愤怒从来就没有被调控过，这些个体也从来没有学会如何去调控愤怒，于是，这种情绪便往往会以极端的形式表现出来，发泄在个体的同伴或柔弱的成人身上。

Billy 也曾努力去调控自己，并且曾一度诉诸酒精。犯罪行为通常与酒精、毒品之间有着很密切的关系，因为这些东西可以解除个体对行为的抑制。但是，不管在哪一种情况下，那些被虐待或忽视的孩子并没有学会控制自己的情绪，从而来维护自己与他人间的亲密关系，或者维护自己本来就缺乏的自尊。他们觉得自己没什么价值，也得不到别人的尊重。他们抑制自己的愤怒，仅仅是由于恐惧对方，当他们不再感到害怕时，就会任由愤怒加以宣泄了。

20 世纪 60 年代，在摩尔（Moors）发生了耸人听闻的系列杀童案，案子的主犯 Ian Brady 经常会从街上诱拐孩子跟他回家，然后再把这些孩子一一杀死。在他和作家 Colin Wilson 的通信中，揭示了他内心隐藏的复仇需要。他是个私生子，从小被母亲遗弃，被人收养长大。这种幼年的被抛弃，加上家庭生活的不幸，导致了 Brady 的心理扭曲。虽然非常聪明，但他总感觉自己低人一等，或者感到自己的才能难以发挥。他觉得世界对他不公平，尤其是在十几岁时，有一次，他在水果市场帮搭档把货物运上车，而事后却被警察查出，这些货物竟是赃物，虽然他事先并不知情，但还是因此而被判惩罚性监禁，这件事更加深了他对社会的仇视。根据 Wilson 的描述，这种不公平感让他内心充满了仇恨，他不再相信仁慈。当他杀害诱拐回来的第一个孩子时，他对着天空大吼"拿走吧，你的野种"。就仿佛上帝背叛了他，他的一生都在拼命地报仇（Wilson 2001）。

然而，当一个孩子还依靠父母的时候，他不可能完全地实施报复，因为这样做的话，就会有失去父母的风险，这会直接危及他的生存，但是，孩子心理上对父母的依赖也同样重要。处于依赖状态的儿童，无法把自己看作独立的个体。确实，我们生活中的绝大多数人，都是通过周围生活的人群，通过他们对我们行为的反应，通过他们的言行，来获得自我概念，来认识自我。对于完全依赖于成年人的婴儿而言，他们更是强烈地依靠生活中的照顾者（通常是母亲），来形成和发展关于自我的基本认识。为了生存的需要，他们会在心理上尽其所能地同这些人建立和保持一种联系，并且认同这些人对自己的看法和评价，不管这些看法和评价是多么消极。

即使是非常微妙的拒绝，都可能会对儿童自我概念的发展产生持久影响。我曾有过一个病人，他的母亲告诉他，她像天下所有的母亲一样，深爱着自己的孩子，但是，她并不喜欢他。母亲的这些话语，使他在整个青少年时期，甚至一直到步入中年时，都对自己的能力和价值心怀疑虑。还有一个病人，小时候别人说她的性格不讨人喜欢。事实上，在成年时期，这些人都长期表现出抑郁症状。但是，当父母打孩子时，就是在对孩子表现出明显的敌意，与 Billy 的经历相类似，这时的父母都在传达着一个强烈的信息，即孩子是没用的、糟糕的、令人讨厌的，就像 Billy 幼年所感受到的那样。

从本质上讲，反社会行为是一种为了达成自己的目标而不顾及他人的自发行为。在这种行为的背后，往往是个体内心与他人的疏远，以及对自己人际交往方面的信心缺乏。不管是人际交往能力的欠缺，还是自控能力的不足，这些都无法从基因方面进行确切的定位解释。基因所能提供的，只是最基本的框架或原料，比如不同的基因决定了个体的个性是更倾向于精力充沛、外向，还是更倾向于谨小慎微、多愁善感，不同的基因也会有助或阻碍个体的情绪调控能力。但是，真正起到决定性作用的关键因素在于父母是否能够根据孩子的天生气质倾向，或者在胎儿阶段由于环境而发生的神经生物学改变——因势利导，依据婴儿的需求采取相应的回应，同孩子之间建立一种相互信赖、充满温情的和谐关系。

那些在情感上感到安全、能够有效调控自己情绪的孩子，将来极少会成为反社会的人。一个蹒跚学步的婴儿，如果愿意解决与爸爸之间的冲突，或者愿意为了不惹妈妈生气，而等一会儿再要冰激凌，那么，说明这个孩子对自己与父母的关系很有信心。在对这样的孩子进行社会化时，基本上不需要用采取恐吓和惩罚的手段，因为他已经开始知道自己行为对他人的影响，也开始意识到别人的感受。这些孩子之所以会这样，是因为在成长的过程中，父母很关注他们的情绪反应，因此，这些孩子便意识到，自己与父母之间的亲密关系是温馨快乐的，所以应该珍惜这种关系。

第三部分

信息太多，方法太少

下一步我们该做什么

10

如果所有的一切都失败了，
那就抱抱你的泰迪熊吧

损伤后修复

　　有些时候，当我向听众讲授这本书中的相关内容时，有些家长会绝望地说："我现在才知道这些，可是，我和孩子的关系已经基本定型，我现在还能做些什么呢？现在再做弥补是否已经太晚了呢？"听到这些，确实让人心情沉重，也让听众中的许多家长在回顾自己与孩子的关系时，感到愧疚。

　　当从科学的途径证明婴儿期在个体发展中的重要性时，我们很容易忽略在整个生命历程中，个体发展所呈现出的微妙之处。婴儿期是一个非常关键的发育阶段，这一时期发展的成功与否，会对个体整个一生的发展产生重大的影响。但是，即使这样，婴儿期不可能决定个体发展的全部。在整个儿童时期，尤其在 7 岁之前，个体内部的各种重要通道都处于不断发展和完善之中。接下来，在青春期开始的时候，个体的大脑还会经历一个迅速发育的黄金时期，直至 15 岁左右，这时大脑才基本发育成熟。但是，即使在 15 岁之后，个体仍处于变化和发展之中，因为生命本身就是一个不断适应的过程，只是，此时的个体会以一种缓慢的速度慢慢调整。而早期形成的心理行为模式，通常会演变成习惯，当个体遇到某种情况时，在这种习惯的支配之下，便会迅速快捷地做出反应，而不需要重新对情境进行评估和判断。在通常的情况下，个体会倾向于保留幼年形成的反应模式，除非对个体来说，生活中遇到了非常强大的挑战，这种挑战迫使其改变已有的行为反应模式。

有时候，心理分析学家把这种习惯或倾向称作"抵抗"（resistance），个体要想改变这些习惯或倾向，是非常难的。甚至对于那些因为生活太不幸而到心理诊所求助的个体而言，也非常难以做到改变，他们经常在无意识中抗拒新的思维途径和关系模式。尽管在意识层面上，他们非常渴望对自我进行重整，尽管如此，我们也不用绝望，因为不同种类的心理治疗，可以帮助很多患者建立和加速改变这些原有习惯和倾向的进程。冥想就有助于提升个体的自我调控能力（Holzel et al. 2011）。

然而，在我看来，防范胜于治疗。人们越来越认识到，在改善个体心理健康方面，从婴儿时期开始，致力于建立一种积极信赖的亲子关系，是一种非常有效（同时也更少痛苦）、事半功倍的途径，其效果要远远胜于成年之后，所进行的各种心理治疗。几十年来，不同机构的临床工作者一直在为父母和婴儿提供各种心理治疗服务。我自己也于1998年在牛津成立了一个诊所，用来提供这方面的特殊服务，我相信，这种着眼于婴儿期的心理治疗，应该成为所有心理健康问题的基础所在。然而，尽管这些心理辅导的价值已经得到了证明（Barlow et al. 2008），但还是存在着一些障碍，难以把这类服务提供给每一个有需要的家庭。

虽然在政府制定的重要政策资料中承认了婴儿期的重要地位，但是，政府的政策和实际的执行往往奇怪的相互脱节。即使一些政府部门也肯定许多社会问题源自幼年经历，但是，在媒体或负责处理刑事犯罪或健康照料等棘手问题的政府部门里，这一观点并不普及。无论是政策制定者还是普通民众，都还没有完全意识到早期干预可能产生的巨大效果，也没有意识到早期干预到底意味着什么。正如 Graham Allen，一个英国议会成员和 Allen 报告的作者所说的，这简直就像"癌症得到了治愈的可能，甚至不会损害你的身体"（Allen 2013）。

其中的一个障碍在于，从经济角度来看，早期抚养所创造的财政收入不可能立即转化为货币形式，因此那些控制财政预算的人就难以信服早期抚养的经济效益。因此，财政支出便没有被分配到婴儿抚养领域。虽然我们知道治疗心理疾病的大致花费（在英国至少要 1160 亿英镑［Cylharova et al. 2010］，美国的花费还要远高于英国），但是，如果帮助婴儿通过良好的幼年照料关系来发展良好的情绪调控能力，这能够为整个社会节省多少在心理疾病上的花费，这个数字很难切实提供。

在早期干预对社会贡献的研究中，研究最多的人是美国的 David Olds。他的项目对从孕期直至孩子两岁的家庭进行定期家访，结果有力地支持了早期干预的经济利益，早期干预对于诸如反社会行为、儿童虐待、儿童忽视、儿童心理健康问题之类的社会问题具有明显的预防效果（Olds 1998；Kitzman et al. 2010；Eckenrode et al. 2010）。据诺贝尔经济学得主 James Heckman 估计，在这个项目上每花 1 美金，将来就会节省 5 美金的社会支出（Heckman et al. 2006）。现在，这个"家庭护理伙伴关系"模型正在英国试验。

还有很多其他好的早期干预模型——例如观察、等待和思考疗法（Watch, Wait and Wonder），影像互动指南（Video Interaction Guidance）和安全区疗法（Circle of Security），这些干预模型的效果都得到了研究结果支持。但是，即使这些技术和项目很有用，在我看来，任何预防手段中最为重要的都是专业帮助者与被帮助家庭建立起来的积极的、支持性的关系，以及鼓励父母去反思婴儿感受到什么和如何为婴儿发展提供支持。这些都能缓和那些在同婴儿或蹒跚学步的孩子之间互动存在困难的家庭的亲子关系。

Heckman 曾经计算过这些早年干预投资的回报，发现越小的孩子其回报率越高。正是由于婴儿有着很强的适应能力，同时又处于心理发展的关键期，因此，与成人相比，他们能够更加迅速地从糟糕的抚养中进行自我调整和恢复，并形成新的情绪反应模式。孩子身上的变化速度是惊人的，通常在一个礼拜，就可以看到明显的效果。在我自己所接触的患者中，就碰到过不少类似的情况。我曾亲眼看见一些感觉迟钝、没有活力的小婴儿，数周以来都不愿意和别人进行目光交流，然而，在他们母亲的抑郁状况得到缓解以后，或者当母亲能够对她们做出有效回应之后，他们在突然之间便恢复了活力。这些孩子会变得更加机灵，开始和人进行目光交流，开始微笑，并且表现得也更为放松。原本母婴之间充满敌意和冷漠的关系，突然之间转变为积极、热情的互动，表现出愉快和谐的依恋模式。由于长期接触成年患者，我已经习惯了经年累月地帮助一个成年人克服抑郁症状，或者帮助他们重建新的人际交往模式，他们身上的变化通常是缓慢而艰难的，因此，每当看到母婴之间这种迅速易变的关系模式时，我都深感震惊。当然，不可否认，在很多时候，母婴之间的问题要比这个顽固得多，也往往难以治疗，但是，在那些情况下，通常是因为家长觉得难以改变，而不是因为婴儿。

人人都需要，婴儿更加需要

X 因素，一种神秘的、能够让儿童迅速恢复活力的营养剂，其实就是回应性（responsiveness）。我真希望，我们能够像商品一样，把这种回应性进行装瓶出售，卖给那些需要它们的人！但是，在儿童所需的回应性方面，还有一些地方需要加以注意。研究者的进一步研究发现，过多或者过少的回应性，对孩子而言，都是不合适的，儿童只需要恰到好处的数量——父母没必要迫不及待地满足孩子的每一个需要，但也不应该太久地忽视孩子的需求，而是适度放松、自然而然地回应，自信的父母通常可以做到这点。但是，到底这种恰如其分的回应是一种怎样的表现呢？现有的研究还无法回答这个问题。虽然研究者设计了精密的实验，并对变量进行了严格的控制，来探讨这个问题，但是，最后的结果却不尽如人意。但是，至少我们现在"知道"，这里是指一种更具科学意义的知道——有些东西是可以不验自证的。

此外，对婴儿来说，最好的回应是"应变"式的。这就意味着，母亲需要对孩子的实际需要做出应答，而不是从自己的角度出发，来判断孩子应该需要什么。一个内向、腼腆的婴儿和一个外向、活泼的婴儿所需要的回应是不同的，一个疲倦的婴儿和一个厌倦的婴儿所需的回应也是不一样的。对于每个孩子而言，他们需要为自己量身定做"零售式"的回应，而不是那种人人皆宜"批发式"的回应，不管这种回应的出发点是如何的友善。如果婴儿不开心了，就需要抱抱孩子、摇摇孩子；如果婴儿感到厌烦了，就分散一下孩子的注意力；如果婴儿饿了，就给孩子一些食物；如果孩子把脚卷进了毯子，就需要帮助孩子解开。总之，在每一种情境之下，都需要恰如其分、随机应变的回应，这种回应还要适合孩子独特的气质和性格特点。很显然，如果饿了，给孩子一个拨浪鼓并不起作用，如果脚被什么东西绊住了，就把孩子的摇篮晃一晃，也是无济于事的。

其实，成人也是如此，我们所需要的，也是一种适时适地的、灵活应变的回应。譬如，当你因为某件事情感到难受的时候，别人对你好心好意地宽慰，或者风马牛不相及地劝解，通常是毫无效果的。实际上，在很多时候，这种所谓的好心好意，正如惩罚所起的作用类似，其实是试图将你的真实感受压抑起来，虽然表面看来，似乎暂时驱除了你的烦恼。更好的解决办法应该是，让对方走入你的内心——理解你的真实感受，帮助你把这种感受表达出来，并且和你一起寻求解决方案。其实，这就是情绪调控的本质：有人会对此刻你内心的真实感受做出回应，并且和你一起，共同应对这种感受。这就涉及对心理自我的认识，或者说是对自我的反思和感受。

这些，也正是儿童在发展健康自我的过程中所需要的。事实上，婴儿这种对自身状态的认识，正是正式形成自我意识的开端。父母可以通过遵从孩子的指引、从孩子身上寻找线索、观察孩子的情绪和愿望、思考孩子到底需要什么，来学会更加灵活地对孩子进行回应。通过这些途径，父母可以迅速与孩子之间形成和谐愉快的关系，并且，这种良好的关系可以一直持续到整个儿童时期。这些可能听起来很简单，但是，在对亲子关系进行治疗的过程中，治疗师通常需要采取各种不同的手段，来达到这样一个基本的目标。而且，在达到这个目标的过程中，会遇到许多障碍，其中最常见的障碍便是母亲自身的情绪调控存在问题，这就使她几乎不可能很好地对孩子进行调控。这些问题通常很难解决，需要母亲同时接受其他形式的心理治疗，来治愈她的心理问题。

情感的流动

正如我前面已经指出的，成人的许多心理功能失调，实际上根植于他们的婴儿时期，来源于他们幼年所形成的情绪调控方式。这里需要回答的一个问题是，成年之后，个体如何改善已经正式成形的、不健康的心理反应模式系统呢？正如我已经概述的，当婴儿没有得到来自成人方面足够的灵活应变的回应，来帮助他们进行有效的自我调控时，他们便会尽其所能地进行自我调控。但是，在这种情况下，个体通常会建立具有防御性质的情绪调控方式，这些调控方式或者表现为尽力自给自足，或者表现为对他人有更高的情绪要求，或者游离在这两者之间。无论哪种方式，情绪管道都会被阻塞——或者是情绪泛滥、无法抑制，或者是情绪管道无法运作。无论怎样，这些在生命早期所建立起来的策略，或者用来让别人满足我们的需要，或者用来保护我们免受他人的伤害，都通常会保留下来，尤其是因为我们很少意识到这些防御策略的存在。

但是，防御的反面则是开放。健康的情绪会畅通无阻，该来的时候来，该消失的时候就消失。当情绪产生时，会被注意、被回应、被加工，它们不会被阻塞。那些情绪控制良好的个体，也有能力让自己的情绪同他人相协调，能够根据别人的心情和需求来调整自己的情绪，也可以根据自己的情绪对他人提出相应的要求。关键之处在于，情绪的流通并不仅仅限于个体的内部，还存在于个体和个体之间。

这种关于情绪的观点，和传统的心理分析模式非常不同。传统的心理分析学派认为，所谓情绪健康，就是个体控制和掌握体内原始的性冲动和攻击冲动的能力。弗洛伊德的这种思维方式，产生于旨在驾驭天性的启蒙运动思想，并把这种思想应用于个体的情绪生活。但是，弗洛伊德把个体看作孤立的单元，认为个体应该运用意志的力量来控制体内的本能冲动。他没有认识到个体存在与他人的互动之中，没有认识到个体的情绪调控是由早期经历的关系模式所塑造，没有认识到步入成年之后，个体的情绪仍受他人的影响而存在。但是，具有讽刺意味的是，在一次偶然的尝试中，弗洛伊德发现一种可以有效治愈病人的方式就是谈话式的，即所谓的谈话疗法（talking cure），这当然要有两个人参与。在不经意间，他发现了可以导致个体发生变化的最为有效的规律。向对方说出你的感受，和倾听你感受的人之间建立友好关系，这是疏通情绪管道、重建更为有效的崭新情绪调控策略的主要因素。可惜的是，在控制个体的生理冲动方面——让原始的情绪冲动浮出意识层面，以便于更好地对其加以控制——弗洛伊德又完全否定了谈话疗法。他过分夸大了性的作用，经常没能仔细倾听病人的真实感受。在他早期的一个著名案例中，一个叫 Dora 的年轻女病人，在对其进行精神分析的过程中被迫突然中断治疗，因为她认为，弗洛伊德并没有准确地理解她的感受。

然而，弗洛伊德理论的核心观点还是可取的，他认为，本能的自我是由意识层面的自我所控制。这刚好与我们对大脑结构的理解相吻合。我们现在知道，大脑前额叶皮质是负责人类高级社会行为的关键部位。对现代人类而言，我们并不仅仅像原始人类那样，只是对那些激怒自己或自己需要的人做出回应，在平时的言行中，我们还要具有社会意识。我们运用前额叶皮质来思考，如果采取某种行为的话，可能会对社会产生何种后果，并且据此来调整自己的行为。事实上，在 19 世纪和 20 世纪初期，在社会中上阶层，因为害怕由于违反社会的繁文缛节而带来的后果，人们通常过度利用"更高级的大脑"，甚至否认自己的真实情感和欲望。这就使得人们没有能力去控制自己的感受。压抑自己的真实感受、不能自由地呼吸或者自由地感受，其实无益于良好的情绪调控。这就导致了许多人出现了弗洛伊德在他病人身上所观察到的症状，例如歇斯底里。

良好的情绪调控有赖于情感在体内畅通无阻，同时，个体可以运用心理能量来注意并反省这些情感，并且还可以选择是否要用行动把这些情感表达出来。此时，意识与本能的情感共同运作，意识既不服从于情感，同时也不否认情感。意识并不试图通过意志的努力来控制情感，而是承认情感，在社会所允许的范围内，利用情感来引导行为。本能的自我往往通过实体接触与他人建立联系，譬如性行为、生孩子、喂奶、互相保护，以及为了捍卫领地而进行的防御，然而，在现代人类高级的社会大脑的复杂运转和仔细衡量之后，原始的本能自我也得到了调整。

当然，这种调节的过程会因不同的原因而出现种种错误，但是，我们仍然可以有把握地说，所有那些抑郁的、反社会的、厌食的、有创伤经历的、酗酒的、身心失调的非安全型依恋的人群，都是既不能接受自己的情感，在与他人的交往中又不能很好地控制自己的情感。对他们而言，与他人之间的联系通常是痛苦的源泉，而不是得到认同、学会自我调控的源泉。我已经指出，这些问题的根源，通常在于幼年所建立的不良调控模式。这些模式之所以会形成，是因为对孩子而言，这是他们用于对付自身调控存在问题的父母，从而寻求生存的最好方式。但是，一旦这些孩子开始与家庭之外的人打交道时，这些模式就变成了障碍。当母亲对自己带有敌意时，孩子会形成自我满足的情绪调控模式，但是，当他在以后与他人交往时，如果仍旧采用这种调控模式，结果通常是不尽如人意。同样地，一个依靠哭闹和发脾气来获取母亲注意的孩子，也会逐步发现，其他人往往会对自己的这种行为不予理睬。

在与他人的交往中，我们总是尽量采用那些自己所熟悉的、曾经具有一定效果的旧策略。然而，对于非安全型依恋的儿童而言，这种旧策略通常并非是好策略。因为从本质上讲，这些策略属于防御性质，所以它们缺乏灵活性。这些策略是儿童用来对付对自己漠不关心的母亲，但是，对那些能够给予自己积极关注的人而言，这些策略就不会奏效。对于安全型依恋的儿童而言，他们通常期待别人对自己的言行做出回应，同时，他们也更愿意对别人的各种行为做出回应。如果他们遇到一个对自己漠不关心、让自己感到受伤的人时，他们通常会转向更值得依赖的人寻求安慰。

这些早期形成的模式会延续下去，因为它们已经印刻在个体的脑神经网络和脑化学成分之中。它们以一种无意识的方式被个体习得，并成为个体关于世界的假设，这种在儿童时期形成的意识自我，通常在以后都不能被个体所意识到。它们成为我们的情绪习惯，就如同其他行为习惯一样，比如早上刷牙，用纸巾擦鼻涕，晚上到了时间就要睡觉，都是自然而然地发生。当然，这些情绪习惯也有其内部的化学物质基础，对儿童来说，如果他们的身体本身已经习惯了某种水平的神经递质和压力激素时，他们就会觉得这就是常态。并且，他们的身体也会努力将这些化学成分维持在这种水平，尽管与常态相比，这种水平可能太高、太低，或者在某些方面已经与其他的神经激素失调。如果由于幼年的经历，这些应激反应受到了影响，或者前额叶皮质的功能减弱，那么，在今后的生活中，当个体遭遇压力事件时，他们的生理反应能量就会降低。

我们能够改变自己的大脑吗

个体在蹒跚学步时期所形成的自我调控方式，一旦被建立，这一基本的生理阈值就会相对稳定，成年之后会继续影响他们的自我管理能力（Moutsiana et al. 2014）。那么，这一切是否可以改变？迄今为止，关于成年时期情绪大脑重构过程的相关文献还很少。然而，因为大脑的可塑性非常惊人，这些改变有可能会发生。一个好消息就是，研究发现，表观遗传学的改变是可逆的。越来越多的证据显示，当社会环境或者饮食状况发生改变时，即使是完全成熟的细胞也可以发生相应改变，包括调整DNA 表达的方式（Meaney 2010；Herb et al. 2012）。显然，只要环境足够甲基化 DNA，它就足够去甲基化 DNA。（研究者还对药物进行了实验，发现药物也能清除先前的甲基化［Roth et al. 2009；Weaver et al. 2005］）。

幼年发育形成的社会大脑系统能否通过积极的后期社会环境从早年压力中完全恢复，目前仍然存在争论。那些对罗马尼亚婴儿的研究显示，这些幼年曾在 Ceausescu 孤儿院里悲惨地生活一段时期的孩子，即使被收养多年之后，仍然会受到早年经历的影响。除非在出生后的 6 个月内就被收养，否则很多孩子在十几岁时仍然存在着情绪问题。虽然他们中很多人的认知能力与常人无异，杏仁核还是受到了影响（Mehta et al. 2009；Rutter et al. 2010；Tottenham et al. 2010）。由于幼年时期所遭受的完全剥夺体验，他们大脑的体积也通常比正常人小 18%（Mehta et al. 2009）。研究者惊讶地发现，随着年龄的增长他们会表现出更多诸如抑郁、焦虑等情绪问题，他们中有很多人在依恋方面存在着问题（Kumsta et al. 2010）。

然而，有越来越多的证据表明，当环境不太极端时，如果个体能够很快地得到足够好的照料，早期压力的不良后果是可以被修复的。例如，只要在出生之后受到足够的关注，胎儿期母亲压力对婴儿海马体的影响便能够被矫正（Buss et al. 2012；Lemaire et al. 2006）。正如我们所知道的，即使那些携带有风险的兰花型基因的孩子，他们体内的5-羟色胺较少，如果能够得到社会支持，也会成为最具回应性、最能向积极方面发展的孩子。甚至在年龄更大时实施的心理干预仍能对大脑中的基因表达产生作用（Yehuda et al. 2013；Feinstein and Church 2010）。

但是，如果仔细审视大脑负责处理情感的不同脑区，它们都能够被同等程度修复吗？例如，不同神经递质的设定阈值在个体以后的发展中能够被重新设置吗？

大脑中5-羟色胺的合成从子宫中的胎儿时期就开始了，在出生后的两年内不断增加，5岁时达到峰值（Chugani et al. 1999）。在这段时期，压力能够改变5-羟色胺系统的发育方式，能够导致终生倾向的5-羟色胺失调以及对焦虑、抑郁和攻击的易感性（Whitaker-Azmitia 2010）。这些系统能否在个体以后的发展中得到修复？我们并不清楚大脑是否可以修复这种外源性的5-羟色胺的合成能力，也不清楚这个受损的系统是否会继续依靠外部因素去重新平衡5-羟色胺含量（这些外部因素包括药物治疗，例如抗抑郁药百忧解，合理膳食的营养品，或者可以减少压力荷尔蒙的爱的支持，因为压力荷尔蒙会破坏我们的5-羟色胺系统）。

越来越多的证据显示，HPA轴的应激反应自身处于开放状态，能够发生改变和进行自我修复。在收养孩子照料方面的一些研究取得了令人鼓舞的成效，通过良好的照料，大脑是有可能被改变的。Philip Fisher和同事的一项研究发现，那些通过专门训练认为自己是孩子的"调控人"的收养照料者，可以在压力情境中为孩子提供无微不至的支持。这一种重新抚养的途径有益于孩子的应激反应，通过8~9个月的时间，孩子的应激反应应该可以恢复到常态（Fisher et al. 2006）。与此相似，对抑郁人群的研究发现，在成功治疗之后，抑郁者的体内皮质醇降到了正常水平，这就是抑郁症康复的信号。

我们仍不清楚这些被压力改变的大脑结构到底能够在何种程度上得到修复。例如，除了幼年可能存在的修复机会，那些遭受压力的海马体在成年期会以何种程度生成新的细胞，对此目前仍存在着争议。一些科学家相信，抗抑郁药物能帮助这部分大脑开始神经重塑。锻炼有助于增大海马体的体积（Carlson et al. 2009；Davidson and McEwen 2012）。其他研究者指出，目前还没有令人信服的证据能够支持成年人的大脑皮质还可以神经生成（Costandi 2012）。

我们现在也不清楚内侧前额叶皮质能否修复幼年压力而导致的萎缩。近期研究显示，老鼠是可以的。在相对没有压力的环境中生活一段时间就可以逆转萎缩（Radley et al. 2005），但是当年纪再大些时，这种修复的可能性就变得更加渺茫了（Bloss 2010；Radley and Morrison 2005；Liston et al. 2009）。

至于杏仁核，现在的结论还不一致。如果遭受严重创伤，比如罗马尼亚孤儿，早年杏仁核的萎缩修复到正常水平的可能性就很小。然而，对于那些问题不太严重的人来说还是可能的。关于经受压力的普通人的一项研究发现，只要8个月的冥想就可以减少他们杏仁核中灰色部分的体积（Holzel et al. 2010）。Britta Holzel 出色的研究也发现，冥想有助于增加杏仁核和高级大脑之间的重要调控连接，特别是与前扣带回之间的连接（Holzel et al. 2013）。

饮食和生活方式

治疗疾病最重要的途径是使用药物。毫无疑问，在恢复大脑系统的治疗中，精神病专业也主要依靠外在的合成药物。虽然在某些疾病如抑郁症的治疗上没有获得普遍的成功，但此类治疗方式已经变得非常普遍。

另外一种更为健康的恢复体内化学物质平衡的途径，便是促使身体自己分泌（内有的）神经化学物质。众所周知，有规律地、轻缓地运动可以刺激内啡肽的分泌。一些研究显示，运动也可以刺激5-羟色胺的释放（Young 2007）。越来越多的人将体育锻炼看作有效的抗抑郁剂（NICE2009）。同样地，对身体的按摩可以降低体内的应激激素水平，从而起到抵抗抑郁的效果（Field,2001；Field et al. 2005；Hou et al. 2010；Rapaport et al. 2012）。经常冥想，则通过减少皮质醇水平、降低杏仁核的过度活跃来缓解焦虑（Goldin and Gross 2010；Jacobs et al. 2013；Brand 2012；Holzel 2011）。有经验的冥想者通常能更好地应对压力（Matousek 2010）。

此外，食物也会对我们的情绪和身体健康起到巨大影响。尤其是在中枢神经系统富集的必需脂肪酸，对人体健康非常重要。我们发现，深海鱼油，例如马鲛鱼，具有很强的抵抗炎症的效果，能够减少细胞因子的生成（Calder 2006）。在西兰花、花椰菜中发现的萝卜硫素是另一种帮助身体抵抗炎症的物质。当膳食缺乏上述物质时，我们的身体就难以抵抗炎症，正如我们知道的，炎症同抑郁症以及其他包括从关节炎到心脏病的一系列疾病之间都存在着联系。

必需脂肪酸也能影响神经递质的平衡。当 Ω-3 脂肪酸浓度水平低而炎症严重时，含血青素的神经就会受到影响，这也许可以解释低 Ω-3 脂肪酸浓度和易怒、反社会行为之间的关系。

然而，这里需要再次强调，幼年的经历非常关键。回顾母亲在孕期的健康状况，我们会发现，脂肪酸会通过胎盘和乳汁传递给后代，脂肪酸水平会在生命发展的关键时期影响个体大脑的各种系统。特别是幼年 Ω-3 的缺乏会影响前额叶皮质中 5- 羟色胺和多巴胺的运作（Hibbeln et al. 2006）。缺乏 Ω-3 会影响脑源性神经营养因子（BDNF）的水平，脑源性神经营养因子在前额叶皮质层、海马体和杏仁核的突触连接时都是必需的（Bhatia et al. 2011；Rao et al. 2007）。研究者还不能确定这种婴儿时期的神经发育问题是否可以在将来补充 Ω-3 脂肪酸后被修复。当然，对于老鼠来说，改进营养可以帮助其恢复到幼鼠期的正常水平，不过，小狗一旦<u>断奶</u>就再也无法恢复了（Kodas et al. 2002；Bhatia et al. 2011；Hibbeln et al. 2006）。

关于人类，有说服力的研究证据则更少。然而，这类研究现在开始增加。这就表明，当今食谱中的 Ω-3 脂肪酸含量依然会对人体产生影响。过去对老鼠做的研究发现，Ω-3 脂肪酸可以改善老鼠的多动症（ADHD），现在发现这一结论也适用于人类。补充 Ω-3 脂肪酸的确能够改善多动症儿童的行为（Richardson 2006；Kine et al. 2012）。Ω-3 脂肪酸也能改善广泛的自控问题。例如，在一项双盲实验中，研究者发现，与服用安慰剂的被试相比，那些服用 Ω-3 脂肪酸添加物的罪犯，违反纪律的次数少了 37%（Gesch et al. 2002）。现在，牛津大学的最新研究开始聚焦于普通学校的普通学生，学者 Paul Montgomery 发现，血液中 $\Omega-3$ 脂肪酸的含量"可以显著地预测学生的行为和学习能力"（Montgomery et al. 2013）。

迄今为止，这些重新平衡神经递质、减少压力、预防炎症反应的自然方式还没有从医学专业的角度获得支持，对药物治疗的依赖性或许阻碍了人们关于营养在身心健康中作用的认识。令人欣慰的是，有迹象显示，至少冥想和运动在治疗中已经得到越来越多的认可，即使这些"药方"依旧挑战着主流的医学模型。这些治疗手段更为关注人们的生活方式，很难适用于不会好好照顾自己的人群。然而，所有这些治疗方法都有同样的局限性：必须坚持。无论药片还是维生素补充物，只有坚持服用才有效果。

上述的所有途径，不仅可以改善个体的精神状态，还可以提高他们的情绪调控能力。如果让它们成为一种生活方式，那就会产生明显的效果，但是，在同他人交往中，它们不一定会改变个体的情绪调控模式。那种在情绪方面喜欢自我满足的成人，幼年曾是非安全型儿童，他们并不会因为饮食的改变，就开始主动接纳他人。那么，我们怎样才能达到这样一种理想状态——既能自我接受，同时又可以很好地理解别人的感受呢？或者说，我们怎样才能既让自己的情感畅通无阻，同时又能让自己同他人的情感产生共鸣呢？

一个再次成长的机会

独立的心理治疗传统提供了与众不同的治疗方式。通过建立一种仅仅以治疗为目的的个人关系，个体可以探求与他人交往过程中的自我情绪调控方式，可以去尝试调整旧的情绪习惯，也可以引入新的调控方式。但是，情绪习惯的形成和改变需要时间。首先，他们要被唤醒。要想改变自己的情绪过程，个体只能用全新的方法去体验。当某种情绪被唤醒时，皮质下区域会释放出神经递质，原有的神经网络会自动被激活，并以原有的方式来处理这种情绪唤醒。但是，在治疗师的帮助下，个体可以练习新的调控方式。如果治疗师对你的情绪持接纳的态度，那么，神经网络就不会像以往那样，拒绝你的情绪，你的情绪也不会在神经网络的控制下，按照以往的模式进行反应。治疗师对你情绪的接纳，其实就是给你营造一个心理空间，让你能够反思自己的情绪，考虑如何以新的方式表达自己的情绪。此时，你的情绪处于活跃、主动的状态，你体内的应激激素也是如此，这些压力激素会对来自皮质下的信号做出反应，协助形成新的（更高级的大脑）皮层突触。在与治疗师的共同努力下，患者体内可以形成新的神经网络。

在治疗过程中，治疗师还要帮助患者解决幼年时期所留下的心理阴影。譬如说，当个体还是完全依赖于成年的小婴儿时，内心那种非常强烈的对被抛弃、被拒绝的恐惧；由于没有父母的支持和调控，而产生的手足无措、惊恐万分的感觉；因为父母对自己的感受不管不顾，而产生的极度愤怒；以及其他被压抑下来的各种感受。当患者还是弱小无助的儿童时，他们的生存需要依赖父母，所以他们当时不能把自己的真实感受表达出来，以免自己的生存受到威胁。但是，这些被压抑下来的感觉通常不会消失。而是以某种方式在体内沉睡着，隐藏着，但在某些压力情境下，它们会像火山爆发一样喷涌而出，这时的个体会暴跳如雷，或者惊恐异常。在别人眼中，他们的表现简直让人无法理喻，因为所面临的压力事件，根本不足以引起他们如此剧烈的反应。

在大众心目中，有一个普遍的误解，认为所谓心理治疗，主要就是发泄对母亲的憎恨。例如在 John Katzenbach 的恐怖小说《分析师》中，开头是这样描述一位心理分析师的职业：

> 在那一年，他非常渴望自己死掉，在他 53 岁生日那天，他同以往一样，大部分时间都在倾听患者对他们母亲的控诉，漫不经心的母亲、残暴的母亲、淫乱的母亲。有些母亲已经死了，但孩子仍对她耿耿于怀；有些母亲还活着，但孩子想去杀死她（Katzenbach 2003）。

但是，在我的从业经历中，更为普遍的现象却是人们不愿意抱怨母亲。大多数的来访者都非常捍卫自己的母亲。他们会把自己的母亲理想化，因为他们渴望得到来自母亲的爱与支持，虽然几乎从未获得过这方面的满足。他们不愿意批评自己的母亲。然而，治疗进程的关键，也通常取决于患者是否能够正视父母人性中的缺点和失败之处，取决于他们能否放弃将来有一天获得母爱的幻想，虽然在婴儿时期他们就未曾获得这种母爱。当他们能够怀着同情之心意识到，父母也是会犯错误的普通人，所谓的完美的父爱或母爱是不可求的，这时，他们便成长了。接受了父母仅仅是有缺点的、为了生存而奋斗的普通人时，患者的自我接纳水平便会得到提升。

由于在幼年时期，这些来访者便失去了对自己情绪的接纳和调控，因此，他们通常采取防御的方式进行自我控制。他们尽量按照心目中的理想自我来要求自己，以为只有这样，才能够获得理想中的母亲（通常没有自己的需求）的爱，很自然，他们的幻想会一次又一次的失败，从而他们否认自己的情绪存在问题、否认亲子关系对自己的重要性。

　　对于患者而言，在他们的成长过程中，很少体验到自己的情绪被他人理解、承认，更别说某种强烈的情绪被他人所包容。在心理治疗过程中，心理师的任务之一，便是给患者提供这些缺失的情感体验。最为重要的地方在于，当治疗师和患者之间未能相互理解，或者对某件重要的事情意见不一致，关系出现裂痕时，治疗师会用自己的行动证明，关系是可以被修复的。在两人互动之中，这种裂痕和修复的循环非常重要，是建立安全型关系的关键所在。"无论在两人沟通之中出现了什么问题，都可以被修复"，这种观念的树立，既是人际关系中信心的来源，也可以让来访者知道，对自我的调控是可以被修复的。通过和治疗师之间的这些互动经历，患者便会形成新的力量，一种被倾听和倾听、倾听和被倾听的能力。患者开始意识到，无论通过语言还是非语言形式，情绪都是可以被分享的。

　　这些经历，正如我们在第 2 章中介绍的，是在婴儿期习得的。在生命的最初阶段，安全感和接纳是通过触摸来传递。但是，当长大之后，我们更喜欢用语言来相互"拥抱"。那些抑郁的儿童、受虐待的儿童、被忽略的儿童，在成长过程中缺失了这种来自身体和语言的拥抱经历。他们的情感和心理状态没有被很好地识别、接纳和调控。因此，他们就没有学会，所有的心理状态都可以被保留，他们也不知道，在接纳或调控方面的失败是可以被修复的。相反地，他们只得自寻途径来维护自己的情感，但这些途径通常是防御性的。之后，在整个一生中，他们都在尽力使用这些防御策略，永久地切断了自己同他人之间的相互调控。他们也知道，自己身上似乎缺失了哪些东西，哪些地方出了问题，他们并不快乐。为了减轻内心的痛苦，他们会转向毒品、食物或其他成瘾的东西。

心理治疗可以提供机会，帮助他们重建自己的情绪调控策略，但是，这项工作要耗费很多的时间和金钱。要帮助患者重新建构大脑的神经网络，仅仅依靠治疗师所提供的新的情绪体验，是远远不够的。患者需要反复体验这些新的情感调控模式，直至这些新建的神经网络确实已经得以巩固。但是，一旦这种新的调控模式真正稳固，个体便拥有了一个健康便捷的情绪调控系统，有利于和他人的和谐交往，也有益于保持心理健康。至此，一定程度的真正康复便基本达到。

11

未来的新生命

在 Albertine 刚出生的前 6 个月里，我留在家中照料她，而我的丈夫则继续在外工作。这种经历迫使我意识到一些自己以前几乎从没想过的东西：我意识到这样一种现实，当孩子出生以后，其母亲和父亲的生活将会在两个轨道上运行。在此之前，他们两个生活在一种相对平等的状态之中，现在，他们两个却生活在一种类似封建性质的关系之中。一个一整天的时间都在家照顾孩子，另一个则每天忙碌于办公室之中，两人的生活模式似乎有着天壤之别。不论这种生活模式组合有什么益处，在白天，两人是生活在两个完全不同的世界里。

Rachel Cusk 2001:5

这本书似乎给人这样一种提示，要想扮演好母亲的角色，女性需要具有很多的能力。每当提及"父母"这个称谓，似乎总在传达这一种期望，认为照顾幼儿的工作必然由女性担当，而非男性。然而事实上，调节别人情绪的能力，以及被别人调节情绪的能力，并不是某一性别所独有的。我们所有的人都会这样做。任何一个成人，无论男女，只要是通情达理又有空闲，并承诺会持续照料婴儿，都绝对可以胜任照顾与管教小婴儿的任务。现在，有越来越多的父亲参与照料婴儿，甚至在有些家庭中，父亲还成为孩子的主要照料者，虽然最近的调查发现，父亲成为孩子主要照料者的情况并没有我们想象中的那么常见。

首先，国家统计局的数据显示，相比 10 年前，英国在 2012 年只多了 6000 个全职待在家里照顾婴儿的父亲。这看上去是抚养孩子问题上呈现出性别平等的迹象。但是，正如 Gideon Burrows 指出的那样，在同一时期待在家里的母亲少了 44000 个，这一空缺数字主要被隔代抚养和付费的照料中心所填补，而不是父亲照料（Burrows 2013）。事实上，虽然有两周产假，但许多英国男人并不完全享受这一权利，更别说 26 周带薪亲子假（假如母亲不使用的话）。那些确实利用照料产假的父亲，通常更愿意在孩子稍大些开始蹒跚学步的时候参与照顾孩子（Tanaka and Waldfogel 2007）。而这些父亲做出上述决定通常是由于孩子还小，但母亲已经决定回归职场了（Norman et al. 2013）。也许这些父亲能够凭借直觉感受到孩子对于细心照顾的需求，或者一旦他们独自同孩子相处一段时间后，他们更加自信自己能够与孩子建立起一种亲密关系（Premberg et al. 2008）。

照料婴儿的工作之所以几乎总是由女性负责，很大一部分的原因来自于我们特有的文化，这种文化是从远古时生物的生存需要演变出来的。但是，在当今社会，给女性这样的工作分配会导致越来越多的问题。对于现代女性而言，在生自己的孩子以前，几乎很少插手照料孩子的事情，因此，经验的缺乏常常使她们对自己缺乏信心，她们通常不相信自己有能力与婴儿和谐相处。她们在照料孩子时，所表现出的犹疑与不自信，恰恰和男性是一样的。

　　我自身的育儿经验，绝对称得上属于 Rachel Cusk 所形容的文化冲激（culture shock）。当时的我，离开了原先繁忙的工作，开始了在家专门照料孩子的生活，被困在婴儿的世界，只觉得每天的日子仿佛蜗牛走路一般，缓缓又漫长。我围着孩子团团转，全神关注着孩子的需要——另外，还要抽空赶紧收拾房间、准备晚餐、溜出房间和别人说几句话。和婴儿在一起时，生活是另一种节奏，这种节奏完全不同于我以往所习惯的忙碌、嘈杂的办公室生活，和同事打交道、处理文件、接听来电、使用各种设备。起初的那段日子，仿佛置身于水族馆的底部，被令人目眩、暗淡失色的光所笼罩着，我四处奋力挣扎，希望能把各种事情处理到位。

　　我发觉，在这个婴儿世界里，没有人会知道或关心你在想什么、你做了什么、你爱的是谁，你仅仅是守护着婴儿的母亲。这个角色，其实已经包含了所有你曾经扮演或者希望扮演的角色。对很多女性而言，这是无法忍受的。但是，对有些女性来说，这却仿佛是一个她们不愿离开的愉快的梦幻世界，只有在这里，她们才可以逃脱那种充满奋争和拼搏的职场竞争。但是，对大部分依靠从工作中获得自我价值感的女性而言，这可能是一种非常艰难的重心调整。随着女性就业机会的不断增加，越来越多的女性开始感到难以抵抗传统角色定位所带来的束缚。在过去的数十年间，越来越多的新任母亲开始重返职场，把自己的孩子托付给别人照顾，不管多么于心不忍，不管在工作时多么牵挂自己的婴儿，她们也别无选择。

而且，她们的这种做法是受到政治家的支持。政府规定的母亲产假和父亲产假非常短，而且并非所有员工都能得到产假。给予这些产假，并非是为了婴儿的需要，而是为了让父母从新生命降临的冲击中恢复过来，父母仍然被催促着重回工作岗位。事实上，在英国和美国，各式各样的规章制度都是在主动地鼓励单身母亲回归工作，而不是鼓励她们在家中照料孩子、申领国家福利金。这就给女性传达这样一个信息，养育孩子的角色并不重要，真正重要的，应该是自己承担的公众角色。

　　双方的争议仍然很激烈。这些旗帜鲜明的母亲之间的冲突例证了母亲之间的差异。根据一项调查（Herr and Wolfram 2011），一方面，越来越多拥有 MBA 学历的高薪职场妈妈开始选择离开职场，回家照料孩子；另一方面，例如雅虎公司的执行总裁 Marissa Meyer 之类的名人则继续保持对职业的高度热情，把本来可以享受的亲子假放弃不用。或许这是由于政治家们所释放的隐晦信息，产后继续工作的压力也就占据了主导。当然，对很多新任母亲而言，她们会发疯般地渴望同可爱的婴儿待在一起，但是，她们知道，如果自己在 3 个月或半年之内不重返岗位的话，那么，她们以往在职场努力奋斗所换来的一切成果都有可能会付诸东流。她们害怕自己会失去所拥有的工作能力和社会网络，担心自己在将来的晋职竞争中处于劣势。

　　对于另外的女性而言，她们继续工作，只是因为迫于经济上的压力。但是，多年的研究显示，如果让女性自由选择，大部分女性会选择一半时间用来工作，一半时间用来扮演母亲角色，照料孩子（Pew Research Center 1997,2007,2012；Newell 1992）。这似乎很具讽刺意味，在西方社会，在长达几个世纪的时间里，女性都在不断地为自己的社会地位而斗争，但是，到了最后，女性却希望做那些我们祖先视为理所当然的事：体现出自己的价值，参加社会组织，从事某项职业，但同时，也要享受照料和养育自己孩子的乐趣。

很有可能，这也是孩子正想要的，虽然从来没有人问过他们。这本书特地勾画了那些还不能用语言表达自我的婴儿的需要。在此之前，一些女性主义者，比如 Stephanie Lawler，就曾反对这些关于需要的观念，宣称所谓关于需要的言论都具有高度政治目的性，她认为，需要是一个社会概念，而非人类本性。正如在她之前的人那样，她也同样反对好母亲被定义为"自身需要同婴儿需要相一致的母亲"，以及"作为母亲，如果没有足够的能力满足孩子这些需要，那就形同虚设"（Lawler 1999:73）。她的抗议，在现今的社会大背景下，显然听起来是一种事实。在今天的社会，当母亲抚养婴儿时，无论通过怎样的方式，都会同孩子一起被迫与外界相脱离，几乎被切断了所有正常的日常交际。当然，这并不代表这些需要是虚假的，而是我们围绕这些需要所设计的生活方式，是它们导致这些需要成为一种专政。

在这本书中，我已经论证这些需要不是想象出来的，也不是用来征服女性的宣传工具，而是具有一定的生物基础。在儿童生活完全依赖于成人的阶段，Michel Odent（1986）称之为"最原始阶段"，婴儿有着非常高的需求。一方面，由于没有语言的帮助，成人很难理解孩子的真正需求；另一方面，这时的孩子也不会对成人的需求做出让步。当你正在接电话，或者正在吃晚饭时，你不可能要求一个小婴儿乖乖地躺在那儿，别给自己添麻烦。孩子哭声一起，你就必须马上过去安抚，其他事情都暂时被放在一边。婴儿是无法等待的，因为他没有时间观念，他没有能力来预期自己的需要其实可以在十分钟内被满足。

当父母回应婴儿的哭声时，他们其实正在参与许多重要的生理过程。他们正在帮助婴儿，让孩子的神经系统在一种没有过度压力的氛围中成熟。他们正在协助生物胺的通路被设置到一个合适的水平。他们正在帮助孩子建立一个强健的免疫系统和一个健全的应激反应系统。他们也正在促使孩子的前额叶皮质正常发育，提升孩子将来记忆信息、反思感受、抑制冲动的能力，这些都将成为孩子社交行为中的重要构成部分。

听起来，这似乎是一项令人望而却步的任务。当然，我也希望当照料自己的孩子时，就已经知道这么多。但实际上，无须真正意识到这些过程，父母便会主动做出这些行为。任何一个成年人，只要拥有正常的敏感度以及进行回应的意愿，基本上都会不假思索地做出这些行为。只要给予足够的关注，即使在最陌生的环境下，婴儿也能够健康成长。只有当得不到足够的关注，或者当那些关注是充满敌意和指责时，婴儿的发展才会出现问题。这样的负面关注可以表现出不同的强度，但是，最终都会导致个体成年后的轻微心理问题，或者严重的精神失调。但是，这些怀有敌意、爱挑剔或忽视孩子的父母（或者代父母），无一例外，都是处于压力情境之下的父母，而且，他们在童年时期，都曾成长于不良的父母教养模式之下。

父母不良的教养行为之所以会影响儿童的发展，是因为在生命的早期，婴儿的神经系统更为脆弱，早期的经历能够影响其脑部的生化结构。正如 Joseph LeDoux 所指出的："这里多一些连接，那里再多一点或少一点神经递质，生物就会表现出不同的行为模式了。"那些在观察者看来可能非常细微的行为差异——当孩子哭时，一位母亲马上跑到孩子身边，另一位母亲则先喝完自己的咖啡，然后才去看孩子；一位母亲不断地向人夸奖自己的孩子，另一位母亲则认为孩子真让人头痛心烦——都可能会日积月累地产生深远的后果。那些对孩子不心甘情愿的、承受压力的、有敌意的、漫不经心的，或忽视的父母，都无法给孩子提供他们所需要的环境，从而促使孩子内在的情绪系统积极健康地成长。他们的婴儿可能被喂得结结实实，并且身体各方面的发育都很健康，如果接受过其他方面的启蒙或者训练，这些孩子甚至可能具有较高的智商，但是，在情绪方面，他们依然会表现出发育不良。

我已经介绍过，亲子关系的质量是如何影响儿童大脑的生化物质和脑部结构。父母身上经常表现出的行为模式，将会蚀刻在婴儿脑部的神经通路上，引导着脑内连接的形成。这些多次的重复经验会变成学习，在情绪通道方面，主要包含应该懂得在亲密的关系中，我们应该从对方身上期望什么样的反应。他人是应该对这些感情和需要有所回应？还是应该把这些情感和需要隐藏起来？他人是会帮我调节情感、让我心情好一些呢？还是他们会伤害我，并让我感到失望？我们的基本心理组织，都是在刚出生的几个月或几年之内，从基本生活经验中习得的。

这种社会学习之所以如此重要的另一个原因，是由于它提供了一条从痛苦中恢复的途径。通过社会学习，当需要帮助时，你能确信那些与你关系密切的人会挺身而出，这种自信会帮助你度过困境；通过社会学习，当对眼前的一切无能为力时，你知道该如何转移自己的注意力，暂时忘却心中的痛苦，这将有助于你的生存；通过社会学习，你懂得如何用语言或音乐来缓解内心的苦闷，让自己的心情恢复平静。这些情绪调控能力，都是保持情绪健康的基础，当这些恢复机制出现问题时，个体便会出现精神变态。

对于那些没有很好建立这些恢复机制的人而言，通常会感到难以维持内心的平静。他们的情绪唤起会在"开"或"关"的位置发生阻塞。当情绪被阻塞在"开"的状态时，他们很容易变得心烦意乱，并且难以摆脱这种心境，这时，他们所进行的思考更会进一步加剧内心的烦躁，他们会对别人做出过分的要求，也无法从别人那里得到自己所需要的支持。当情绪处在"关"的状态时，他们会压抑情感，回避别人，不愿谈及自己内心的痛苦，并在不大意识到的状态下心情持续糟糕。这两种行为倾向与依恋类型中的抗拒型依恋和"逃避型"依恋非常接近，而紊乱型依恋的表现则是摇摆在两种状态之间。事实上，近期对应激反应和早期脑发育的研究，已经拓展了我们对于这些依恋类型背后的生物基础的了解，并且已经证实，从科学的角度来看，依恋理论也是完全可信的。

当父母竭尽全力去满足婴儿的需要，但是，这只是由于他们自身的抑郁、孤独，缺乏有效调节自己情绪的能力，配偶无法给他们提供足够的精神支持，等等，在这种情况下，婴儿脆弱微妙的发展过程就会受到扭曲，父母在情绪调控方面存在的问题就会被传递到孩子身上。以后，当情绪方面出现波动时，孩子也会采取和父母类似的非安全型策略加以处理，当在今后的生活中遇到重大挫折时，他们也很容易以各种途径产生精神变态。在这本书中，我已经介绍过其中的一些途径。例如，抑郁患者总是处于持续的唤醒状态，任凭那些消极的念头在头脑中翻腾，却无法让自己平静下来；那些有着创伤经历的人，会表现出更为强烈的唤醒状态，也会感到更加无助，以至于他们会关闭自己的应激反应系统；在人格障碍个体所感受到的痛苦中，也包含着类似的难以调节的情绪唤起；在这些精神变态的另一个极端，是被心身疾病所困扰的人群，他们通常压抑自己的情感，那些在家中压抑愤怒的人，很有可能在其他地方表现出难以预料的暴力行为，诸如此类。在本质上，许多情绪困扰都是源于调节方面存在问题。一直以来，人们就很难把它们界定为某种特定的疾病，因为这些情绪障碍表现出许多重叠之处，或者可以称为通病。现在看来，这些情绪困扰最有可能是由一系列复杂的事件直接导致，而这些事件则源于婴儿时期的不良情绪调节途径，再加上以后个体所处环境以及学习经验的共同影响。某些特定的并发症状，如焦虑加忧郁、惊恐加焦虑等，可能会在特定的情境中出现。

虽然在应激反应领域卓有成效的研究，引起了精神病学界的浓厚兴趣，但是，早期经历在塑造应激反应以及生物胺通路中的重要作用，仍未受到充分的重视。虽然美国精神病协会主席，Nancy Andreasen 曾指出，应激反应很有可能与各种心理健康问题之间存在着密切联系，并认为皮质醇可能是许多心理疾病的部分成因（Andreasen 2001: 107），但是，她并没有承认，应激反应本身可能被个体在子宫内及婴儿期的经历所塑造或改变。

与此同时，她也指出，抑郁患者的数量正在大幅增长（最近的研究证实了这一点，美国自 20 世纪 80 年代后期开始，抑郁症患者增加了 400%（Pratt et al. 2011））。另有人指出，儿童中的反社会行为也正在大量增加。Andreasen 把这些现象都归因于压力不断上升的生活方式，认为在当今社会，竞争不断加剧，人们的价值观和信念却日益模糊，是一个犬儒主义和物质主义的时代（Andreasen 2001：239）。不管这些是否是实情，她并没有指出，现代女性的生活方式在这段时期确实已被改变。越来越多的女性开始跻身于职场，尤其是那些刚刚生完孩子的母亲日益增多，这就使得女性更加难以在事业和家庭之间取得平衡。在今天的社会，当抑郁患者急剧增加时，越来越多的婴儿在白天被交给陌生人照料，晚上才回到忙碌一整天的父母身边。

在这个过程中，我们已经到了一个两难境地，或者母亲为此付出代价，或者孩子付出代价。在 20 世纪 60 年代，Betty Friedan 首次描绘了年轻母亲所受到的压抑，每天忙碌于郊区的家庭中，她们深感窒息，除了母亲或妻子之外，她们无法扮演其他社会角色。但是，如今年幼的孩子可能也感受到了同样的压抑。因为父母工作忙碌的原因，越来越多的孩子被辗转往返于托儿所之间，被丢在一边看 DVD。那么，这些孩子如何学会调控自己的情绪呢？

实际上，在这些行为背后隐含着一个信息，亲子关系不是最重要的，工作才是第一位的。这时，亲子关系仿佛成为一种"招待"，被套在"有质量的时间"之中。在这种形式下，亲密关系对情绪的调节功能完全丧失。当成人需要调节情绪时，他们可以在下班后找人倾诉，或给伴侣挂个电话(或者更通常的做法是，在工作的间隙，找个同事聊上几句)，但是，孩子需要更多更持续的情绪调控。而这些，通常只有在那些收费高昂的儿童照管机构才可以获得，因为只有那里，才可能有熟悉的看护者给孩子提供高质量的关注。在那些收费低廉的普通托儿所，几乎不可能提供这种关注，这就剥夺了孩子对情绪调控的学习，而这种学习在幼年阶段是十分关键的。

从本质上讲，良好亲子关系（概括地讲，指一种亲密关系）的质量就是情绪调控的质量。其中包括去倾听的能力、观察的能力、塑造行为的能力，或者通过某种身体上、情感上、精神上的接触，通过抚摸、微笑，把感受和想法付诸语言文字的途径，从而恢复积极情绪的能力。这些能力都是属于个人的，但是，在一个把孩子推向边缘的文化中，这些能力无法被充分表现。学会察觉并回应他人的感受是需要时间的。这需要一个独立的心理空间，用来专门处理感受，还需要一种把关系的重要性置于首位的意愿。然而，在如今这个以目标为导向的社会中，很难做到这些。

最近，在一间餐厅，我注意到一个身材高大、长相俊朗的灰发男士，他给了侍者一些刁难。起初，他抱怨服务的速度太慢，然后，他质问侍者是否拿错了饮料，后来，他又指责侍者为何不给他上 Parmesan 芝士。他一直吵吵嚷嚷，对于满足自己的物质需求显得十分激动，以至于来不及注意其他人的反应，那些和他在同一张餐桌的客人，正在越发表现出不自在和尴尬的神态。刚坐下时，他们还围着餐桌有说有笑，但随着气氛越来越紧张，大家也都坐在那里尴尬无语。这个小小的场景，从某种角度来看，恰恰展示了个体的某种典型心理特征。在这种心态的驱使下，个体只关注于完成某项任务、获得某些东西、达到某个目标，以至于完全把人和人之间的关系抛在一边。这个男士根本不顾及其他人的感受，他既没考虑到那个侍者的想法，也没有考虑到那些和他一起用餐的人的想法。他的目标只是要在适当的时间得到适当的食物。他失去了有人相陪、与人聊天、与其他人一起放松的快乐——他失去了一起用餐这个过程所带来的快乐，他只专注于能够吃到一份满意的晚餐。

这种以目标为定向的心态，与那种在报刊专栏写文章嘲笑人们对自尊需要的心态，以及谈论对人们沉迷于情感的心态，都是一样的。它包含了我们文化中的隐忍坚强（stiff upper lip）、新教徒式的工作道德和疲于奔命症（hurry sickness）。这种文化更加褒扬意志力和努力，而是不回应他人的情感，或者同他人消磨时间。他们通常会说，生活是艰辛的，但只能坚持下去。在这种情况下，肉体与心灵、思想与情感、私人与公众，永远都是处于隔离的状态。不管聆听你自己的还是别人的感受，都会让你放慢脚步，从而延缓你目标的达成。

在最近的 200 多年时间里，通过科学技术的爆炸式发展，我们的西方文化一直在追求物质上的需求。我们的物质文明已经高度发展，只要需要，我们社会中的每个成员都可以随时享受这些服务。只需轻按一下开关就能够欣赏各种娱乐节目，可以毫不费力地进行跨越国际的通信联系，并能在任何一间超市买到各式各样的快餐食品。现代人的生活被这些充裕的各式商品和服务设施所填满，有人认为，现代社会的物质财富已经达到基本饱和的程度，即使物质财富再进一步积累，由此而带给人们的幸福感已经没有上升的空间。或许，正因为此，人们才得以奢侈地自问：如何才能提升和改善我们的精神生活质量呢?

在情感领域的许多科学发现，仿佛一个旋转的车轮，总是重复碾压曾经走过的印记。这些发现总是不断印证，在抚养孩子中，抚摸孩子、回应孩子、花时间陪伴孩子的重要性。但是，我们如何以立法的形式把这些重要性体现出来？或许，希望政策制定者们可以在提高婴儿抚养质量上做些实事，只是一个不可能实现的幻想。那么，在自己的家中照料自己的婴儿，这真的是一件很私人的事情吗？除了提供更多的产假，以及鼓励雇主在工作时间上给新生婴儿父母更多弹性之外，我们还可以再做些什么呢？当然，在这本书里，并不会给出这些问题的答案。但是，本书可以提出一些问题：如果把早期抚养的任务看作纯粹私人的事情，任凭父母自己去处理和应付，那么，将来整个社会为此而付出的代价，我们承担得起吗？

在我看来，那些把早期抚养任务看作个人私事的观念背后，其实隐藏着一个假设，认为照料孩子是母亲的与生俱来的天性。的确，与性生活一样，生育和哺乳行为都具有很强的本能特性和生物特性，在人类的体内，天生就有一种预设性，会去从事这些行为。然而，与性行为相类似，哺育孩子的行为也具有明显的文化特性。在生活模式比较简单的社会里，婴儿和孩子几乎随处可见，因此，个体有足够的机会去抱孩子、哄孩子、管教孩子和了解孩子。换言之，通过社会学习与社会观察，个体将具有足够的如何做人父母的心理准备。但是，在西方社会，人与人之间的距离被构造精致的房屋、公寓所分割，工作和家庭生活也是界限分明，互不干扰，因此，个体就没有机会来学习如何为人父母。在这样的社会背景之下，个体几乎没有机会来观察一位有经验的母亲如何抚养孩子，更没有机会亲身实践，如抱别人的孩子、逗别人的孩子玩儿。因此，他们知识的唯一来源就是书本或电视节目。在更多的情况下，新任母亲只是凭借自己幼年被教养的经验、自己当时的无意识学习，依靠这些本能来作为自己的行为向导。这也在一定程度上解释了为什么不良的养育模式会代代相传。

如果我们继续坚持把生产置于首位，并且为了实现这些物质目标，把所有的成年人，当然也包括婴儿的父母，都无情地拉进生产大军中，那么，我们将不得不面对由此而引起的诸多情感问题。当孩子的神经系统正在发育之时，由于没有关怀备至的成年人的呵护，他们就难以成长为情感坚强的成人，难以面对生活的挑战，难以维持和谐融洽的人际关系，我们不得不为此付出代价。这些问题会衍生出巨大的社会效应，并需要付出高昂的代价。仅仅是抗抑郁剂这一项账单，在美国的数额已经超过 100 亿美金（Insel 2011）。但是，如同医生一样，政治家也往往关心症状。面对少年的反社会行为，或者少女的抑郁行为，他们也会忙于寻找遏止或缓解这些行为表现的途径。这种做法完全可以理解，但是，除此之外，我们还需要走得更远，想得更多。

近几十年来，科学所提供的新信息告诉我们，可以通过采取某些手段，来缓解许多社会问题和心理健康问题。要改变这种现状，我们首先需要在早期婴儿的抚养方面，给予更多的投资，这样才能使孩子在情感发展上有一个良好的开端，才能使孩子将来能够应对来自生活的各种压力。这是一项高昂的投资。为了茁壮成长，每个婴儿都要得到积极的回应和关注，这就意味着，那些投身于照料孩子的成年人，必须受到社会的重视和支持。对我们如今的社会价值观而言，这本身就需要一个巨大的转变。我们不但不会躲避母乳喂哺，反而会接受和重视这种行为。在抚养婴儿的过程中，不但不让母亲独自在家照料孩子，还要成立一个地方社团，不管由谁承担照料孩子的角色，他都会得到来自社团的大力协助。

在经济发达的社会，当开始考虑如何降低抚育幼儿过程中孤立和没有经验这双重压力时，我们将不得不对解决这一难题所需要的条件进行根本性的反思。这就意味着需要提供更具弹性的工作任务、共同分担抚育婴儿，以及各式的社区设施。同样的，如果父母更喜欢工作，而愿意把育儿的任务交付他人，那么，那些替代的看护人必须是受过良好的教育和专业训练，能够满足婴儿的需要，并且要得到足够的激励（包括更高的工资），从而愿意全身心地投入这项工作——而这些，全都需要坚实的经济后盾。

除了展望将来，我们也必须考虑这种似乎要代代相传的不良抚育模式。如果只是缓解外在的压力，却忽略了父母的内在心理世界，这样做是难以真正奏效的。我们两个都要做到。那些由于自己童年的不幸经历，而在压力调控中存在困难的父母，即使感受到了来自周围社团的大力支持，他们也很难采取其他更好的方式对待自己的孩子。如果我们想终止这种不良抚育模式在代际之间无声无息地恶性循环，就一定要去处理这些积压的情感问题。我在母婴关系方面所从事的治疗工作，就采取了这种方式——终止有害情绪模式的代际循环，在我进行的实践中，这种循环的终止首先从父母的改变开始。除了直接的心理治疗，另外有些父母倾向于接受更为直接的行为指导和支持，而这些信息通常来源于健康探访网络（health visitor network）所提供的部分服务。诸如此类的解决办法，只要被尝试，基本上都比较容易接受，并能起到一定的效果（Lieberman et al. 1991；Olds et al. 1998）。与犯罪、托管儿童，以及处理情绪失控带来的后果等问题所需要的庞大社会代价相比，这些解决方案也往往被证明更为经济有效。

有很多方法可以采用，但是都要花钱。带全薪、更长时间和更加灵活的亲子假是首选。不过，父母留在婴儿身边只是第一步。我们还需要培训更多的亲子关系心理治疗师，来帮助那些不希望自己的不良情绪调控模式在孩子身上延续的父母。我们需要更多的健康顾问和家庭顾问来为每个需要支持的父母在育儿方面提供直接的指导和鼓励。让所有的新手爸爸妈妈都有机会接受育儿项目的培训。诸如此类的解决方式在实践上并不难，也曾经被证明具有实际效果（Stewart-Brown and Macmillan 2010；Lieberman et al. 1991；Olds et al. 1998）。在学校阶段，学校就可以教育学生未来如何抚养孩子，鼓励男孩将自己当作未来的父亲。例如，使用同理心的根源培训（roots of empathy programme）（Gordon 2012）。所有这些解决方案都已经零零散散地存在，我们现在需要做的就是创造普适性的条款，为"国家情绪健康服务"（National Emotional Well-being Service）提供基石。虽然这项服务在财政方面的统计艰难且复杂，但有证据显示，通过让孩子得到良好照料，帮助孩子调控不良情绪，能够在社会犯罪的社会成本上节省大量的、长期的支出（Conti and Heckman 2012）。

我相信，本书中所提出的证据已足以表明，现在我们必须采取一些对策，来改善人们对婴儿的抚育方式。现在出生的这些婴儿，在未来的若干年后，将成为社会中坚力量，他们要照料那时已经老态龙钟的我们，他们要管理我们的企业，他们要招待我们，他们会成为我们的邻居。他们将会成为怎么样的成年人？他们是否会成为情绪平衡、心理健康的成年人，在社会之中尽情地发挥自己的聪明才智？还是会因为情绪的压抑和失衡而碌碌无为，不被社会所接受？幼年的经历，婴儿时期被爱和被关注的程度，将会在很大程度上给出这些问题的答案。

（京）新登字083号

图书在版编目（CIP）数据

母爱决定命运：爱如何塑型婴儿的大脑/〔英〕S·格哈特著；
王燕译.—北京：中国青年出版社，2016.8
书名原文：Why Love Matters：How affection shapes a baby's brain
ISBN 978-7-5153-4251-1

Ⅰ.①母… Ⅱ.①S… ②王… Ⅲ.①婴幼儿-哺育 Ⅳ.①R174
中国版本图书馆CIP数据核字（2016）第145527号

北京市版权局著作权合同登记 图字：01-2015-1370

Why Love Matters:How affection shapes a baby's brain
copyright © 2015 Sue Gerhardt
Second edition published 2015
All Rights Reserved. Authorized translation from the English language edition
published by Routledge, a member of Taylor & Francis Group
Chinese Simplified Version Copyright © 2015 by China Youth Press

中国青年出版社 出版发行

社　　址：北京东四12条21号　　邮政编码：100708
网　　址：http://www.cyp.com.cn
责任编辑：刘霜Liushuangcyp@163.com
编辑部电话：（010）57350508
发行部电话：（010）57350370
三河市君旺印务有限公司印刷　新华书店经销
870×1240　1/32　10印张　　300千字
2016年8月北京第1版　2016年8月第1次印刷
定　　价：38.00元
本图书如有任何印装质量问题，请与出版部联系调换
联系电话：（010）57350337